폐와 호흡

폐와 호흡

인체가 만든 가장 위대한 드라마

마이클 J. 스티븐 지음
이진선 옮김

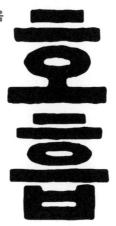

사람의집

이 책은 실로 꿰매어 제본하는 정통적인 사철 방식으로 만들어졌습니다.
사철 방식으로 제본된 책은 오랫동안 보관해도 손상되지 않습니다.

머리말

폐=생명

폐는 불가사의하고 신비하기까지 한 기관이다. 폐는 우리 몸을 대기와 연결시켜 생존에 필요한 생명력을 추출한다. 우리는 수 세기 동안 이러한 폐의 힘을 인지해 왔다. 히브리어 루아흐 ruach는 문자 그대로 〈호흡(숨)〉을 뜻하지만 〈영〉을 뜻하기도 한다. 성경의 『욥기』에서 선지자의 친구인 엘리후는 이렇게 말했다. 「신이 영으로 나를 빚으셨고, 전능자의 숨으로 나에게 생명을 불어넣으셨다.」[1] 『신약 성서』에도 같은 개념이 담겨 있는데, 사도 요한은 예수가 제자들에게 〈숨을 불어넣어〉 성령을 내렸다고 말한다.[2]

성경은 생명을 부여하는 호흡의 힘을 상당히 초반부터 인정하고 있다. 『창세기』 2장 7절은 다음과 같다. 〈여호와 하나님이 흙으로 인간을 만드시고 그의 코에 생명의 숨을 불어넣으시니 인간은 생령이 되었다.)³ 고대 이집트 문화권에서도 호흡의 중요성을 인지하고 있었는데, 코는 부러졌지만 나머지 부분은 고스란히 남아 있는 여러 고대 조각상에서 여전히 그 증거를 확인할 수 있다. 조각상의 훼손은 우연한 사고가 아니라 정복 집단이 피정복자들의 우상에게서 생명, 즉 생명의 숨을 갈취하려는 고의적인 행위였다.⁴

폐의 힘에 대한 고대의 지식은 서구 사회에서만 그치지 않는다. 불교와 힌두교의 신앙은 호흡의 효능에 대한 이해를 바탕으로 한다. 두 종교의 교리는 호흡을 공부하고 제어하는 과정을 통해서만 열반에 이를 수 있다고 인정한다. 베트남의 승려인 틱낫한은 1975년에 그의 저서 『틱낫한 명상』에서 고대의 철학을 훌륭히 요약 기술했다. 〈호흡은 생명과 의식을 연결하는 다리며, 신체와 정신을 통합한다.〉⁵

동양 종교계의 호흡을 강조하는 기조는 과거의 전유물이 아니다. 오늘날에도 호흡은 동양 종교계의 가르침에서 핵심 역할을 맡고 있다. 호흡의 힌두어 명인 프라나prana는 호흡을 단순한 공기가 아니라 서양의 〈루아흐〉나 성령과 마찬가지로 궁극적인 생명력으로 인정한다는 뜻을 담고 있다. 이러한 인식은 현재 요가나 명상과 같은 수련법뿐만 아니라 인내심을 향상하거나, 심지어 육체관계를 목적으로 하는 기술을 통해 서구 사회로 다시 퍼져 나가고 있다. 이러한 실례는 폐가 정신과 마음을 따르기보다는 반대로 정신과 마음이 폐를 따른다는 사실을 보여 준다.

역사를 통틀어 문명사회의 구성원들은 호흡을 영혼과 동일시하기 위해 하나의 용어에 두 단어의 뜻을 모두 담아 사용했다. 고대 이집트에서 그 단어는 카ka였고, 줄루어로는 우모야umoya, 고대 그리스어로는 프네우마pneuma, 힌두어로는 프라나였다. 17세기 영국의 유명한 생리학자였던 윌리엄 하비William Harvey는 1653년 「해부학 전반에 대한 강연Lectures on the Whole of Anatomy」에서 이에 대해 단순하지만 심오한 견해를 펼쳤다. 〈생명과 호흡은 상호보완 관계다. 호흡하지 않으면서 살아 있는 생명체는 없으며, 호흡하면서 살아 있지 못하는 생명체도 없다.〉[6]

장기로써 폐는 온종일, 그리고 매일 믿기 힘들 만큼 많은 일을 해낸다. 일반 성인은 1분당 평균 14번의 호흡을 하고, 매 호흡당 평균 500밀리리터의 공기를 마시며, 매시간 420리터의 공기를 들이쉬고 내쉰다. 하루에 대략 총 1만 80리터라는 어마어마한 양의 기체를 이 행성의 모든 사람이 함께 사용하고 있는 셈이다. 그런데도 폐 질환이 있지 않은 한 이러한 과정은 의식적인 노력 없이 일어나며, 그 결과물인 산소를 손쉽게 우리의 생명으로 통합한다.

횡격막(가로막)은 뇌에서 신호를 받으면 순식간에 아래로 수축하며 폐를 팽창시킨다. 이 과정을 통해 체내로 들어온 생명의 숨 안에는 수백만 개의 산소 분자가 들어 있다. 폐는 산소를 균일하게 적혈구로 전달하고 적혈구는 심장의 도움으로 생명의 분자를 뇌와 근육, 콩팥을 비롯한 장기의 세포로 배달한다. 조직이 산소를 소모하며 발생한 이산화 탄소는 이어지는 순환 경로를 따라 정맥 혈액과 함께 다시 폐로 돌아간 뒤 횡격막이 이완될 때 대기로 배출된다. 순환이라는 용어에 걸맞은 재사용과 재활용의 이 아름다운 주기에서 폐는 신체와 바깥세상을 연결하는 핵심 역할을 맡고 있다.

우리 세계에 산소와 생명, 폐가 상대적으로 짧은 시기에 연속해서 등장한 것은 우연이 아니다. 산소와 산소를 포집하는 수단은 우리가 생각하고, 움직이고, 먹고, 말하고, 사랑하는 모든 활동을 가능하게 했다. 생명과 호흡은 동의어나 다름없다. 같은 의미에서 우리는 엄마의 자궁 밖에서 처음으로 숨을 쉬면서 세상에 발을 내딛고, 마지막 숨을 내쉬며 세상과 작별한다.

당연하지만 호흡을 하는 생명체는 인간만이 아니다. 호흡은 지구 전역에서 생명력을 제어하는 기제로 사용되며, 물고기와 동물을 비롯한 모든 식물을 포함해 미세 혐기성 미생물의 수준을 넘어선 유기체는 모두 호흡을 한다. 광합성의 능력 덕분에 산소 발생원으로 알려진 식물들마저도 광합성을 하는 동시에 계속해서 호흡하며 자신의 에너지 수요를 위해 산소를 소모한다. 우리는 모두 공기라는 공동 자원을 다 함께 활용하는 셈이다.

우리 호흡계 구조에는 탁월한 면이 있다. 호흡계는 기관이라고 하며 코나 입을 통해 들어온 공기를 받아들이는 하나의 넓은 관에서 시작한다. 기관은 오른쪽과 왼쪽 폐 기관지로 뻗어 나가고 갈수록 좁은 관을 향해 계속해서 갈라지다가 마침내 우리 폐 깊은 곳에서 포도송이를 닮은 실질적인 기체 교환 장소, 폐포(허파 꽈리)로 통한다. 전체적으로 볼 때 이 구조는 몸통이 점진적으로 작은 가지를 지나 기체 교환 장소인 나뭇잎으로 연결되는 나무와 비슷하다. 이러한 배치 형태는 자연에서 상당히 자주 관찰할 수 있다. 한 줄기로 뭉쳐 있다가 지면에 가까워지면서 다시 갈라지는 번개나 하나의 큰 물길로 통합되는 하천의 지류, 몸통에서 팔과 다리로, 손가락과 발가락으로 갈라지는 인간의 신체도 그렇다. 폐는 우리 모두를 둘러싼 생명력을 최대로 흡수하기 위해 자신의 구조에 보편적 형태를 적용한다.

과학계는 신체를 치유하기 위해 호흡을 활용할 수 있다는 발상으로 인류가 이미 수 세기 동안 인지하고 있던 사실을 진지하게 연구하기 시작했다. 천식과 만성 폐쇄 폐 질환(기관지의 공기 흐름을 막아 발생하는 질병), 만성 통증, 우울증, 심지어 암까지 호전되었다는 근거를 기술하는 〈호흡의 치유하는 힘〉에 대한 논문들은 매년 그 수가 증가하고 있다. 과학적 근거는 우리의 혈액과 유전자의 수준까지 깊어지고 있다. 호흡 운동을 훈련하는 사람은 특히 특정 스트레스 환경에서 혈중 염증 단백질의 수치가 놀라울 만큼 낮았다. 또한 호흡의 힘을 동원하면 에너지 대사와 인슐린 분비를 조절하는 유전자, 심지어 수명을 통제하는 DNA 부분을 포함한 전 염증성 유전자를 비활성화하거나 항염증성 유전자를 활성화할 수 있다는 사실이 밝혀졌다.[7] 지금 호흡 운동을 훈련하는 사람이 미래의 후손들에게 질병 저항 유전자를 더 많이 물려줄 수 있을지도 모른다는 의미다.

폐에는 질병 예방의 역할을 넘어 우리의 존재와 미래의 생존에 필수적인 능력이 있다. 폐는 4억 년 전에 바다에서 태어난 선

조들이 심장을 비롯한 다른 장기들을 진화시킨 후에 발달시켰기에 진화적으로 가장 최근에 발생한 구조다. 탄생과 죽음 모두에 핵심 역할을 하는 장기일 뿐만 아니라 만약 우리가 다른 행성을 식민지화하고, 그곳의 급격하게 변화하는 기후와 지속적인 호흡성 병원체의 위협을 피해 살아남기까지 해야 한다면 미래의 환경에 반드시 적응시켜야 하는 신체 부위다. 폐는 다른 장기들과 마찬가지로 뇌의 무의식적인 지배하에 있지만, 다른 장기와는 달리 우리가 원한다면 의식적으로 통제할 수 있다.

폐는 그 통제의 특징 덕분에 현재 건강과 사회 전체에 발전을 일으킬 중요한 구심점으로 언급되고 있다. 우리는 지난 수백 년간 전례 없는 발전을 불러온 기술과 의학을 보유한 보기 드문 변화의 시대에 살고 있다. 인간의 평균 수명은 최근 2배로 증가했고, 지구상에 인간의 수는 3배로 늘었다. 그와 동시에 우리는 현재와 전혀 다른 위기에 직면했을 때 인류를 살아남게 해주었던 불안과 불신의 감정을 자연스레 고수하고 있다. 인간, 그리고 행성의 측면에서 앞서 나아가기 위해서 우리는 서로를 좀 더 신뢰하고 함께 협력해야만 한다. 폐는 이러한 전환을 이룰 수 있게 도와줄 장기다.

강력한 장기임에도 불구하고 폐는 심각하게 간과됐고, 현재는 점점 그 지위를 위협받고 있다. 반면 심장은 우리의 음악과 문학에서 감정과 열정의 상징으로 조명받고 있다. 뇌는 우리의 생각과 욕구의 중추라는 존경과 함께 인간 종의 성공을 이루게 해

주었다는 인정을 받으며 그 복합성에 대한 찬사를 누리고 있다. 피부는 젊은 시절의 아름다움과 노년의 지혜를 반영하며 애지중지 사랑받고 있으며, 생식계는 성행위의 쾌락과 탄생의 기적을 제공한다. 그러나 폐는 보통 호흡 곤란을 겪는 사람이 아니면 신경 쓰지 않는 장기다.

의학계에서도 폐가 무시당하는 장기임을 보여 주는 통계가 두드러진다. 폐암은 매년 (폐암 다음으로 암 사망의 주된 요인인) 유방암과 췌장암, 대장암을 합친 수보다 더 많은 수를 사망에 이르게 하는 원인이지만, 미국 국립 보건원을 비롯한 다른 정부 기관에서 받는 재정 지원은 유방암의 절반에 그칠 뿐이다.[8, 9]

그사이 여러 폐 질환이 불러온 결과는 대단히 파괴적이었다. 사람들 대부분은 처음 들어봤을 특발 폐 섬유증은 매년 자궁 경부암 환자에 맞먹는 3만 명이 고통받는 무서운 폐 질환이다. 그러나 특발 폐 섬유증 연구를 위한 지원은 형편없는 수준이며, 지금까지 해당 질병에 걸린 사람들의 생명을 명확하게 연장해 주는 약 또한 전혀 밝혀진 바가 없다. 환자들 대부분이 진단을 받은 뒤 약 4년 안에 사망한다는 통계와 함께 50퍼센트의 생존율은 끔찍한 수준이다.[10] 다른 암보다도 심각한 수치다. 물론 여기서 저평가되어 자금 부족을 겪는 폐암은 예외다.

비슷하게 무시당하고 있는 질병 중에는 만성 폐쇄 폐 질환과 흡입 손상, 천식이 있다. 여러 폐 질환에는 오명이 붙곤 하는데, 그 오명은 뿌리 깊은 편견을 바탕으로 지속되고 있다. 그중에서 만성 폐쇄 폐 질환이나 폐암이 대부분 흡연과 관련되었다는 생각은 가장 뻔한 편견이다. 우리는 담배뿐만이 아니라 흡연자들까지도 악마로 대하곤 한다. 천식을 빈민 지역이나 깨끗하지 못한 생활 습관과 잘못 연관 짓는 현상도 천식으로 고생하는 사람들에게 존재하는 미묘하지만 우리를 좀먹는 편견이다. 폐결핵은 세계 인구의 4분의 1인 지구상의 15억 명 이상이 고통받는 질병이지만 노숙 생활이 원인이라는 〈불명예〉를 얻었다.[11] 전체적으로 폐 질환은 부당하게도 더러운 질병으로 분류되며 주의를 쏟을 가치가 없다는 편견에 피해를 보았다. 그리하여 의학계 역사상 폐 질환은 무시당하고 자금 부족을 겪으며 잊혀 갔다.

무시는 심각한 결과를 불러왔다. 천식과 만성 폐쇄 폐 질환을 포함한 호흡기 질환은 미국을 포함한 전 세계의 사망 원인에서 상위 3위 안에 든다. 미국에서 오랫동안 이러한 폐 질환으로 인한 사망률은 심장 질환과 암, 뇌혈관 질환에 비해 그 수가 적었다. 그러나 미국 질병 통제 예방 센터에 따르면 1980년에서 2014년 사이에 심장 질환으로 인한 사망률은 59퍼센트, 뇌졸중은 58퍼센트, 암은 40퍼센트 감소했다.[12] 1965년에서 1998년까지의 기간 동안 전 원인 사망률이 7퍼센트 감소했음에도 만성 폐쇄 폐 질환의 사망률이 163퍼센트로 엄청나게 증가했다는 결과는 놀라울 따름이다.[13] 2008년에 처음으로 미국의 호흡기 질환은 세 번째로 사망률이 높았던 질환인 뇌졸중을 앞질렀고, 지금까지도 그 자리를 지키고 있다.

폐 질환의 폭증이라는 암담한 통계는 여러 다른 국가에서도 동일하게 적용된다. 호흡기 감염을 선두 사망 원인으로 하는 저임금 국가에서는 유아와 5세 이하의 아이들이 매년 사망자 수 400만 명이라는 불균등한 지분을 차지하고 있다.[14,15] 국제적으로 독성으로 인한 실내외 공기 오염은 30억 인구의 중요한 쟁점이며, 매년 800만 인구의 조기 사망 원인으로 작용하는 심각한 문제다. 세계 인구의 91퍼센트는 공기 질이 세계 보건 기구의 기준을 만족시키지 못하는 공간에 살고 있다.[16] 이 모든 통계는 국제 건강에 심각한 위기가 찾아왔음을 보여 준다.

폐 질환은 줄어들 기미가 보이지 않고 기후 변화와 오염으로 인한 공기 질의 악화, 어마어마하게 높은 흡연율 역시 끈질기게 지속되고 있다. 더욱 걱정스러운 사실은 최근에 캘리포니아와 아마존, 호주의 치명적인 산불부터 전자 담배로 인한 기이한 호흡 질병, 국제 경제를 마비시키며 수십만 명을 사망하게 만든 대단히 파괴적인 코로나바이러스19 발발까지 폐와 호흡에 위협을 일으킬 수 있는 위기 상황들이 헤드라인을 장식하고 있다는 점이다. 이러한 대재앙들은 우리가 공기에 대한 잠재적인 위협을 충분히 심각하게 받아들이고 있지 않다는 사실을 보여 준다.

위기의 상황 속에서도 일부 혁신적인 의사와 과학자, 지지자들은 폐 질환을 예방하고 치료하기 위해 많은 노력을 기울이고 있다. 우리가 현재까지 밝혀낸 유전학과 생물학, 의학에 대한 지식을 고려할 때 그 싸움의 최전방에 서기에 역사상 이만큼 좋은 시기는 없었다. (굳이 원한다면 폐 질환에 걸리기에 딱 좋은 시기이기도 하다.) 이 책에 담긴 이야기들은 현시점이 지닌 고유성을 그리면서 우리가 폐와 함께 밝은 미래를 맞이하는 방법이 무엇인지에 대한 방향성을 제시할 것이다.

차례

1부

과거: 폐, 인간의 육체와
정신을 빚다

1장
산소, 그리고 탄생

인간이 호흡을 필요로 하게 된 이야기의 시작은 수백만 년 전으로 거슬러 올라간다. 사람이 모두 수정과 임신, 초기, 중기, 말기의 생물학적 생애를 가지듯 지구 역시 과정을 거쳐 탄생했다. 그리고 세상 밖으로 나온 아기가 호흡을 깨우친 후에야 잘 자랄 수 있듯이 지구도 일종의 호흡에 산소를 사용하기 시작하면서부터 번성하기 시작했다.

지구가 대기 중에 늘 산소를 포함했던 것은 아니다. 초기 지구의 기체는 현재 살아 있는 동식물 종 대부분에게 유독했을 것이다. 하지만 산소가 최초로 등장하기 시작한 이후, 세상은 급격히 변화했다. 놀랍게도 우리는 1970년대까지 우리 행성에 산소가 가득 차기 시작한 원인을 알지 못했다.

전 우주,* 다시 말해 우리 앞에 별과 행성의 형태를 한 물질들

---

* 천문학적인 의미의 우주. 이하 모든 각주는 옮긴이의 주다.

과 외견상 우주 공간* 내에 있는 그 밖의 모든 요소는 140억 년 전의 어느 순간에 나타났다고 여겨진다. 빅뱅 폭발이 일어난 찰나의 순간에 과거와 현재의 전 우주 물질 전체가 우주 공간으로 터져 나왔고 코스모스**로 뻗어 나갔음은 거의 확실하다. 시간이 흐름에 따라 전 우주는 전반적으로 팽창하며 식어 갔고, 항성이 맹렬한 초신성으로 폭발한 뒤 남은 기체 성운들이 고체로 응축하면서 각 태양계가 속속 생겨났다.[1]

우리 태양계는 약 45억 년 전에 형성되었다. 우리와 가까운 다른 행성들이 기본적으로 암석 덩어리인 데 반해 지구는 확실한 차이를 보인다. 우주 공간에서 보면 지구는 푸른 행성이라는 별명에 걸맞게 짙은 청록색 바다와 소용돌이치는 백색 대기의 시원한 빛깔이 평화롭게 뒤섞인다. 지구는 붉은 행성으로 불리는 이웃의 화성이나 백색의 불모지로 알려진 우리 달이 보여 주는 척박함과는 극명한 대조를 이룬다.

그러나 탄생 시기의 지구는 아름다운 바다와 무성한 초록 풍경, 진화와 생사의 쌍방 타협과는 거리가 멀었다. 탄생 후 처음 40억 년 동안 지구는 열기와 추위의 극단을 오르내렸고, 대기는 유독한 질소와 이산화 탄소의 혼합체였다. 지구 탄생 후 최초 20억 년까지는 대기 중에 산소가 전혀 없었다.

산소가 그토록 중요한 이유는 에너지를 효과적으로 만들어 내는 능력 때문이다. 유기체는 아데노신삼인산ATP이라고 하는 물

---

* 지구 밖 영역의 공간이라는 의미의 우주.
** 질서 정연한 우주, 천문학적 의미 외에 철학적으로 조화를 포함한 의미의 우주.

질에서 에너지를 얻는데, ATP는 세포 호흡을 통해 형성된다. 산소가 없어도 혐기성 발효라고 부르는 과정을 통해 세포가 ATP를 생산할 수 있지만, 당 분자 하나당 ATP를 겨우 2개밖에 얻을 수 없다. 당 분자 하나당 36개의 ATP를 생산할 수 있는 산소 물질대사와 비교할 때 굉장히 비효율적이다. 여분의 에너지로 무장한 유기체는 더 크게 성장하고, 더 빠르고 높이 뛸 수 있다. 산소가 없었다면 이 세상의 산소 소비자들에게 적수가 되지 않는 아주 작은 생명체인 혐기성 미생물만이 유일한 이동성 유기체로 살아남았을 것이다.

그러므로 지구는 탄생 후 최초 수십억 년 동안에는 식물도, 동물도 보유하지 못했다. 지구가 탄생한 직후에 행성이 식고 대기의 수증기가 응축되면서 바다가 만들어지긴 했지만, 지구에서 존재할 수 있는 유일한 생명체는 작은 단세포 혐기성 미생물뿐이었다. 그러나 약 25억 년 전쯤부터 산소가 천천히 대기 중에 축적되기 시작했다. 산소가 상당한 수준에 도달할 때까지는 오랜 시간이 걸렸지만 약 10억 년 전에 들어서자 마침내 주로 암석에 퇴적되어 있던 철과 같은 지구의 산소 흡수원이 포화 상태에 이르렀다. 이때부터 산소가 대기와 바다에 쌓이기 시작했다. 〈대산소 발생 사건 Great Oxygenation Event〉, 혹은 GOE로 칭하는 이 전환점은 약 6억 년 전에 해양 식물들을 탄생시키며 생명의 폭발을 촉발시켰고 그 이후 해면과 연체동물, 물고기를 거쳐 마침내 육생 식물과 고등 생명체가 등장했다.[2]

그런데도 오랫동안 풀리지 않은 질문 하나가 있었다. 그토록

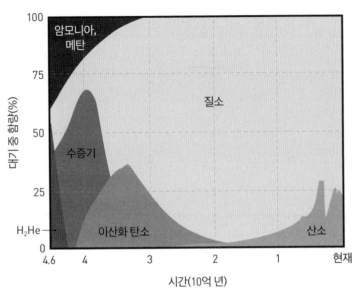

〈대산소 발생 사건: 시간의 흐름에 따른 대기 기체의 변화〉

많은 산소가 대체 어디에서 왔을까? 완전히 새로운 기체가 이토록 독특한 방식으로 행성을 변화시킬 만한 무언가 본질적인 사건이 일어났음이 틀림없다. 산소가 어디에서 왔고, 어떻게 세상을 바꾸었는지를 이해하기 위해서 우리는 고된 노력과 날카로운 관찰, 운이 담긴 기이한 이야기를 시작해야 한다. (대부분은 아닐지라도 여러 과학적 발견을 묘사할 때 언급할 법한 요소들의 조합일 것이다.) 잘 알려지지 않았으나 알려져야만 하는 이야기이기도 하다.

뉴욕주의 허드슨 계곡 근방에서 자란 존 워터베리John Waterbury는 매사추세츠주 웰플릿 타운 해안가의 코드 곶에서 여름을 보냈다. 1960년대 초에 워터베리는 코드 곶에서 길쭉한 해변으로 이어지는 광활한 사구를 쏘다니거나 청록빛 대서양의 바다를 바라보았다. 해변에 머무르는 데서 만족할 수 없었던 그는 라이트닝 소형 범선*을 타고 바다로 나갔다. 배가 물 위를 미끄러지며 코드 곶을 떠날 때 밀려오는 파도와 바다에 둘러싸인 그는 경이로움에 휩싸이곤 했다.[3]

워터베리가 처음으로 학업을 끝마친 곳은 버몬트 대학교였으며, 1965년에 동물학 학위를 받았다. 졸업 후 그의 선택지는 두 가지로 좁혀졌다. 우선 웰플릿 여름 별장이 있는 곳을 따라 불과 64킬로미터 거리에 있는 매사추세츠주 우즈 홀 해양학 연구소 연구직에 자리가 있었다. 만일 그가 학계를 떠난다면 베트남에서 복무 기간을 채워야 할 가능성이 큰 입대밖에는 선택지가 없었다. 워터베리는 우즈 홀을 택했다. 그곳에서 그는 질소 함유 물질을 소화하는 질화 세균이라는 작은 유기체를 연구하며 4년을 보냈다. 그 후 버클리의 캘리포니아 대학교에서 박사 과정을 등록했고, 파리에서도 몇 년을 지냈다. 1975년에 우즈 홀 해양학 연구소로 돌아온 후로는 그대로 눌러앉았다. 그리고 우즈 홀에서 워터베리는 산소가 없어 미생물만 거주하던 지구가 어떻게 갖가지 생명체로 바글바글한 산소 환경의 행성으로 변화하게 되었는지를 밝혀냈다.[4]

워터베리는 버클리에서 박사 학위 연구를 하면서 민물에서 군집을 이룬다고 알려진 시아노박테리아라는 미생물에 열정을 쏟았다. 남조류라는 이름으로 좀 더 익숙한 이 유기체는 세균보다

* 미국에서 1938년에 설계된 특정 형태의 소형 범선.

는 식물에 가까운 특성이 있다. 시아노 박테리아의 독특한 특성 중에서도 광합성은 이산화 탄소와 물을 산소와 탄수화물로 변환하는 가장 중요한 능력이다. 하지만 1970년대까지 시아노 박테리아는 오로지 좁은 민물 지역에서만 군집을 이루며 지구의 산소 생산 과정에 한정적인 역할을 했다고 여겨졌다. 그래서 소수 학계에서 언급될 뿐 주요 해양학 교과서에서는 등장하지 않았다.

박사 학위 연구 후에 워터베리는 해양학 연구소에서 연구 과학자로 정착했다. 당시 해양학 분야 연구자들은 잘 알려지지 않은 해양 세균을 연구하는 임무를 주로 수행하고 있었다. 현장 조사가 정기적인 조사의 일부였기에 워터베리는 1977년 8월에 해양 조사선 아틀란티스 2호를 타고 아라비아해로 향했다. 인도와 사우디아라비아 사이에 있는 아라비아해는 무기 영양염류 수치가 매우 높고 해양 생물이 풍부하다고 알려져 있었다. 연구팀은 새로운 기술인 형광 현미경 검사를 이용해 바다의 표본을 분석하는 임무를 맡았다. 새로운 기술로 바다에서 알려진 세균의 기본적인 수치를 설정하려는 목적이었다.

형광 현미경 검사의 원리는 간단하다. DNA의 기본 구성물로 구성된 꼬리표를 바닷물 표본에 추가하면 퍼즐 조각들이 서로 딱 들어맞듯이 상응하는 세균 DNA 부분에 꼬리표가 달라붙는다. 세균에 새롭게 붙은 이 꼬리표는 현미경에서 청색 빛을 쬐면 형광 녹색으로 빛난다. 일치하는 세균 DNA가 존재하지 않으면 꼬리표에 형광 빛이 활성화되지 않아 현미경의 시야에는 아무런 표식이 나타나지 않는다.

아라비아해의 바닷물에 DNA 꼬리표를 추가하기 전에 워터베리는 중학교 학급부터 노벨상 수상자를 배출한 실험실까지, 수준과 관계없이 전 과학계에서 실험을 위한 의무로 취급하며 학생들이라면 누구나 과학 수업 시간에 배우는 한 가지 과정을 수행했다. 바로 유효한 결과를 확실하게 얻기 위한 철저한 통제군을 설계하는 과정이었다. 과학자들은 통제가 모든 발견의 근간이라는 사실을 알고 있다. 무언가 비정상적인 현상을 찾기 위해서 과학자들은 자신이 정상이라고 생각하는 현상의 존재를 확인하고 증명해야 한다. 그래서 워터베리는 DNA 꼬리표를 추가하기에 앞서 비교 기준을 세우기 위해 아라비아해에서 채취한 뒤 아무런 처리를 하지 않은 바닷물의 표본을 새로운 에피 형광 현미경으로 분석했다.

아라비아해의 바닷물에서 특이 사항을 발견할 것이라 예상하지 못했던 워터베리는 깜짝 놀라고 말았다. 에피 형광 현미경의 푸른 불빛이 바닷물을 통과하자 접안렌즈를 통해 밝은 형광 주황색이 튀어나왔기 때문이다. 시아노 박테리아에 대한 배경 지식으로 워터베리는 이 주황색 빛이 광합성 색소인 피코에리트린(홍조소)의 천연 형광색이라는 사실을 깨달았다. 피코에리트린은 시아노 박테리아 안에서 엽록소와 함께 이산화 탄소를 이용해 산소와 탄소를 만드는 아주 중요한 반응을 촉발하여 우리 행성에 생명을 탄생시켰다. 시아노 박테리아는 심해의 염수에서 존재한다는 보고가 전혀 없었기 때문에 워터베리의 발견은 기념

비적인 업적이었다.

워터베리는 아라비아해에서 시아노 박테리아의 최초 발견은 서막에 불과할 뿐 염수의 상세한 연구를 위해서는 시아노 박테리아를 배양액에서 키워 내야 한다는 사실을 깨달았다. 그는 매번 새로운 배지와 다른 영양분을 사용하며 시아노 박테리아를 복제시키기 위해 수개월간 노력했다. 그런데도 세포들은 24시간 내로 모두 죽어 버렸다. 염수 시아노 박테리아의 연구를 진전시키기 위해서는 세균 배양이 필수였다. 워터베리는 배양에 성공하기 위해 기본적인 환경 생물학부터 다시 시작하기로 했다.

사실 해양 생명체와 민물 생명체는 서로 아주 다른 행동 양식을 가진다. 일반적으로 우리는 해양을 거친 야생의 장소라고 생각하기 때문에 해양 생명체 또한 강인하고 적응력이 강하다고 인식한다. 그에 반해 상어나 노랑가오리, 치명적인 해파리가 없는 민물은 조용하고 평온해 보인다. 그러나 이러한 생각은 인간의 관점이며, 세균의 관점에서 실상은 정반대다.

민물과 해양 세균의 환경에는 현저한 차이가 있다. 내륙의 민물은 영양분과 무기질의 양에 따라 온도가 매우 다양하다. 여름과 겨울만 해도 생활 조건이 아주 다르기에 계절에 따라 서로 다른 종이 민물 환경의 주인이 되곤 한다. 반대로 해양 환경은 이례적일 만큼 안정적이다. 내륙의 물속보다 온도 변화가 훨씬 적고 영양분의 미세 환경이 한결같다. 해양학 과학자들이 〈부영양체〉 유기체라고 칭하는 세균들은 민물 환경에서 잘 자라고 풍부한 영양분과 매우 다양한 온도 환경을 감당할 수 있다. 그에 반해

〈빈영양체(저영양체)〉인 염수 세균은 좀 더 낮은 수준의 기본 영양분을 필요로 한다. 그래서 우리의 직감과는 반대로 염수에 사는 세균은 민물에 사는 사촌 세균에 비해 더 민감하고 연약하다.

힘겨운 한 해를 보낸 후 워터베리는 이 사실을 이해하게 되었다. 그는 미세한 양의 칼슘을 비롯한 어떤 물질도 남지 않도록 모든 배양 플라스크와 시험용 튜브를 꼼꼼히 세척했다. 그리고 바닷물에서 측정한 영양분의 양을 나노 단위로 정확하게 반영할 수 있도록 배양 용액을 측정했다. 마침내 1년간 세심한 작업을 이어 간 뒤에 다행히 바다에서 얻은 시아노 박테리아가 처음으로 자신들의 자연 서식지 밖에서 성장하기 시작했다. 시네코코커스Synechococcus 종이 정식으로 발견된 순간이었다.

그러나 아직 풀리지 않은 의문도 있었다. 시아노 박테리아는 어디에서 서식하고 있으며, 지구상에 얼마나 많이 존재할까? 우드 홀의 데크 선착장 끝에서 워터베리는 조금 탁하다는 점 외에는 특별할 게 없는 염수를 몇 개의 병에 채웠다. 그리고 에피 형광 현미경으로 시료를 관찰했다. 시료에는 시아노 박테리아가 가득했다.

그 이후 10년간 시아노 박테리아의 연구가 폭발적으로 증가했다. 지구상에 거의 모든 해양 서식지에서 서로 다른 수백 가지 표본이 확인되었다. 이제 우리는 남조류가 5도보다 따뜻한 모든 물속에서 엄청나게 많이 살고 있다는 사실을 알고 있다. 보통 그 수는 어마어마해서 워터베리가 〈작은 괴물들〉이라고 부를 정도였다.

다양한 서식지와 개체 수만 보더라도 시아노 박테리아는 현재 우리 대기에 산소를 불어 넣는 역할을 하는 주요 생명체라고 할 수 있다. 시아노 박테리아는 광합성을 통해 산소를 만드는데 광합성은 식물과 조류, 시아노 박테리아가 햇빛을 에너지로 변환하는 반응이다. 햇빛을 포착하는 주된 물질은 엽록소며, 엽록소는 빛의 광자에서 나온 에너지를 이용해 이산화 탄소와 물을 포도당과 산소로 바꾼다. 또한 시아노 박테리아는 광합성 반응에서 나온 에너지를 이용해 대기 중의 이산화 탄소를 소화할 수 있는 탄소로 변환한다. 이 탄소는 하위 생명체에 먹힌 뒤에 먹이 사슬을 통해 고등 생명체로 이동한다. 이 과정에 따라 시아노 박테리아는 지구에서 다량의 먹이 생산원으로 변모했다. 시아노 박테리아는 지구의 석유와 천연가스, 석탄을 비롯해 수백만 년 동안 해저에서 농축된 (죽은 시아노 박테리아와 같은) 침전 물질에서 유래한 모든 물질의 주를 이룬다. 실제로 시아노 박테리아 집단은 지구에서 가장 풍부한 종이며, 생명을 가능하게 한 가장 중요한 생명체로 손꼽힌다.

우리는 광합성 과정을 식물과 연관 짓는 경향이 있지만 시아노 박테리아가 최초라는 사실에는 의심할 여지가 없다. 수백만 년 전, 시아노 박테리아의 조상은 내공생*이라는 과정을 거쳐 더 큰 세포로 결합했다고 여겨진다. 이 세포는 엽록소를 포함한 엽록체로 진화했고, 그 결과 광합성을 수행하기 시작했다. 결국 엽

* 바이러스와 그 숙주 세포 사이에 형성되고 있는 관계로서, 세포 분열은 억제되고 있으나 세포가 즉시 파괴되지 않는 현상.

록체를 포함한 세포들이 하나로 합쳐지면서 오늘날 식물과 조류(말무리)의 전신이 탄생했다.

인간이 이룩한 기술적인 발전에도 불구하고 시아노 박테리아에 이은 식물의 광합성 숙달은 여전히 우리를 감탄하게 한다. 사람들은 일찍이 탄소 태우는 법을 밝혀냈지만 아직도 스스로 이산화 탄소와 빛으로 탄소를 만들어 낼 수 없다. 광합성을 인공적으로 모방할 수 있다면 우리는 에너지 생산 문제를 해결할 황금 열쇠를 손에 쥘 수 있을 것이다. 또한 대기 중에 이산화 탄소를 제거함으로써 국제 온난화 문제도 해결할 수 있다.

앞서 우리는 약 5억 년 전의 캄브리아기에 시아노 박테리아가 산소를 생산하며 대기 중 산소 농도가 증가했고 생명의 폭증에 엄청난 영향을 미쳤다는 사실을 확인했다.[5] 이 작은 생명체가 없었다면 고등 생명체는 물론이고 식물과 같은 형태의 생명체는 대부분 지구에 존재할 수도 없었을 것이다.

인간의 폐는 산소를 활용하고 효과적으로 대사 반응을 일으키도록 발달했다. 인간은 호기성 생명체며, 폐가 인간에게 가장 중요한 장기라면 산소는 대기 중에서 가장 중요한 기체다. 혐기성 생명체도 존재하지만 비효율적인 방식 때문에 에너지를 생산하는 능력에 제약을 받는다. 산소가 무궁무진한 가능성의 세계를 연 셈이다. 지구상에 살아 있는 거의 모든 생명체는 일종의 산소 포집 방식에 의존한다. 그리고 우리는 해양 세균 분야의 존 워터베리를 비롯한 연구자들 덕분에 모든 생명체의 유래를 이해할 수 있게 되었다.

지구 대기에 새로운 기체가 등장하면서 지구의 최근 5억 년은 최초의 40억 년과는 급격하게 달라졌다. 최근 5억 년은 생명이 없었던 이전과는 달리 생명이 풍부하다는 특징이 있다. 생명과 산소라는 두 요소가 출현한 시기의 연결성은 우연이 아니다. 산소는 생명력이며 생명의 무한한 가능성을 불러일으키는 원천이다.

시아노 박테리아에서 발생한 산소가 증가하면서 비슷한 시기에 식물군도 번성하기 시작했다. 식물은 최초에 바다에서 번성했지만 당시에 바위 외에는 완전히 아무것도 없었던 그을린 오렌지색 땅덩어리로 거침없이 새로운 길을 열어 갔다. 처음에는 얕은 물가에서 이끼가 바위에 군집을 세웠고 천천히 좀 더 진화한 식물군이 자리를 잡았다. 후에 나무가 등장하면서 산소 수치가 훨씬 증가했다.

산소를 함유한 바다에서 동물군은 점차 정교해져 갔다. 식물 수가 늘어나 산소가 점점 더 많이 만들어지면서 바닷속에서 산소를 포집하기 위해 초기 형태의 아가미를 사용하거나 단순한 확산 방식을 활용하는 지렁이류, 연체동물처럼 생긴 조개, 해파리가 나타났다. 마침내 수천만 년의 시간이 흐른 뒤 생명체들은 식물이 점령한 육지로 이동했다. 곤충과 거미, 지렁이류는 파릇파릇한 초기 풍경에서 얻을 수 있는 혜택을 최초로 누렸다. 하지만 일종의 산소를 활용하는 능력이 없었다면 이렇게 놀라운 전환을 이루지 못했을 것이다.

사실 지렁이류는 제대로 된 호흡 기관을 가지고 있지 않다. 지렁이는 주변의 촉촉한 토양에서 산소를 포집해 피부를 통해 혈액으로 녹이기 때문에 건조한 환경에서는 질식사하고 만다. 거미와 곤충은 호흡 기관이 있지만 산소를 주변 조직으로 확산시키는 기다란 관이 몸속을 가로지르고 있을 뿐이다. 곤충과 같은 동물 종들은 모두 산소의 활용을 극대화하는 근육 기관이 없어 필요할 때 산소 공급을 크게 증가시킬 방법이 없다. 그러므로 초기형 호흡 기관은 효율이 부족하다는 한계가 있다. 그리고 효율의 한계로 인해 생명체의 뇌와 몸이 더 크게 자라지 못한다. 폐의 부재가 제약을 만든 셈이다.

지렁이류와 거미가 바다 밖으로 기어 나오는 사이, 해양 생명체들은 육지보다 훨씬 빠른 속도로 발전하고 있었다. 해양 생명체들은 더 크게 성장하는 동시에 복잡한 장기를 발전시켰다. 물고기가 뇌와 간, 심장, 식도와 같은 익숙한 장기를 진화시키는 동안 내골격과 피부를 가진 척추동물이 진화했다. 정교한 진화를 이룬 척추동물은 아주 높은 하천부터 깊은 하구까지 여러 다양한 수생 생태 지위를 차지하기 시작했다. 4억 2000만 년부터 3억 5900만 년 전에 걸친 데본기는 물고기가 점령한 서식지와 종의 수가 폭발적으로 증가하며 물고기의 시대로 이름을 알렸다.[6]

물고기는 효율적인 순환계를 통해 산소 활용 능력을 발달시키는 과정에서 다양한 형태로 진화했을 것으로 예상된다. 그중에서 아가미는 물고기의 순환계에서 가장 큰 부분을 차지하고 있다. 물고기 대부분은 머리 양쪽에 물을 통과시킬 수 있는 기다란 틈새를 하나씩 가지고 있다. 틈 안으로 물이 흘러가면 아가미에 있는 방대한 모세 혈관계는 물에서 산소를 포집한다. 이 모세 혈관은 우리의 기체 교환 체계와 동일한 방식으로 이산화 탄소를 방출한다. 물고기 대부분은 아가미를 퍼덕일 수 있게 해주는 근육이 있어 에너지가 많이 필요할 때 물과 산소의 흐름을 증가시킬 수 있다. 산소 활용에 효율적인 교환 체계 덕분에 물고기는 지구상에서 가장 큰 생명체로 발달할 수 있었다.

물고기는 시간이 흐르며 대기에서 산소를 포집하는 수단으로 폐를 발전시킨 직후 육지로 향했다. 비록 1000만 년에 걸친 이동이긴 했지만 기적적인 발전이었다. 이 사건은 우리의 마음을 사로잡곤 하는데, 마침내 생명이 우리가 알고 있는 형태에 가까워진 시기를 상징하며 인간이 탄생하는 순간을 떠올리게 하기 때문이다. 이러한 변환이 가능할 수 있었던 이유는 바로 우리 인간을 육생 생물로 정의해 주는 〈폐〉라는 장기의 탄생이었다.

물고기의 변태는 바다와 육지가 만나는 얕고 탁한 물에서 시작되었다고 알려졌다. 장기간 물 밖에 머무를 수 있는 적응 능력은 식물군 형태의 먹이로 가득한 육지의 장점을 누릴 수 있는 분명한 혜택을 주었다.

물고기의 폐가 정확히 어떻게 처음 발달하기 시작했는지는 오랫동안 논쟁이 있었다. 우리의 직관과는 어긋나지만 현대 인간의 폐가 아가미에서 진화하지 않았다는 사실만은 확실해 보인다. 그러나 흥미롭게도 일부 물고기, 특히 지느러미 메기의 불완전한 폐는 아가미에서 진화했다. 아시아 토종이지만 현재 플로리다반도를 장악한 이 물고기는 뒤쪽 아가미를 닫았을 때만 열리는 아주 작은 기체 교환 영역을 발달시켰다.

물고기가 단순히 공기를 삼킨 다음 순환 방출하는 삼투 현상으로 호흡을 시작한 반면 우리의 폐는 식도의 외낭(곁주머니)에서 시작했을 가능성이 크다. 일부 물고기는 아직도 공기가 채워진 부레의 형태로 초기 형태의 외낭을 보유하고 있다. 현대의 물고기는 부레를 부력을 위한 모래주머니 장치처럼 사용한다. 하지만 초기의 일부 물고기는 부레를 우리가 현재 알고 있는 폐의 형태로 발달시켰다.

육지에서 물고기를 번성하게 만든 또 다른 중요한 변신 한 가지는 물 밖에서 기동성을 최대화할 수 있는 다리의 발달이었다. 사지동물로 일컫는 4개의 부속지를 가진 이 생명체들은 현재 모든 포유류와 파충류, 새(날개도 부속지로 포함한다), 양서류로 구성된 분류군이다. 사지동물의 초기 형태는 약 4억 년 전인 데본기에 해양에서 새로운 폐와 다리를 동시에 진화시키며 출현했을 가능성이 크다.

당시의 화석 기록을 보면 일부 물고기가 육지로 나오려고 시도했다는 명확한 표식을 확인할 수 있다. 초기 개척자들은 지느러미에 좀 더 뚜렷한 뼈 구조를 가졌고 아가미와 함께 초기 형태의 폐를 보유하고 있었다. 이러한 물고기 중의 하나가 바로 수백만 년 전에 멸종했다고 알려진 실러캔스다. 실러캔스가 멸종했다는 믿음은 1938년의 어느 맑은 날, 남아프리카 공화국에서 한 젊은 여성이 우연히 어선에서 이상한 물고기를 발견하면서 깨졌다.

그리고 독특한 물고기에 대한 이야기를 양산해 내며 국제적 돌풍을 일으켰다.

마저리 코트니래티머Marjorie Courtenay-Latimer는 남아프리카 공화국 동쪽 해안가에 자리한 더반과 케이프타운 사이에 있는 남아프리카 공화국 이스트런던 박물관의 학예사였다. 마저리는 업무의 일환으로 흥미로운 물고기를 잡았다며 근처 바다로 와달라는 어부의 요청을 받아들였다. 그녀의 인생을 바꾼 요청을 보낸 사람은 1938년 12월 22일에 칼룸나강 어귀의 인도양 바다에서 어업을 하던 헨드릭 구센 선장이었다. 독특한 어획물을 확인하기 위해 찾아간 마저리는 갑판 위에서 가오리와 상어 더미에 깔려 튀어나온 청색 지느러미를 확인했다. 후에 마저리는 다른 물고기들 사이에서 발견한 한 물고기에 대해 이렇게 기술했다. 〈약 150센티미터 길이에 훈색 은빛 무늬와 연한 자줏빛 청색을 띤 그 물고기는 내가 지금까지 본 물고기 중에 가장 아름다웠다. 단단한 비늘을 두르고 있었으며 다리를 닮은 4개의 지느러미와 강아지를 닮은 이상한 꼬리를 가지고 있었다.〉[7]

그와 같은 물고기를 난생처음 보았던 마저리는 대강 그림을 그려 아마추어 어류학자로 명성을 쌓은 현지의 화학 교수 제임스 스미스 박사에게 전보를 보냈다. 스미스 교수는 전보를 보자마자 그 물고기가 중요한 시료라는 사실을 파악하고 답전을 보냈다. 〈아주 중요: 물고기 뼈대와 아가미를 기술한 대로 보존하시오.〉 흥분한 그는 이틀간 휴가를 낸 뒤 이스트런던 박물관으로 이동했고 금세 그 물고기가 6600만 년 동안 멸종했다고 믿어 왔던 진화의 유령, 실러캔스라는 사실을 알았다. 실러캔스는 (마저리의 성과 물고기가 잡힌 강의 이름을 따서) 라티메리아 칼룸내 Latimeria chalumnae라는 이름을 얻었다. 수년 후에 잡힌 다른 실러캔스를 함께 연구한 끝에 과학자들은 실러캔스가 바다에서 육지를 향한 초기 전환점을 대표하는 생물이라는 명확한 해부학적 증거를 찾았다. 첫째로 실러캔스의 흉부에는 안에 지방이 가득 들어 있다는 점만 빼면 폐라고 기술할 수 있는 구조가 있었다. 둘째로 현대 물고기의 단순한 지느러미와는 달리 연골이 있는 실러캔스의 지느러미 4개는 인간의 사지로 이어져 내려오는 명확한 전신이라고 볼 수 있었다. 심해어인 실러캔스는 지느러미를 차례차례 움직여 해저에서 어설프게 보행을 했다.

1938년 〈발견〉 당시에 국제적인 돌풍을 일으킨 실러캔스 외에도 폐와 다리의 초기 발달 단계를 훨씬 더 명확하게 보여 주면서 현재까지 우리와 함께 살아가고 있는 동물 종이 있다. 실러캔스는 초기 형태의 폐를 가지고 있을 뿐이지만, 이 물고기들은 진짜 폐를 가지고 있다. 이러한 생명체들 가운데 가장 눈에 띄는 동물은 바로 말뚝망둑어다. 약 9센티미터 길이에 일반적인 물고기와는 조금 다르게 생긴 이 생명체의 서식지는 호주 북부와 중국 남부 일부와 더불어 마다가스카르 동부에 있는 갯벌이다. 말뚝망둑어의 진정한 아름다움은 사실 그 생김새에 있지 않다. 둥글납작하고 불퉁한 얼굴과 툭 튀어나온 눈은 자연스레 혐오감을 불러일으키고 끈적끈적한 몸뚱이는 불쾌감을 느끼게 한다. 두 지느러미는 아무렇게나 붙여 놓은 듯 독특하게 뒤쪽에 있다. 하지만 말뚝망둑어는 물과 육지에서 모두 숨을 쉴 수 있는 놀라운 능력으로 생존의 이점을 가지고 있다. 말뚝망둑어는 신나게 물속에서 헤엄을 치다가도 어느새 육지로 뛰어올라 입을 쫙 벌리고 지느러미를 공격적으로 펄럭이며 자기 영역을 적극적으로 방어한다. 그러기 위해서 아가미를 유지하는 한편 피부와 입, (입 아래 식도와 기관 위에 있는 영역인) 인두의 내벽을 통해 산소를 흡수하도록 적응했다. 말뚝망둑어는 피부 덮개 속으로 아가미를 숨겨 촉촉하게 유지할 수 있기 때문에 물 밖에서도 며칠을 지낼 수 있다. 또한 질퍽한 서식지에서도 끈적끈적한 몸을 밀어낼 수 있는 작은 팔, 즉 흔적 기관인 앞다리를 발달시켰다.

4억 년 전의 바다 – 육지 전환 기간에 살아남은 종은 말뚝망둑어 외에도 있다. 주로 개구리와 두꺼비, 영원을 포함한 양서류는 피부를 지나가는 혈액에서 산소를 얻고 이산화 탄소를 방출하는 피부 호흡을 한다. 양서류는 이 체계를 육지와 물속에서 모두 활용한다. 호주 폐어는 진화의 과거에 대한 또 하나의 비밀을 전해준다. 호주 폐어는 살아남은 폐어 6종 중의 하나로 아직도 바다와 육지를 가장 효율적으로 오가고 있다. 공격성은 없으며 황록색의 길고 묵직한 뱀을 닮은 몸통, 작은 눈에 4개의 지느러미로 물속과 땅 위에서 모두 추진력을 얻는다. 크기는 평균 무게 9킬로그램에 길이는 120센티미터 정도로 작지 않다. 세월의 흐름에도 그대로인 폐어의 서식지는 조용하고 외딴 호주 북부 퀸즐랜드주의 탁하고 얕은 민물이다. 호주 폐어는 여전히 익룡의 이빨과 악어의 턱을 두려워하던 시대를 사는 듯 3억 7000만 년 동안 선사 시대의 분위기를 자아내고 있다.

폐어는 물속의 물고기와 육지 위의 육지 생명체의 방식을 교대로 사용하는 아주 인상적인 산소 사용법을 가지고 있다. 단순히 막을 통해 공기를 확산하는 말뚝망둑어와는 달리 폐어는 적절한 기체 교환 구성 요소로 이루어진 진정한 폐를 가지고 있다. 폐어는 물 위에서 며칠을 보내며 육지에서만 얻을 수 있는 식물을 먹을 수 있다. 폐어의 폐는 천연 늪으로 이루어진 서식지에 물이 고갈되었을 때 유용하게 사용될 수 있다.

실러캔스와 말뚝망둑어, 호주 폐어는 우리의 과거를 비추는 훌륭한 창으로써 동물들이 어떤 방식으로 산소 포집을 실험했는지 보여 준다. 산소를 얻을 수 없었다면 인간을 비롯한 우리 주변의 생명체 대부분이 존재할 수 없었을 것이다.

인간의 존재와 산소, 호흡의 교집합은 단순한 역사가 아니라 우리에게 미래의 방향을 제시하는 지침이라는 점에서 흥미롭다. 최근 저명한 과학자들은 우리 행성 생명체들의 취약성을 경고하며 금방이라도 소행성이나 핵전쟁이 우리 모두를 휩쓸어 버릴 수 있다고 말한다. 그들은 인간은 물론이고 모든 종의 운명이 훗날 행성을 벗어날 수 있는 인간의 능력에 따라 달라질 것이라고 경고한다.

모두의 운명을 위해서 우리는 폐를 새로운 환경에 적응시켜야만 한다. 우리는 약 4억 년이 지난 지금 다시 말뚝망둑어와 실러캔스, 폐어가 척박한 환경에서 살아남는 법을 배우며 성공적으로 맞섰던 도전과 씨름하고 있다. 불행히도 우리는 그들처럼 에너지를 추출할 장기를 바꿀 수는 없지만 노력을 통해 독성 대기를 좀 더 쾌적하게 바꿀 수 있다.

이렇게 행성의 대기를 쾌적하게 만드는 공학 공정을 테라포밍이라고 하며, 우리가 식민지화를 위해 고려하고 있는 최초의 행성은 화성이다. 그 과정에는 극도로 낮은 온도와 지구에 비해 약한 중력을 포함해 수많은 방해물이 존재한다. 95퍼센트의 이산화 탄소와 2.7퍼센트의 질소, 1.6퍼센트의 아르곤, 고작 0.13퍼센트의 산소로 구성된 화성의 대기는 더 큰 문제를 안고 있다. 화성의 공기는 지구보다 극히 희박해 약 100배나 밀도가 낮다. 이러한 환경에서 어떻게든 대기의 밀도를 좀 더 높이고 대기를 산소로 채워야 한다.

NASA는 이와 관련하여 화성 산소 현장 자원 활용 실험Mars Oxygen In-Situ Resource Utilization Experiment, 혹은 짧게 MOXIE라고 하는 프로젝트를 개발 중이다. 이산화 탄소에서 산소를 만드는 반응을 일으키기 위해 전기를 사용해 나무와 마찬가지로 이산화 탄소에서 산소를 생산하겠다는 계획이다. NASA는 이미 작은 형태의 MOXIE 장치를 육지 탐사 로봇에 장착해 화성으로 보내기 위한 준비를 완료했으며, 화성에서 추적을 통해 장치가 적절하게 작동하는지 확인할 예정이다. 훨씬 큰 형태로 장치를 개발할 수 있다면 대기를 비롯해 연료로 사용하기 위한 산소를 생산할 수 있을 것이다.[8]

행성 전체에 바이오돔을 세운 뒤 미생물을 투입해 미생물이 수백만 년 동안 지구에서 수행했던 과정을 반복하는 방식으로 산소를 화성의 대기에 투입하려는 계획도 준비 중이다. 가장 좋은 후보군은 이미 극단적인 환경에서 살고 있는 미생물과 시아노 박테리아 종이 될 가능성이 크다. 화성에는 시아노 박테리아가 활용할 만한 천연연료인 질소가 많다. 바이오돔에서 산소가 잘 생성되는지 관찰한 후에 실험이 성공한다면 더 많은 구조물을 세울 예정이다.[9]

생산된 산소들이 행성에 가까이 머물도록 하기 위해서는 대기 밀도를 높여야 한다. 과학자들은 행성 주위에 자기권을 만들면 지구를 둘러싼 보호막과 비슷한 전자기파 보호막이 태양에서 오는 파괴적인 방사선을 막아 주고 태양풍의 영향을 최소화할 수 있을 것이라 믿고 있다. 그리고 태양과 화성 사이에 보호 자기파를 내뿜는 물리적 방패를 전략적으로 설치할 것이다. 성공한다면 잔존 이산화 탄소와 새롭게 만들어진 산소가 점점 증가해 행성의 온도가 올라가면서 기압도 증가할 것이다. 과학자들은 계획대로만 된다면 현재 화성의 극관에 갇혀 있는 얼음이 녹아 화성에 다시 물이 흐를 것이라는 희망을 품고 있다.

공상 과학 영화의 한 장면처럼 느껴질 수 있지만 테라포밍이 성공해 수백 년 안에 인간이 영구히 화성에 살 수 있을지 모른다는 믿음은 충분한 가능성이 있다. 테라포밍의 문제 요소는 육생 생명체가 탄생했을 때부터 존재해 왔던 대기와 폐, 호흡과 관련되어 있다. 최초의 육생 생명체들은 이 쟁점을 진화로 해결했지만 이번에는 공학으로 문제를 해결할 차례다.

2장
인간은 호흡을 한다

자정이 지난 1월의 어느 깊은 밤, 침실로 걸어간 나는 아기 침대 곁에 서서 새해 하루 전날 태어나 이제 겨우 생후 2주인 첫 아이를 내려다보았다. 창문으로 은색 달빛이 쏟아져 내리며 딸아이의 윤곽을 밝혀 주고 있었다. 아이의 눈은 꼭 감겨 있었고, 머리를 살짝 오른쪽으로 기울인 채 끝없는 스트레칭을 하는 듯 머리 위로 팔을 떨구고 있었다. 취할 듯 황홀한 아기 냄새는 나의 마음을 차분하게 해주었다.

수백만 명의 부모와 마찬가지로 나는 신생아의 평온한 수면이 충분한 휴식을 위한 깊이라는 사실을 알고 있었지만 본능적으로 아이의 신체 기능을 확인했고, 표면상의 고요함과는 달리 그 안에서 생명이 불타고 있음에 안심했다. 호흡을 하고 있는지 확인하기 위해 배를 만져 보았다는 의미다. 물론 아이는 숨을 쉬고 있었다. 담요 아래에서 가슴과 배가 리듬감 있게 위아래로 움직이며 모두가 생명으로 인지할 수 있는 신호를 계속하여 보내고 있었다.

대상의 나이와 종에 관계없이 우리는 사랑하는 누군가가 잠을 자는 모습을 관찰할 때 본능적으로 호흡에 매료된다. 모두가 민감하게 반응하는 호흡 안에는 필수적이면서 무의식중에 자동으로 생명과 동일시하게 하는 무언가가 있다. 서로의 호흡을 확인할 때마다 우리는 〈숨을 쉬는 한 나는 희망한다〉라는 로마 철학자 키케로의 명언을 인정하고 만다.[1]

생리학적으로 우리가 관찰하는 호흡은 대기에서 눈에 보이지 않는 성분을 취해 우리 몸으로 가져온 뒤 소모하는 기체 교환의 기적이다. 그 과정은 두개골 아래쪽에 있는 뇌의 원시 부위인 뇌간(뇌줄기)에서 보낸 신호로 시작하는데 신경을 통해 아래로 이동한 신호는 흡기근을 향해 수축을 지시한다. 흡기근 중에서도 가장 크고 중요한 근육인 횡격막은 반구 모양의 얇은 골격근 판으로 흉부(흉강)를 복부와 분리해 준다.

신호를 받을 때마다 횡격막은 흉강과 그 안에 있는 폐를 끌어당기며 아래쪽으로 수축한다. 이때 기관과 폐 조직에 음압이 발생하면서 물이 흘러 들어가듯이 공기를 몸 안으로 빨려 들어가게 한다. 입과 코로 들어간 공기는 목뒤로 내려가 성대를 지나 기관으로 들어간다. 기관은 흉골을 반쯤 내려간 위치에서 왼쪽과 오른쪽 기관지로 나뉘고 계속해서 세기관지라고 하는 더 작은 기관지로 갈라진다. 공기는 우주 공간에서 항성이 폭발할 때 뻗어 나가는 빛줄기처럼 폐 깊숙이 뻗은 기관지를 통해 이동한 끝에 마침내 동굴처럼 끝이 막힌 폐의 구석진 곳까지 침투한다. 점차 좁아지는 호흡 기관 끝에는 벌집의 방과 포도송이를 닮은 폐포라는 구조가 있는데, 이 안에서 기체 교환이 일어난다.

산소는 고농도 영역에서 저농도 영역으로 자연스러운 흐름을 이어 가며 세포 하나의 두께만큼 얇은 폐포 표면을 통해 힘들이지 않고도 인접한 모세 혈관으로 이동한다. 수천 개의 굶주린 적혈구는 산소를 붙잡아 함께 심장의 힘으로 밀려 나가면서 동맥에 이어 장기 조직으로 이동하기 위해 방대한 모세 혈관계에 침투한다. 조직 수준에서 산소는 적혈구 세포에서 떨어져 나와 모세 혈관을 통해 근처에 있는 장기나 근육과 같은 모든 세포로 확산한다.

세포에 들어간 산소는 세포 호흡이 일어나는 특화된 세포 기관인 미토콘드리아 안에서 포도당과 만나 이산화 탄소와 물, ATP를 생산한다. ATP는 인간의 1차 에너지원이며 세포 내에서 분자의 움직임과 효소 생산, 근육 수축과 같은 신체의 반응을 추진하는 물질이다. ATP는 신체 반응을 일으키기 위해 고에너지 상태인 전자를 가진 인산기 하나를 떨어뜨리는데, 여기서 떨어져 나온 에너지로 세포의 필수 과정들을 추진한다. 그 후 인산기 2개가 남은 아데노신이인산ADP은 미토콘드리아로 돌아가 세포 호흡 과정을 지나 다시 고에너지를 가진 ATP로 재활용된다.

세포 호흡과 산소 활용의 부산물인 이산화 탄소는 세포 밖으로 확산되어 혈액으로, 다시 모세 혈관으로 되돌아가 정맥으로 흘러간다. 이산화 탄소는 우리 몸에서 사용되지 않으므로 정맥계를 통해 폐로 되돌아가 폐포로 확산된다. 여기서 이산화 탄소

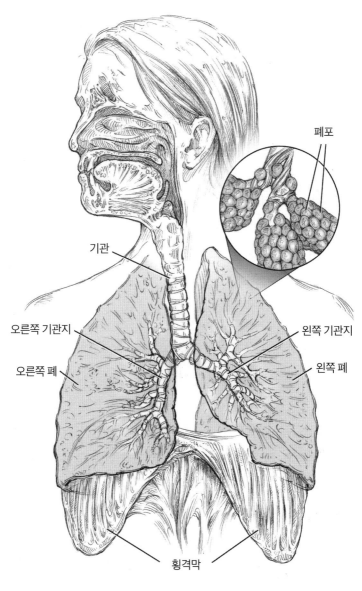

폐포

기관

오른쪽 기관지

오른쪽 폐

왼쪽 기관지

왼쪽 폐

횡격막

〈사람의 호흡계〉

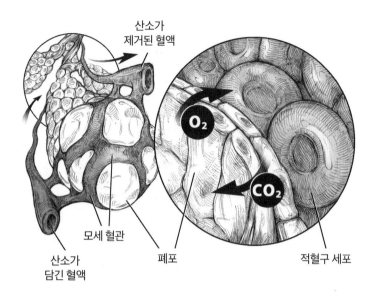

산소가
제거된 혈액

O_2

CO_2

모세 혈관

폐포

적혈구 세포

산소가
담긴 혈액

〈폐포 수준에서 기체 교환〉

를 포함한 새로운 기체 혼합물로 구성된 공기는 횡격막이 이완
됨에 따라 세기관지와 기관지 나무를 통해 날숨에 담겨 밖으로
밀려 나가고 궁극적으로 입이나 코 밖으로 내뱉어져 공기 중으
로 되돌아간다. 이산화 탄소는 대기로 쉽게 흩어지는데 그 수치
는 공기의 0.04퍼센트로 아주 낮다. 공기 중 산소 수치는 상대적
으로 풍부한 21퍼센트로 유지되어 우리는 매번 호흡으로 생명의
분자를 다시 채울 수 있다. (그 외에 공기에 포함된 기체는 대부분
질소로 우리에게 해롭지 않지만 쓸모도 없다.)

　우리는 본능적으로 호흡의 중요성을 이해하고 있기 때문에 사
랑하는 누군가가 수면을 취하는 모습을 볼 때 들숨과 날숨 과정

에 아주 민감하게 반응한다. 사람은 밥을 굶더라도 호흡은 지속해야만 한다. 혈액 내에서 관련 기체의 수치는 아주 좁은 범위 내로 유지되어야 하며 우리 몸은 호흡 체계를 섬세하게 조정한다. 대동맥과 경동맥에 있는 수용체는 지속해서 산소와 이산화 탄소 수치를 감시해 우리 뇌간에 있는 호흡 중추로 피드백을 보낸다. 기체 수치에 아주 사소한 변화만 발생해도 우리 몸은 더 많은 신호, 혹은 적은 신호를 촉발해 흡기근으로 내보낸다. 위험이 닥치면 뇌간은 호흡 중추에서 일어나는 활동에 대한 신호를 대뇌 피질이나 고등한 뇌 부위로 보내 그 사실을 알린다. 이러한 신호는 숨을 오래 참았을 때와 같이 뇌가 산소나 이산화 탄소 수치에서 이상을 감지하고 우리 모두에게 익숙한 경고의 감각을 만들어 내도록 한다.

숨을 참는 동안 이산화 탄소는 혈액에 쌓이고 산성으로 분해되면서 우리가 숨을 참을 때 초기에 발생하는 문제 대부분을 일으킨다. 우리 세포에 유독한 이산화 탄소의 산성 성분은 특히 단백질을 비롯한 원치 않는 분자들과 결합해 세포의 정상 기능을 방해한다. 호흡 중단이 계속되면 산소 부족으로 인한 문제가 발생하기 시작하는데 미토콘드리아의 세포 호흡이 산소 고갈로 중단되면서 세포사(세포가 죽는 일)로 이어진다. 심장 근육의 세포는 특히 이러한 상황에 민감하기 때문에 이산화 탄소가 너무 많거나 산소가 너무 적은 극단적인 상황에서 부정맥을 일으킬 수 있다. 이처럼 호흡은 우리가 의식하고 있는 활동 중에 가장 중요하며 신체의 엄격한 규제를 받고 있다.

폐의 순환 과정을 비롯해 실질적인 서구 의학 지식은 모두 고대 그리스에 기반을 두고 있다. 신화 속 아폴로와 그의 아들 아스클레피오스의 지팡이가 현대 의학의 상징으로 자리매김한 이후, 기원전 460년에 그리스의 코스섬에서 의학 역사 최초의 전설이자 진정한 위인인 히포크라테스가 태어났다. 그는 현재까지도 모든 의사가 학위를 받을 때 암송하는 서약을 만든 사람으로 영원히 기억되고 있으며, 질병이 마법이나 신의 영역이 아니라 자연적인 과정에 따른 결과라는 통찰을 남겨 의학의 아버지라는 마땅한 지위를 누리고 있다.[2]

히포크라테스는 여러 다양한 해부학적 체계와 더불어 호흡계를 연구했다. 그는 공기가 담긴 들숨이 생명의 핵심이라는 사실을 인지했다. 이 때문에 히포크라테스와 그리스인들은 공기를 필수적이며 초월적인 무언가로 보았다. 그들은 공기를 문자 그대로 공기, 혹은 호흡을 뜻하는 프네우마로 불렀는데 이 단어는 고대 그리스어로 생명력을 뜻하기도 한다. 흡입된 프네우마는 폐를 통과해 혈액으로, 심장으로 들어가 활기pneuma zoticon가 되었다. 이 활기는 간과 뇌를 포함한 장기로 이동한 뒤 신체 반응에 따라 공기에서 원동력으로 여겨지는 혈기pneuma psychicon로 변환된다. 그리스인들과 히포크라테스는 공기(혹은 프네우마)에서 활기와 혈기에 이르는 대기의 연속체가 우리를 존재하게 하는 정수라는 사실을 간파했다.[3]

히포크라테스 시대에서 500여 년이 지난 뒤 위대한 차세대 인물로 등장한 클라우디오스 갈레노스는 호흡과 순환에 대한 우리의 생각을 송두리째 바꿔 주었다. 줄여서 갈렌이라고 더 잘 알려져 있는 그는 서기 129년 9월에 현재 터키에 속한 에게해의 페르가몬에서 태어났다. 부유한 귀족이었던 그의 아버지는 원래 아들을 철학가나 정치인으로 키우려고 생각했다. 그러나 꿈에 신화 속 의사인 아스클레피오스가 나타나 아들에게 의학을 가르치라고 지시한 이후로 계획을 변경했다. 갈렌의 아버지는 갈렌을 로마 제국을 통틀어 최고의 기관에서 교육시키기 위해 지출을 아끼지 않았다.

공부를 마친 갈렌은 페르가몬에서 실무를 맡았다. 그는 대담한 행동으로 아시아 지도자의 검투사를 치료하는 주치의가 되었다. 갈렌의 기록에 의하면 그는 원숭이의 장기를 제거한 뒤 다른 의사들에게 손상 부위를 치료해 보라며 도전장을 냈다. 누구도 손을 대지 못하고 있을 때 그는 직접 수술을 통해 성공적으로 원숭이를 회복시켰고 지도자를 포섭할 수 있었다. 그는 후에 로마로 자리를 옮겨 서기 161년에서 192년까지 로마를 통치한 코모두스를 포함해 여러 정복자의 주치의로 일했다.

갈렌은 의학의 여러 분야에 기여했으며 폐와 순환계에 대한 지식을 향상시켰다. 그는 〈폐를 통과한 혈액은 들이마신 공기에서 열의 특성을 흡수해 왼쪽 심장으로 이동시킨다〉라고 기술했다.[4] 인체의 해부는 로마법에 따라 금지되어 있었기에 갈렌은 영장류와 돼지를 해부했다. 그는 최초로 동맥과 정맥을 2개의 분리된 순환계로 기록했다. 그리고 진한 보라색 내벽을 가진 간에서 혈액이 만들어진다고 믿었다. 그는 간에서 혈액의 절반이 정맥으로 빠져나와 운반된 조직에서 소모되며, 나머지 반은 정맥을 통해 폐로 이동해 프네우마를 싣고 심장과 동맥을 거쳐 조직으로 이동한다고 가정했다.

혈류에 대한 이론에 일부 잘못된 부분이 있다는 사실이 밝혀졌음에도 갈렌의 방법론은 히포크라테스와 마찬가지로 그를 중요한 인물로 만들어 주었다. 갈렌은 의학과 질병이 신의 신성한 개입에 의한 결과물이 아니며 인과 관계와 관찰을 기반으로 한 추론과 실증적인 증거로 질병을 발견할 수 있다는 개념을 굳혔다. 그러나 혈액의 순환 과정에서 산소의 움직임에 대한 그의 잘못된 발상이 수정되기까지는 1,000년이 넘는 시간이 흘렀다.

다소 역설적이지만 질병에 대한 신의 개입을 부정하는 갈렌의 철학과는 반대로 혈액이 동맥과 정맥 모두로 흐르며 간이 혈액 생산의 중심이라는 그의 의견은 수 세기 동안 복음처럼 받아들여졌다. 다행히 호흡이 중요하다는 의견 역시 그대로 이어졌는데, 르네상스 과학자인 알레산드로 베네데티Alessandro Benedetti가 1497년에 쓴 시적인 표현에서 이를 확인할 수 있다. 〈간이 암죽을 활기를 위한 식량으로 변화시키듯 폐는 호흡을 변화시킨다.〉[5]

혈류에 대한 우리의 지식을 변화시켜 준 인물은 이탈리아 파두아에서 실습을 하던 영국인 의사 윌리엄 하비였다. 하비는 갈렌과 마찬가지로 대범한 성품을 지녔으며, 무질서한 르네상스 이탈리아의 유행을 따라 종종 벨트에 단검을 매달고 돌아다니기도 했다. 그는 인간을 높게 평가하지 않았는데 동시대를 살았던 전기 작가는 그에 대해 이렇게 적었다. 〈하비는 버릇처럼 인간이 거대한 악동 개코원숭이에 불과하다고 말하곤 했다.〉[6]

이탈리아에서 인턴 과정을 거친 뒤 영국에서 자리를 잡은 하비는 1628년에 「심장과 혈액의 움직임에 대해De Motu Cordis et Sanguinis」라는 논문을 출간해 의학사의 거장으로 명성을 굳혔다. 이 논문은 혈액이 인체 내를 이동하는 경로의 생리학적 기본 원리에 대한 우리의 지식에 중대한 영향을 미쳤다. 하비는 두 가지 획기적인 통찰을 보여 주었다. 그는 정맥에 혈액을 모두 한 방향으로만 흐르게 하는 밸브가 있어 혈액이 조직과 장기에서 벗어나 심장을 향해 흐른다는 이탈리아 스승의 가르침에 주목했다. 정맥이 동맥처럼 혈액을 장기로 이동시킨다는 갈렌의 가정으로는 특정 신체 부위에서 혈액을 멀어지게 하는 역 밸브가 정맥계에 존재하는 이유를 설명할 수 없었기 때문이다.

다음으로 하비는 인간과 동물을 세심하게 해부하여 중요한 관찰을 할 수 있었다. 하비는 심장의 출력량을 1분당 약 5리터로 계산했는데 이전에 알려진 양보다 훨씬 많은 양이었다. 하비는 갈렌의 주장과 달리 조직이 매분 그만한 혈액량을 소모할 수 없다고 판단했다. 하비는 1,500년간의 정론에 반하더라도 단순하면서도 정교한 체계를 담은 좀 더 그럴듯한 설명이 필요하다고 생각했다. 그래서 그는 자연에서 종종 발견할 수 있는 체계를 제안했다. 재사용하고 재활용하는 체계이자 지속적으로 흘러가는 회로, 즉 우리가 현재 알고 있는 순환계였다. 이러한 체계에서는 혈액이 조직에 의해 소모되지 않으며 반복해서 재사용된다.

하비가 추론했듯 혈액은 실제로 원을 그리며 이동한다. 혈액은 동맥에서 헤모글로빈 분자로 산소를 전달하고 조직에서 이산화 탄소를 전달받는다. 그리고 정맥과 심장 우측으로 이동해 폐동맥을 지나 폐에 도착한 뒤 조직 호흡으로 생성된 이산화 탄소를 방출하고 산소를 포집해 심장 좌측으로, 그리고 다시 방대한 동맥계를 통해 조직으로 이동한다. 혈액은 (간이 아니라) 필요할 때마다 적혈구와 백혈구를 보충해 주는 골수와 함께 아름다운 고리를 그리며 계속해서 순환한다.

과학계는 갈렌의 관점을 우선시했기 때문에 처음에는 하비의 의견을 이단으로 취급했다. 1636년 5월, 하비는 만연한 의혹에 답하기 위해 섬뜩하면서도 유익함이 돋보이는 강연을 선보였다. 하비는 벙벙한 해부용 가운을 입고 독일 바이에른주의 알트도르프 대학교에서 라틴어로 교수와 학생, 대중에게 강연을 진행했다. 그는 우선 살아 있는 개를 끈으로 묶어 해부대 위에 올렸다. 그다음 이렇게 말했다. 「죽은 사람보다는 살아 있는 동물이 심장의 기능과 운동을 관찰하기에 훨씬 편합니다.」 이 말을 끝으로 그는 몸부림치는 개의 흉부를 칼로 절개해 열어젖히고 박동하는 심장을 노출시킨 후 심장 옆에 있는 혈관을 잘라 관중에게 많은 양의 혈액이 뿜어져 나오는 모습을 보여 주었다. 심장이 혈액을 퍼올리는 역할을 한다는 사실을 알리면서 이 정도로 많은 양의 혈액을 조직에서 소모할 수는 없기 때문에 혈액이 재순환해야만 한다는 주장을 관철시키기 위한 목적이었다.[7]

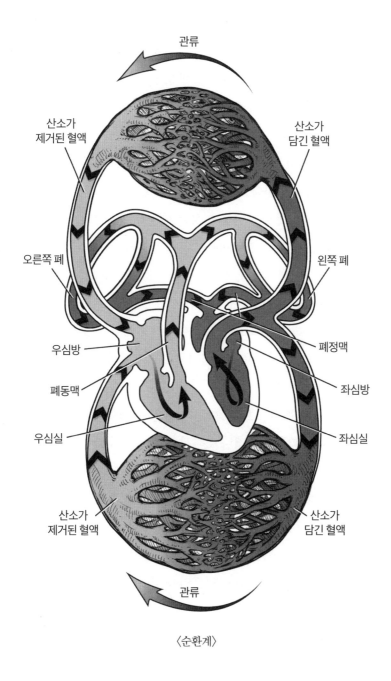

관류

산소가
제거된 혈액

산소가
담긴 혈액

오른쪽 폐

왼쪽 폐

우심방

폐정맥

폐동맥

좌심방

우심실

좌심실

산소가
제거된 혈액

산소가
담긴 혈액

관류

〈순환계〉

이러한 연출에도 불구하고 하비의 많은 동료는 회의적인 태도를 고수했다. 알트도르프 대학교 강의에 참석한 과학자 카스파르 호프만Caspar Hoffman은 이렇게 발언했다. 「내 눈으로 봤지만 믿지 않습니다.」 다른 비평가는 하비의 이론이 성립하려면 뛰어넘어야 할 두 가지 거대한 산이 존재한다고 지적했다. 첫째로 한쪽 끝에 있는 동맥과 반대편 끝에 있는 정맥 사이에 혈관계가 존재해야만 한다. 이제 우리는 모세 혈관에 대해 알고 있지만 당시 하비에게는 이렇게 작은 혈관을 관찰하거나 발견할 도구가 없었다. 그는 과학계에서 흔히 사용하는 지식에 따른 추정을 활용했을 뿐이었다. 시간이 조금 더 흘러 마르첼로 말피기 Marcello Malpighi가 1661년에 출간한 저서 『폐의 해부학적 관찰De Polmonibus observationes anatomicae』에서 현미경을 사용해 모세 혈관이 정말 존재한다는 사실을 확인하면서 모세 혈관의 존재가 확실히 밝혀졌다.

둘째로 하비는 왜, 그리고 어떻게 짙은 혈액의 색이 밝게 변하는지를 밝혀야 했다. 그러나 또다시 하비는 대기 중에 폐로 끌려와 푸른 피를 밝은 진홍색으로 변화시키는 무언가 중요한 물질이 있음을 예감했다. 그때까지 산소의 역할에 대한 단서를 떠올린 사람은 아무도 없었음에도 하비는 「해부학 전반에 대한 강연」에서 자신의 직감에 대한 심오한 논평을 펼쳤다. 〈생명과 호흡은 상호 보완 관계다. 호흡하지 않으면서 살아 있는 생명체는 없으며, 호흡하면서 살아 있지 못하는 생명체도 없다.〉

폐와 신체가 공기 가운데 포착하는 물질이 무엇인지 밝혀내기까지는 훨씬 오랜 시간이 걸렸다. 고대 그리스는 불과 물, 땅과 함께 공기를 고대 4원소 중 하나로 여겼다. 사람들은 그 후로도 오랜 시간 동안 공기를 단일한 물질로 여겼다. 18세기에 들어선 후에야 공기 안에 포함된 서로 다른 화학 원소들을 밝혀내기 위해 실험을 하기 시작했다. 그 가운데 조지프 프리스틀리Joseph Priestley는 산소의 최초 발견자라는 인정을 받고 있다. 그는 1774년에 실험을 수행했고, 그 후 몇 년에 걸쳐 「공기의 서로 다른 종류에 대한 실험과 관찰Experiments and Observations on Different Kinds of Air」을 발표했다. 그중 한 실험에서 프리스틀리는 밀봉된 공병 안에서 생쥐와 양초 불꽃이 모두 살아남지 못한다고 기록했다. 그 뒤 산화수은 조각 위에 접안렌즈로 빛을 쪼여 새로운 기체를 만들어 냈다. 그는 새로운 기체가 순수한 공기보다 양초와 생쥐를 더 오래 살아남게 해준다는 사실에 주목했다. 프리스틀리는 자신의 발견을 프랑스 과학자 앙투안 라부아지에Antoine Lavoisier에게 공유했고, 라부아지에는 공기를 정제하는 추가 실험을 수행해 우리에게 산소라는 이름을 전파했다.

하비의 기본 순환 모형은 오늘날까지도 온전히 이어지고 있다. 지금까지 염증과 유전학, 세포 운동에 대한 지식은 개정이 이루어졌지만 순환계가 무엇을, 왜 하는지에 대한 의견에는 변화가 없었다. 수 세기 동안 세워진 정론을 깨는 일은 쉽지 않으나 하비의 방법론을 살펴보면 과학적 돌파구가 이루어지는 과정을 알수 있다.

우선 하비는 (이전 1,500년 동안 지배하던) 우세한 이론을 무시했다. 그리고 빈틈없이 관찰한 뒤 제한된 자료를 기반으로 독특한 이론을 내세웠다. 그는 자신의 가설을 더 많은 자료로 실험한 후 자료가 가설을 뒷받침한다는 사실을 확인했고, (모세 혈관과 산소에 대한 지식이 없어) 가설에 두 가지 구멍이 존재했음에도 불구하고 자신의 주장을 고수했다. 그의 노력으로 현재는 지속해서 환자의 순환계에 신선한 산소를 주입하는 절차가 얼마나 중요한지 이해할 수 있게 되었다. 의사들은 이 회로가 망가졌을 때 어떤 심각한 결과가 일어나는지도 뼈아프게 깨닫고 있다.

뇌는 호흡의 중요성에 대해 인지하고 있기에 산소와 이산화탄소 수치를 감시하여 호흡을 아주 꼼꼼히 유지한다. 우리 호흡계는 폐에 존재하는 5억 개의 폐포로 수요를 맞추며 수많은 고장을 견딜 수 있게 설계되어 있다. 폐포들을 쭉 펼치면 대략 테니스장 크기인 100제곱미터를 덮을 수 있을 정도다. 그래서 폐 하나를 완전히 잃더라도 우리 몸은 여전히 적절히 기능할 수 있다. 또 다른 예방 장치로 우리 몸은 기체 운송의 효율을 높이는 체계를 가지고 있다. 폐포로 들어간 산소는 약 0.3마이크로미터로 아주 얇은 표면을 통과해 모세 혈관으로 들어간다. 1마이크로미터는 100만 분의 1미터, 혹은 1,000분의 1밀리미터다. 산소가 폐포를 떠나 모세 혈관에 도달할 때 가로지르는 거리는 2배로 늘어나도 휴식 시에 뚜렷한 호흡 부족이 나타나지 않을 정도로 얇다.

불행히도 순환계가 완전히 망가져 기술의 도움을 받아야 하는 때도 있다. 보스턴의 병원에서 인턴으로 근무하던 어느 날 저녁,

나는 밤새 폐 기능이 크게 저하된 한 남자를 담당하게 되었다. 당시에 나는 경험이 부족했지만 다행히도 어떤 조치를 해야 하는지 정확히 알고 있는 많은 사람의 도움을 받을 수 있었다. 과학에서 의료 행위는 예술과도 같다. 그때의 일도 그중 하나였다.

자정이 지났을 때 나는 전공의 선배와 함께 간호사실에 앉아서 초조하게 레너드 조지프라는 환자가 도착하길 기다리고 있었다. 그 환자는 메인주의 깊은 숲속에서 심한 전염성 폐렴으로 쓰러지면서 엄청난 양의 염증 세포가 폐로 쏟아져 폐포가 막히고 기체 교환 능력이 크게 손상된 상태였다. 환자는 인공호흡기의 도움을 받았는데 기기의 수치를 올렸음에도 폐가 딱딱해지며 팽창하지 못하고 있었다. 그로 인해 환자의 몸에서 필요한 만큼 산소가 체내로 들어가지 못했고 세포 호흡이 끝난 후에도 이산화탄소가 배출되지 않았다.

마침내 문이 열리면서 1월의 차가운 밤공기를 헤치며 응급 구조대원들과 함께 조지프 씨를 태운 간이침대가 들어왔다. 그렇게 환자를 처음 마주한 나는 긴장한 채로 메인 병원으로부터 두꺼운 환자 기록 한 묶음을 받았다. 환자는 다음 한 달 동안 그의 새로운 집이 될 병상으로 이송되었고, 나는 전공의를 따라 중환자실로 향했다. 환자는 목에 꽂힌 관을 통해 일반적으로 대기에서 얻을 수 있는 산소량인 21퍼센트에 비해 상당히 높은 100퍼센트의 산소를 투여받고 있었다.

의사들은 동맥 혈액 내에서 산소가 만들어 내는 압력을 측정해 산소가 혈액으로 얼마나 효율적으로 이동하는지를 판단하는

데 이 압력을 통해 혈액에 존재하는 산소의 양을 확인할 수 있다. 이 과정은 보통 손목에서 쉽게 찾을 수 있는 요골(노뼈) 동맥을 사용해 혈액 표본을 채취한 뒤 분석 실험실에 보내는 식으로 이루어진다. 역사상 혈중 산소 분압은 수은주를 이용해 기체를 움직이는 데 필요한 수은의 양으로 측정해 왔다. 대기에서 21퍼센트의 산소 혼합물을 호흡하는 건강한 일반인은 동맥혈에서 약 95수은주밀리미터의 산소 분압을 만든다. 하지만 메인주의 환자는 분압이 겨우 60수은주밀리미터였고 이미 산소 100퍼센트로 호흡하고 있었다.

혈중 산소 분압이 60수은주밀리미터 이하로 떨어지면 조직은 충분한 산소를 받을 수 없다. 그 결과 뇌세포가 죽기 시작하며 심장에도 무리가 간다. 확실히 심각하지만 손쉬운 해결책도 보이지 않는 상황이었다. 일반적으로 의료진은 이런 상황에서 인공호흡기의 산소 수치를 올리는데 이 환자의 호흡기는 이미 100퍼센트였다. 환자를 안정화시키기 위해서는 단순히 버튼을 누르는 이상으로 좀 더 창의적인 조치가 필요했다.

몇 분 뒤에 나타난 담당의는 환자의 몸으로 산소를 계속 들여보내고 이산화 탄소를 배출시키기 위해 어떤 고도의 조치를 할지 전공의와 함께 논의했다. 담당의가 마지막으로 제안한 조치는 〈프로닝 proning 자세〉였다. 담당의가 사라지자마자 나는 〈프로닝이 뭐예요?〉라고 물었다. 전공의 케빈은 지친 듯한 표정으로 나를 쳐다보며 말했다. 「환자를 뒤집어서 배가 바닥을 보도록 눕히는 체위가 프로닝 자세야.」

내가 여전히 어리둥절한 표정을 짓자 투덜거림이 뒤따랐다. (병원에서 인턴으로 일하다 보면 잠재적으로 수치심을 느낄만한 상황이 종종 발생한다.)「왜냐고? 환기랑 산소 투여를 원활하게 해야 하니까. 너 폐 생리학을 좀 더 배우고 와야겠다. 그리고 웨스트 책도 읽고 와.」케빈은 고개를 절레절레 흔들며 자리에 앉아 앞에 놓인 자료 더미를 검토했다.

전공의가 언급한 웨스트 책이란 존 B. 웨스트John B. West의 저서였다. 존 B. 웨스트는 규모가 크지 않은 폐 관련 의학계 집단 내에서만 알려진 인물이나 연구와 책을 통해 지난 100여 년간 선두 교육자로서 명성을 쌓은 폐 의학계의 거장이다.

웨스트 박사는 1928년에 호주의 아델레이드에서 태어나 어린 시절부터 과학에 대한 관심을 키워 나갔다. 그는 박사 과정을 위해 영국으로 이동했고 샌디에이고의 캘리포니아 대학교로 자리를 옮겨 폐 생리학에 대한 연구를 지속해 나갔다. 그는 폐가 어떻게 작동하는지, 특히 서로 다른 폐 영역이 어떻게 그만큼 다른 혈류량과 공기 흐름양을 가질 수 있는지와 연관된 독특한 특징을 발견했다. 또한 의대 학생들의 교육에 큰 변화를 준 폐 생리학 교과서를 집필했다. 70세가 지난 후로 웨스트 박사는 새의 폐로 관심을 돌려 생리학을 연구했다.

케빈의 조언을 따라 나는 웨스트의 1974년 교과서의 최신판인 『폐 생리학의 요점 Pulmonary Physiology: The Essentials』을 꺼냈다. 한 손에 잡힐 정도로 얇은 200장의 분량과 읽기 편한 활자, 큼직한 도표가 그 내용에 담긴 파급력과 대조를 이루고 있었다. 현재까지도

이 책은 현대 폐 생리학을 배우는 의사들의 입문서 역할을 하고 있다.

웨스트 박사는 책의 시작 부분에서 폐의 구조를 복습한 뒤 곧이어 무척이나 중요하고 강력한 발언을 던진다. 〈폐의 구조는 그 능력을 따른다. 그리고 폐에 대한 모든 정보는, 형태는 기능을 따른다는 맥락 안에서 고려해야 한다.〉

이는 생물학 전 분야를 폭넓게 정의하는 문장이다. 비교 생물학과 진화 생물학은 우리 주변 생명의 발달과 그 기원을 〈형태는 기능을 따른다〉라는 맥락으로 본다. 예를 들면, 아프리카 사자는 초원에 살고 주로 엄격한 육식을 하는 동물이다. 그러한 이유로 사자는 포식자여야만 한다. 사자는 강하고 빠르나 단거리만을 빠르게 달릴 수 있다. 그리고 먹잇감을 쓰러트리기 위해 오므릴 수 있는 큰 발톱과 거대하고 강력한 이빨을 가졌다. 이렇게 사자의 생태적 지위와 식습관, 신체, 이빨, 발톱이 달린 발은 모두 하나의 정의된 목적에 부합한다. 반대로 들개는 훨씬 다양한 식습관을 가지고 있으며 송곳니뿐 아니라 어금니를 가지고 있다. 들개의 다리와 신체는 속도뿐만 아니라 긴 이동 거리를 위해 설계되었고, 필요로 하지 않기에 큰 발톱은 가지고 있지 않다. 이렇듯 형태는 기능을 따른다는 관점으로 세상을 관찰할 때 자연의 체계를 분석하는 강력한 도구로 활용할 수 있다.

웨스트 박사는 기체 교환을 쉽게 하는 능력이 폐의 주요 기능이라고 말했다. 우선 산소는 대사 과정을 유지하기 위해 혈액에 들어간 뒤 체내의 세포로 옮겨져야 한다. 혈류에서 이산화 탄소를 분비하는 환기도 뒤따라야 한다. 형태는 기능을 따르기 때문에 인간의 신체는 대사 요구량이 변하더라도 적절한 양의 산소를 혈류로 보내고 이산화 탄소를 내보내는 폐의 작업을 보강할 수 있는 능력을 가지고 있어야 한다. 예를 들어, 운동을 할 때 조직은 더 많은 산소를 필요로 하고 평소보다 더 많은 이산화 탄소를 생산한다. 세균이나 바이러스로 인해 감염이 발생하는 질병 역시 대사 요구량을 상당히 증가시킬 수 있다.

폐는 대개 이러한 요구량에 유연하고 수월하게 대응한다. 우리는 휴식 시 1분당 5리터의 공기 부피에서 시작해 1분당 10, 20, 심지어 30리터까지 엄청난 기체량을 교환하도록 호흡률을 증가시킬 수 있다. 이때 자연적으로 호흡수가 증가하면서 들숨을 마실 때마다 들이마시는 공기량 역시 함께 증가한다. 일반적으로 호흡에 사용되지 않는 목과 복부의 근육이 신속히 폐를 늘어나게 만들어 더 많은 공기를 받아들이고 내뱉을 수 있게 한다. 우리 장기는 좁은 생리학적 공간 내에 존재하며 좁은 범위 내에서 산소와 이산화 탄소 수치를 유지해야 하므로 이러한 조정은 필수다. 우리 폐는 흉벽 근육의 도움으로 매우 다양한 상황에서 조정 범위를 유지할 수 있다. 그러나 강력하지만 때에 따라 연약해지는 우리의 호흡계가 무언가의 방해를 받을 때 문제가 발생한다.

1월의 깊은 밤, 조지프 씨의 폐에도 문제가 발생했다. 그 결과 그의 폐는 혈류로 신선한 산소를 지속해서 공급하거나 적정 환기를 유지해 이산화 탄소를 충분히 내보내지 못했다. 자정이 한참 지난 시각에 환자의 목에 바늘이 굵은 정맥 주사를 꽂아 넣기 위한 시술을 준비하던 나는 등골이 서늘해졌다. 환자는 많은 항생제를 맞았고 인공호흡기 상태도 불안정했기에 우리는 약품을 빠르게 투입하기 위해 더 큰 정맥 주사를 연결해야 한다고 판단했다. 그래서 목 안쪽에 있는 내경정맥을 건드려야 했다. 조심스럽게 세정액으로 환자의 목을 닦고 있을 때 케빈이 실시간으로 설명을 이어 갔다.

케빈은 환자가 급성 호흡 곤란 증후군ARDS*에 빠진 이유와 함께 호흡의 작동을 최소화하기 위해 폐의 압력을 낮게 유지해야 한다고 설명했다. 그는 환자의 산소 투여 상태를 주의 깊게 감시해야 하며 앞으로 몇 시간 내에 어떤 진전도 보이지 않는다면 프로스타사이클린 흡입제나 어쩌면 체외 순환막 형산화 요법 ECMO**을 포함해 좀 더 높은 단계의 산소 투여와 환기 방법을 고려해야 한다고 말했다. 프로닝 자세를 취하도록 해야 할 수도 있었다.

나는 그가 언급한 내용 중에 일부를 이해했다. 예를 들면, 혈중 산소 분압이 적어도 60수은주밀리미터로 유지되어야 한다는 내용이었다. 또한 1분당 호흡수에 각 호흡(혹은 1회 호흡량)당 얼마나 많은 공기가 움직이는지를 곱한 결과로 환기를 측정하며, 산소 투여는 얼마나 많은 이산화 탄소가 혈액 내에 있는지를 결

* Acute Respiratory Distress Syndrome.
** Extracorporeal Membrane Oxygenation.

정하는 1차 결정 인자이기 때문에 주의를 기울여야 한다는 것도 알고 있었다. 이산화 탄소가 혈액에 쌓이면 자유 수소 분자로 분해되는데, 이 자유 수소는 본질적으로 산성이기 때문에 pH 척도로 그 양을 측정한다.

pH는 수소 이온의 농도를 나타내며 용액 내에 존재하는 수소 분자의 양을 직접 측정할 수 있는 수단이다. 척도는 대체로 0~14의 범위를 가지며 7은 척도의 정중앙을 나타낸다. pH가 7인 25도의 물은 완벽한 중성으로 판단한다. 수소 분자H+가 많을 때 우리는 그 용액이 산성이라고 말한다. 산성의 예는 약 pH 5의 블랙커피나 약 pH 4의 토마토주스와 같은 음료가 있다. (pH 척도는 역방향이라 pH가 낮을수록 산성이다.) 7의 반대편에 있는 용액은 염기성이라고 부르며, 그 예에는 pH 9의 베이킹 소다를 함유한 액체, 혹은 pH 11의 암모니아가 있다. 이러한 용액들은 산성 용액보다 훨씬 적은 수의 수소 이온을 가지고 있다.

우리 혈액의 pH는 7.40이며, pH 7.40을 최적으로 7.35~7.45 사이의 아주 좁은 범위에서 유지되어야만 한다. pH가 너무 낮거나 너무 높으면 세포의 단백질이 분해되기 시작하면서 그에 따른 대사 과정이 망가지기 때문에 pH 유지는 생존에 극히 중요하다. 콩팥이 우리 몸에 필요한 산성을 유지하거나 배출해 pH 조절을 돕긴 하지만 앞에 언급했듯이 폐야말로 우리 혈액 내에서 산성으로 분해되는 이산화 탄소를 이용해 pH를 조절할 수 있는 훨씬 더 강력한 체계다. 폐는 몸속에 많은 수소 이온이 존재하여 pH가 너무 낮을 때는 호흡과 환기 속도를 증가시키고, pH가 너무 높이 올라갔을 때는 호흡을 느리게 하여 산성이 쌓이게 함으로써 이산화 탄소와 산성을 조절한다.

　대표적인 예로 운동 중에 이산화 탄소 수치가 높아지면 추가로 이산화 탄소를 배출하기 위해 호흡을 증가시켜 pH가 너무 낮아지지 않게 한다. 반대의 예로 공황 발작이 일어났을 때와 같이 이산화 탄소 생산이 증가하지 않았음에도 휴식 중에 과호흡 증상이 나타날 수 있다. 이때 너무 많은 이산화 탄소와 산성을 몸 밖으로 내보낸다면 pH가 위험한 수준까지 올라갈 것이다. 그러므로 몸에 필요한 산성을 혈액으로 되돌리기 위해서 종이 봉지로 코와 입을 덮고 숨을 쉬어 배출된 이산화 탄소를 들이마시라고 권한다.

　다시 병원의 메인주 환자 이야기로 돌아와, 나는 케빈에게 환자의 환기가 제대로 이루어지지 않아 pH가 떨어지거나 적절한 혈중 산소량을 유지할 수 없을 때 어떤 조치를 해야 하는지에 대해 몰랐던 사실을 배웠다. 그리고 그사이 나는 굵은 바늘을 들고 환자 옆에 서 있었다. 내가 막 내경정맥을 찾아 목 안 깊숙이 바늘을 찔러 넣으려는 순간, 케빈이 다소 퉁명스러운 목소리로 말했다. 「아, 그리고 바늘을 너무 깊게 찌르면 폐에 천공이 생길 수 있어. 심정지가 발생해서 사망할 수도 있으니까 제발 조심해라.」 실제로 폐는 윗부분이 목 바로 아래에서 시작할 정도로 흉막강에서 상당히 위쪽 공간까지 차지하고 있다. 나는 조심히 바늘을 찔러 넣었다.

나는 환자가 일종의 기체 교환 불능의 문제를 안고 있다는 사실은 이해했지만 그때 당시에는 전공의가 언급한 급성 호흡 곤란 증후군이라는 용어의 중요성이 그다지 와닿지 않았다.

수수께끼의 폐 질환인 급성 호흡 곤란 증후군에 대한 최초의 언급은 청진기를 발명한 업적으로 유명한 프랑스의 의사 르네 라에네크René Laennec가 1821년에 발표한 의학 보고서였다. 저서 『흉부 질환에 대한 논문A Treatise on the Diseases of the Chest』에서 그는 심부전을 보이지 않으면서 폐에 물이 찬 환자의 죽음에 대해 기록했다. 당시 의사들에게 폐에 체액이 축적되는 현상은 분명 익숙한 증상이었지만 거의 항상 심장 왼편에 결함이 생긴 뒤에 발생한다고 알려져 있었다.

흉부에서 혈액의 순환 과정은 정맥을 통해 혈액이 심장 우측으로 흐르면서 시작되고 심장 우측은 혈액을 폐로 밀어낸다. 폐에 도달한 혈액은 심장 좌측으로 이동한 뒤 몸의 나머지 부분으로 뻗어 나간다.

그러나 심장 질환 등의 이유로 심장의 좌측이 망가지면 혈액이 폐로 역류해 폐포로 체액이 넘쳐흐를 수 있다. 하지만 르네는 특정 일부 집단에서 고혈압이나 심부전 없이도 체액이 폐로 넘쳐흐르는 사례를 발견했다. 이때 폐의 모세 혈관 투과성이 이유 없이 증가하면서 환자는 어김없이 익사했다.

그 후 20년 동안 비슷한 사례들이 계속 보고되었는데, 전투에서 부상을 입고 치료받은 군인들의 사례가 잦았다. 군인들은 수혈을 받고 상처를 회복했지만 이상하게도 그 후에 폐에

물이 차면서 폐가 망가지고 돌처럼 단단해졌다. 그리고 〈다낭*
폐〉, 혹은 〈외상성 폐 경화〉와 같은 병명이 문헌에 마구 등장하기
시작했다. 이 질병은 그 자체로 수수께끼였다. 또한 사망률이 대
략 80퍼센트에 이르는 지독한 질병이었다.

그 후 1967년에 오하이오 주립 대학교의 데이비드 애슈보David
Ashbaugh 박사가 덴버 대학교와 미시간 대학교 동료들과 함께한
논문을 발표하며 수수께끼의 질병에 대한 일부 실마리를 제공했
다. 이들은 일련의 비슷한 사례에 대한 정보를 모아 급성 호흡 곤
란 증후군이라는 새로운 용어를 만들었다. 학술지 『란셋Lancet』
에 출간된 이 논문은 폐에 너무 많은 물이 차 호흡 곤란의 양상을
보인 환자 12명의 폐 이상과 손상을 기록했다.[8] 환자들이 호흡
곤란을 일으키기 전에 보였던 증상에는 일관성이 없었다. 일부
는 외상, 혹은 폐렴이 있었지만 췌장 염증이 있던 환자도 있었다.
하지만 환자들이 보인 호흡 곤란의 증상은 모두 비슷했다. 모세
혈관에서 투과된 체액이 폐에 과도하게 고여 그에 따른 염증과
상처가 기능 장애를 일으켰고 결국에는 폐가 바위처럼 단단하게
변했다. 결과적으로 급성 호흡 곤란 증후군 환자의 폐는 모두 산
소를 들이마시고 이산화 탄소를 내뱉는 데 어려움을 겪었다.

애슈보 박사의 논문은 질병에 이름을 붙이고 이해하기 힘든 증
상을 정면으로 다루었다는 점에서 획기적인 연구였으며 성공적
으로 질병을 치료하기 위해 최초로, 그리고 자주 거쳐야 하는 가
장 중요한 단계를 수행했다. (정확하고 적절하게 기술되지 않은

* 당시 전쟁으로 인해 많은 전투가 벌어졌던 베트남의 도시 다낭.

질병은 아무도 연구할 수 없다.) 그리고 상당히 놀랍게도 논문에 기술된 상당수의 내용이 아직도 유용하게 사용되고 있다. 불행히도 논문의 중요성이 계속해서 이어지고 있다는 사실은 의료계의 실패를 뜻한다. 논문에 의하면 급성 호흡 곤란 증후군은 신체에 심한 상해를 입었을 때 발생하며, 그로 인해 심장 질환의 증상 없이 폐에 염증이 발생하면서 모세 혈관의 투과성이 증가하는 질병이다. 급성 호흡 곤란 증후군 연구는 설명 단계에서 고착 상태에 빠졌기 때문에 연구 결과에 진전이 없는 상태다. 즉 1967년에도 치료법이 없었으며 현재도 여전히 치료법이 없다.

지금까지 급성 호흡 곤란 증후군의 특징인 염증과 모세 혈관 투과를 느리게 하거나 되돌리려는 의사들의 노력은 모두 수포가 되었다. 관련 학술지는 스테로이드부터 흡입성 질소, 프로스타사이클린 흡입제까지 다양한 약물을 시도했지만 기대에 미치지 못한 결과를 보여 준 보고들로 난무하는 혼돈의 장이 되었다. 흔히 이런 치료법들은 생쥐를 대상으로는 진전이 있었지만 약물 임상 실험은 모두 실패했다.

비록 향상된 성과를 보이는 약물이 단 하나도 없었음에도 급성 호흡 곤란 증후군의 사망률은 1960년대의 80퍼센트에서 현재 40퍼센트로 상당히 감소했다.[9] 이러한 성과는 적절한 인공호흡기 설정과 영양 상태, 물리 치료에 지속해서 초점을 맞춘 덕분이다. 급성 호흡 곤란 증후군에서 보여 준 사망률의 극적인 감소는 병원에서 약을 사용하지 않으면서도 환자에게 시도할 수 있는 조치가 얼마나 많은지를 보여 준다. 존 B. 웨스트와 같은 연구자들은 폐에서 공기와 혈액이 어떻게 움직이는지에 대한 연구를 통해 이러한 발전에 큰 역할을 했다. 그러나 아직도 모든 중환자실 입원율의 10퍼센트를 차지할 정도로 급성 호흡 곤란 증후군은 심각한 문제로 남아 있다.

조지프 씨의 목에 중앙 정맥관을 성공적으로 삽입한 뒤에 케빈과 나는 인공호흡기를 꾸준히 관찰했다. 그때 갑자기 얌전하던 인공호흡기에서 고압 경보기가 환자의 뻣뻣한 폐로 공기를 밀어 넣는 데 실패했음을 뜻하는 삑삑 시끄러운 소리를 내기 시작했다.

우리는 호흡 치료사*를 호출했고, 그는 전공의와 함께 공기를 더 긴 시간 동안 불어 넣어 조지프 씨의 뻣뻣한 폐로 흐름을 쉽게 하는 한편 인공호흡기에서 주입하는 공기압을 낮추기 위한 계획을 세웠다. 우리는 환자의 호흡근이 보이는 불수의적인 움직임을 진정시키기 위해 간호사에게 마비 수준으로 진정제를 투여하도록 했다.

조치는 효과가 있는 듯 보였고 인공호흡기의 경보기도 조용해졌다. 그러나 이제 겨우 기계의 요구 값을 만족했을 뿐이었다. 전공의는 환자의 몸도 안정이 되었는지 확인하기 위해 나에게 환자의 혈중 산소와 이산화 탄소 양을 확인하라고 지시했다. 몇 분 뒤에 연구실에서 결과가 나왔다. 환자의 산소 수치는 딱 60수

* 호흡 문제가 있는 환자들에게 호흡 치료를 제공하는 미국의 의료 직업군으로 우리나라에서는 간호사가 해당 업무를 대신한다.

은주밀리미터 위였으며 이산화 탄소는 pH 7.30에 해당하는 약 48이었다. 좋은 수치는 아니었지만 그날 밤을 넘기기에는 충분했다.

그 후 한 달 동안 나는 매일 아침 6시마다 나의 첫 환자였던 조지프 씨의 상태를 확인했다. 나는 환자 상태가 호전되고 있음을 확인하기 위해 산소 공급과 환기 상태를 분석했다. 그리고 매일 저녁 집에 돌아가 존 B. 웨스트의 책을 훑어보았다. 그달이 끝날 때쯤 나는 기체 교환이 작동하는 원리와 폐의 부위에 따라 받아들이는 산소량과 혈류량이 크게 다른 이유에 대해 조금씩 이해하기 시작했다. 특히 폐의 아래엽에서는 일반적으로 흡입하는 공기가 훨씬 많고 혈류량이 많다는 사실을 알게 되었다. 부분적으로 중력이 영향을 미치기 때문이다.

마침내 연구자들은 폐내에서 혈류량과 공기 흐름양이 가변적이라는 지식을 활용해 조지프 씨와 같이 뻣뻣해진 폐에서 유량을 최소화하는 치료법을 떠올렸다. 뻣뻣한 폐에서는 혈류와 순환이 거의 제대로 작동하지 못하기 때문에 폐의 염증 수치를 고려할 때 호흡마다 정상적인 공기량을 주입할 필요가 없을 것이라는 추론을 기반으로 한 치료법이었다. 이러한 협의가 이루어지기 전까지 의사들은 공기를 지나치게 많이 주입했고, 그 결과 병든 폐가 과도하게 늘어나면서 폐에 가해지는 스트레스로 인해 더 많은 염증이 생겼다. 존 B. 웨스트 덕분에 우리는 혈류량과 공기 흐름양이 가변적일 수 있기 때문에 상황에 맞게 대처해야 한다는 사실을 이해할 수 있게 되었다. 2000년에 발표된 『뉴잉글랜드 저널 오브 메디슨*New England Journal of Medicine*』의 획기적인 연구 또한 인공호흡기로 공기를 적게 주입한 급성 호흡 곤란 증후군 환자가 훨씬 낮은 사망률을 보인다는 사실을 보여 주었다.[10] 그로 인해 세계 전역의 중환자실에서 하루아침에 관행이 바뀌었다. 중환자실의 의료 행위에 이렇게 극적인 효과를 준 연구는 그 이전에도 없었고, 그 이후로도 없었다.

조지프 씨는 2002년 1월에 병원에 입원했으며, 당시에 이 논문은 모두에게 새로운 내용이었다. 하지만 그달 내내 우리는 인공호흡기를 유지하는 한편 조지프 씨의 폐에 들어가는 공기 흐름양을 가능한 한 절대 최소량으로 유지했다. 극히 적은 들숨의 공기량을 보완하기 위해 우리는 환자의 1분당 호흡수를 일반적인 12회에서 30~34회까지 올렸다. 일반적으로 사람이 1분당 호흡수를 34회로 유지하기란 불가능하지만 기계 호흡으로는 가능하다. 우리는 폐에 가해지는 스트레스를 좀 더 줄이고 중력의 영향을 줄여 폐가 휴식을 취하고 스스로 치유할 수 있도록 하기 위해 조지프 씨가 인공호흡기를 달고 있는 동안 프로닝, 즉 몸을 뒤집는 체위를 고려했다. 폐의 앞쪽은 폐포가 급성 호흡 곤란 증후군과 같은 질병에 영향을 덜 받는 장소다. (폐렴으로 인한 염증은 거의 항상 폐의 아랫부분에서 시작하기 때문에 프로닝 자세는 최근에 코로나바이러스19 환자에게도 보편적으로 사용하는 체위다.)

그달 내내 나는 웨스트 박사에게 이론을 배우고 조지프 씨를 통해 이론을 현실에 적용할 수 있었다. 급성 호흡 곤란 증후군에 걸린 조지프 씨의 뻣뻣한 폐는 천천히, 그러나 확실하게 호전되며 매우 부드러워졌다. 밤에는 인공호흡기를 사용해야 했지만 낮 동안에는 스스로 호흡할 수 있을 정도로 회복되었다. 마침내 그는 재활 시설로 이동했고, 짐작건대 퇴원 후에 메인주의 야생에 자리한 집으로 돌아갔을 것이다. 이렇게 의사의 의료 행위는 환자가 자신을 치유할 때까지 살아 있을 수 있도록 목숨을 유지시키는 방법밖에 없는 상황이 아주 많다.

현재 급성 호흡 곤란 증후군에 특화된 약물 치료는 존재하지 않지만 새롭게 발전하고 있는 치료법들이 있다. 그중에 가장 중요한 치료법인 체외 순환막 형산화 요법은 몸에서 빠져나온 혈액을 기계에 통과시켜 이산화 탄소를 제거하고 산소를 주입한 뒤에 다시 몸에 투입하는 치료법이다. 본질적으로 기계가 인공 폐와 같은 역할을 한다고 볼 수 있다. 그러나 장기간의 해결 방법은 아니며 폐가 스스로 치유할 만한 시간을 벌 수 있을 뿐이라는 한계가 있다. 성인의 급성 호흡 곤란 증후군에 대한 해당 치료법의 연구 결과는 상반된 결과를 보여 주었지만 전통적인 인공호흡기 치료에 실패한 사람들을 위한 선택지로 활용할 만하다.

좀 더 미래를 내다본다면 최근까지 그 장래성이 불투명하게 느껴졌던 줄기세포가 현재 성공 가능한 치료법으로써 임상 시험을 통해 새로운 길을 열어 나가고 있다. 줄기세포는 다양한 세포종으로 변화할 수 있는 능력이 있을 뿐만 아니라 염증을 완화시킬 수 있다. 최근 줄기세포는 급성 호흡 곤란 증후군 환자를 대상으로 안전성을 주로 분석하는 2상 임상 시험을 완료해 긍정적인 결과를 보여 주었다.[11] 이와 관련해 추가 연구가 진행 중이며, 폐 의학계 전체는 급성 호흡 곤란 증후군 환자의 경과를 향상시키 기 위한 최초의 치료가 성공할지 숨을 죽인 채 주목하고 있다.

존 B. 웨스트는 긴 연구 경력 기간 내내 조용한 연구소에서부 터 춥고 바람이 부는 에베레스트산 고지에서까지 산소 투여와 환기에 대한 문제를 장시간 고민했다. 웨스트 박사는 자신의 경 력 최초 50년 동안 포유류라는 동일한 동물군을 연구했다. 하지 만 그 후에는 전혀 다른 종인 조류로 관심을 돌려 우리에게 호흡 의 중요한 특성을 일깨워 주었다.

오늘날 지구상에는 포유류의 약 2배인 1만여 종의 조류가 존 재하고 있다. 새들은 여러 다양한 서식지를 점령했으며 놀라울 만큼 높은 작업 부하, 즉 대사량을 유지할 수 있다. 그중 눈에 띄 는 특징을 가진 벌새는 인간보다 30배 높은 대사량을 가졌으며, 1초당 최대 70번의 날갯짓 수와 1분당 1,200번 이상의 심장 박동 수를 자랑한다. 최대 약 9킬로미터 높이까지 날 수 있는 줄기러 기 역시 놀라운 능력을 가진 새 중 하나다. 이러한 생리적 재주는 인간을 훨씬 뛰어넘는 수준인데, 웨스트 박사는 그 원인이 인간 과는 근본적으로 달라 아주 높은 운동량을 유지할 수 있는 새의 폐에 있다고 믿었다.[12]

웨스트 박사는 1960년에 연구진들과 함께 에베레스트산에서 6개월간 시간을 보내며 새에 대한 흥미를 느꼈다. 이 프로젝트 는 고도가 약 5.8킬로미터에 달하는 밍보 빙하 위에서 연구팀이

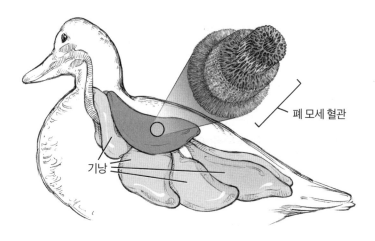

〈환기를 위한 기낭과 기체 교환을 위한 폐 모세 혈관을 가진 조류의 폐 해부도〉

머물던 은색 컨테이너 이름을 따 실버 헛 탐험대Silver Hut Expedition 라고 불렸다. (근처의 에베레스트산 꼭대기는 약 8.8킬로미터 높이였다.) 웨스트와 다른 과학자들은 높은 고도가 인체에 미치는 영향을 조사했다. 높은 고도에서 얼마간 시간을 보낸 뒤부터 웨스트는 대단히 지쳤고 스트레스로 몸이 말라 갔다. 어느 날 그는 숙소를 나서기 위해 힘겹게 준비를 하고 있다가 은색 건물 밖에서 들리는 꽥꽥거리는 소음에 창문 밖을 내다보았다. 창밖에는 머리 위로 평범한 황갈색 거위 떼 12마리가 일반적으로 제트기가 아니면 날 수 없는 약 6킬로미터 상공을 편안하게 날고 있었다. 웨스트는 자신이 느낀 극단적인 피로와 새가 선보인 편안한 비행 사이의 간극에 대해 의문을 가졌다.

이 의문에 대한 해답은 폐의 설계에 달려 있다. 조류와 인간 사이에 존재하는 여러 가지 분명한 차이점에도 불구하고 가장 중요한 폐의 차별성은 한눈에 알아보기 쉽지 않다. 조류가 수많은 서식지 점령에 성공할 수 있었던 열쇠는 산소 투여와 환기의 역할을 분리하는 폐의 구조일 가능성이 크다. 반면 인간의 폐는 두 가지 작업을 하나의 기관으로 통합했다는 면에서 단순하다. 인간의 폐는 화로용 풀무와 아주 비슷한 원리로 팽창과 수축을 통해 공기를 이동시키고 환기한다. 환기를 위해 팽창하고 수축하는 부위는 산소를 혈액으로 이동하고 이산화 탄소를 분비하는 기체 교환 영역과 동일하다.

하지만 웨스트는 관찰을 통해 공학자가 호흡 장치를 설계한다면 기체 교환과 공기 이동 기능을 분리했을 것이라고 지적했다. 바로 새가 가진 호흡 체계다. 새들이 호흡할 때마다 공기는 기낭(공기주머니)이라고 하는 크고 쉽게 팽창할 수 있는 장기로 들어가는데 이곳에서 기체 교환은 일어나지 않는다. 공기는 여기서 기체 교환을 위해 분리된 폐 모세 혈관 영역으로 이동한다. 호흡할 때는 기체 교환 구조에서 방향을 변경할 필요가 없기 때문에 공기와 혈관 사이의 거리는 포유류의 3분의 1마이크로미터보다 훨씬 좁을 정도로 상당히 짧아 교환이 쉽다. 혈액과 마찬가지로 새는 폐에서 공기가 원을 그리며 움직이기 때문에 들숨과 날숨에서 모두 신선한 공기를 얻을 수 있다는 차이점이 있다. 반대로 인간은 들숨에서만 신선한 공기를 얻을 수 있는 한계가 있다.

웨스트 박사는 이 모든 차이 때문에 새의 호흡 체계가 인간보다 더 효율적이라고 주장했다. 그러나 동시에 인체의 형태는 기능을 따른다. 인간의 폐는 우리의 요구 대부분을 훌륭하게 만족시키며 본분을 다한다. 웨스트 박사처럼 보충용 산소 없이 에베레스트산 위에서 줄기러기를 추적하지 않는 이상 새의 폐가 더 편리하다고 생각할 일은 없다. 생물학은 스스로 손해가 되는 한계선을 지어 왔고, 사람들은 그 한계를 모르는 채 살아간다.

인간 폐의 설계 구조는 새와는 달리 생존을 위한 기본적인 욕구와 보행 능력에 매여 있다. 하지만 종 사이에 이러한 모든 차이에도 불구하고 표준 혈중 산소 농도는 포유류와 새 모두 놀랍고도 정확하게 약 95수은주밀리미터로 동일하다. 새와 포유류의 호흡 체계 모두 너무 높지도 낮지도 않은 이 최상의 산소 수치에 매여 있는 셈이다.

지금까지 우리는 산소 농도가 낮을 때 어떤 문제가 생기는지 알아보았다. 그러나 반대로 100수은주밀리미터 이상으로 산소 농도가 높을 때도 자동차를 녹슬게 만드는 산화와 비슷한 과정으로 산소가 우리 몸에서 원치 않는 전자를 붙들어 독성을 만들 수 있다. 화학의 법칙에서 찾을 수 있는 한계가 폐의 해부학적 구조 전체를 포함해 인간의 생물학적 체계 모두에 동일하게 적용되기 때문이다.

인간의 생리학적 구조를 지배하는 법칙은 화학의 법칙뿐만이 아니다. 인간의 구조에 영향을 주는 자연의 힘은 또 있다. 서론에서 기술했듯이 우리의 폐는 나뭇잎을 향해 가지를 뻗고 뿌리를 내리는 나무를 닮았다. 큰 물길로 합쳐지는 하천의 지류와도 비교할 수 있다. 주요 신경 돌기에서 덩굴처럼 퍼지는 뇌의 뉴런도

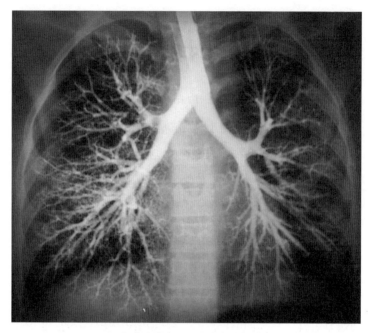
흐름을 최적화하도록 설계된 폐의 기도.

비슷한 배치 형태를 따른다. 큰 몸통에서 사지로 나뉘고, 거기서 발가락과 손가락으로 나뉘는 인간의 신체 자체도 그러한 예라고 할 수 있다.

이렇게 분기하는 배열 형태는 우리에게 아주 익숙하며 듀크 대학교의 물리학자 에이드리언 베얀Adrian Bejan이 1996년에 최초로 기술한 물리 법칙을 따르는 듯 보인다. 그는 형상 법칙이라는 개념에 대해 이렇게 설명했다. 〈크기가 유한한 체계를 계속해서 지속하기 위해서는 그 체계를 관통하도록 설계된 흐름에 더 쉽게 접근할 수 있는 방식으로 체계가 진화해야만 한다.〉[13] 아주 작은 가지가 하나의 큰 가지로 연결되는 인간의 폐는 이 법칙을 만족하기 위한 최상의 구조로 설계되어 있다. 폐는 물리학의 세계에 매여 있는 둘도 없는 장기며, 흐름을 최적화할 수 있도록 할당된 공간을 완벽하게 활용한다. 그리고 생물학적 관점에서 흐름과 움직임의 최적화는 분명 생명체의 목적에 해당할 것이다.

3장
아기의 호흡 장치

폐는 우리 행성의 육생 생물이 탄생할 수 있게 해주었을 뿐만 아니라 우리 개개인의 탄생에도 중요한 역할을 한다. 임신 기간의 마지막 3개월 동안에 태아의 몸속에서 가동되지 않는 유일한 장기이기도 하다. 태아의 몸에서 심장은 1분당 160회로 맹렬하게 박동하고 콩팥은 소변을 만든다. (아기는 양수에서 오줌을 누고 반복 순환 과정을 통해 다시 오줌을 삼킨다.) 뇌와 근육은 몸을 뒤집거나 둥글게 말고 발을 차기 위해 깨어 있다. 하지만 폐는 완전한 침묵 속에 기능하지 않는 상태로 남아 있다.

그러나 아기가 자궁 밖으로 나오는 순간부터 상황은 달라진다. 산소를 추출하고 이산화 탄소를 방출하는 작업을 위해 폐는 즉시 가동을 시작해야 한다. 전 세계의 모든 병원은 이러한 변화가 성공적으로 이루어졌는지를 측정하기 위해 아프가APGAR 점수라는 지표를 사용한다. 아프가 점수는 컬럼비아 대학교 외과 교수로 유명한 버지니아 아프가Virginia Apgar의 이름을 따서 지어졌다. 컬럼비아 의과 대학교에서 최초의 여성 정교수직을 맡은 아프가 박사는 1953년에 신생아의 건강을 평가할 수 있는 아름답도록 단순하고 명쾌한 방법을 고안해 냈다.

아프가 점수법은 출생 1분 후와 5분 후에 각각 피부색과 심장 박동 수, 자극에 대한 반사 흥분성, 근육 긴장도, 호흡수를 평가해 각 항목에 0이나 1, 혹은 2의 점수를 매기는 방식이며 총점은 10점이다. 아기들 대다수는 어렵지 않게 8~9점을 획득한다. 아프가 점수의 목적은 즉각적인 위험 상황에 놓인 아기를 구분하고 어떤 문제가 발생할 때 그에 맞춰 사전 조치하기 위함이다. 단순히 아기가 깨어날 때까지 몸을 흔들어 주는 조치를 의미할 수도 있고, 폐로 호흡관을 삽입하거나 더 많은 산소를 주입해야 할 수도 있다. 의학계에서는 〈무엇보다 해를 가하지 않아야 한다〉* 는 방침에 따라 방치를 선호하기도 한다. 그러나 아프가 점수가 낮을 때는 상황이 달라진다. 6~7점인 신생아는 보통 스스로 회복할 수 있지만 5점 이하면 공포의 시간이 시작된다.

아프가 점수는 폐와 심장, 뇌, 흉부 근육이 양수를 떠나 공기에서 살아가야 하는 급격한 변화에 적절히 대처하는 능력을 가장 기본적인 수준에서 반영한다. 이 네 가지 기관 중에서도 폐는 자궁 내에서 물을 빨아들인 스펀지와 같이 엄마의 양수를 가득 머금고 있기 때문에 훨씬 많은 변화를 이뤄 내야 한다. 태아의 산소 공급원은 밝은 적색의 해파리를 닮은 태반이며 출생 시에 배출된다. 태반은 자궁 내에 자리한 혈관에서 산소가 풍부한 혈액을

* 히포크라테스 선서문의 일부.

교묘하게 끌어다가 탯줄 정맥을 통해 태아에게로 보낸다.

탯줄 정맥에서 혈액은 일련의 열린 관을 통해 이동하는데 그 중 하나는 간으로, 나머지는 심장 오른편에서 왼편을 통과함으로써 활동하지 않는 폐를 우회한다. 그 뒤 혈액은 심장 왼편에서 나와 대동맥으로 이동한 뒤 장기로 공급된다. 장기의 조직은 산소가 고갈된 혈액을 다시 정맥으로 내보내고, 정맥 혈액은 궁극적으로 제동맥(배꼽 동맥)을 통해 엄마의 몸으로 이동한다.

태아의 산소 무임승차는 출생 시에 극적으로 끝이 난다. 간과 심장으로 통하는 관이 순식간에 닫히면서 혈액은 산소를 얻을 수 있는 폐로 방향을 돌린다. 동시에 뇌가 흡기근으로 신호를 보낸다. 동공도 마찬가지로 활짝 열려 세상의 강한 빛에 적응한다. 이때까지도 양수로 가득하던 폐는 마침내 생명의 첫 숨을 내쉬며 부풀어 오르기 시작한다. 최초로 폐포가 활짝 열리면 태아는 깊게 첫 숨을 들이마시고 양수를 뱉어내는 동시에 대기에서 산소를 추출하기 시작한다. 폐는 물이 가득 차 있던 휴면기를 지나 공기가 가득 찬 산소 추출 장소로 변화하는데, 이 과정은 모두 탄생의 최초 수분 내에 이루어진다.

불행히도 자궁에서 공기가 가득한 환경으로 뛰어든 아기 중 일부는 심각한 문제를 안고 태어난다. 나 역시 그러한 예를 직접 경험한 적이 있다. 끔찍하게 더웠던 늦봄의 어느 날, 나는 임신한 아내를 태우고 병원을 향해 필라델피아의 꽉 막힌 도로를 미친 듯이 달렸다. 엎친 데 덮친 격으로 아내는 간헐적으로 진통이 올

때마다 그에 대한 보복인 양 내 팔을 쥐어짜고 있었다.

우리는 차를 병원 건물로 곧장 끌고 간 뒤 안내원에게 키를 맡겼다. 안내원은 곧바로 휠체어를 끌고 돌아왔고 우리는 임산부 환자 대기실로 달려갔다. 밝은 녹색 수술복을 입은 간호사는 즉시 장갑을 끼고 인정사정없이 아내의 몸속으로 손을 집어넣었다. 그리고 말했다. 「자궁문이 거의 다 열렸어요. 분만실로 가야 합니다. 지금 당장이요!」

심장이 쿵쿵 뛰기 시작한 우리는 본능적으로 서로의 손을 움켜쥐었다. 얼마 뒤 사라졌던 간호사가 다른 병원 직원들 무리와 함께 돌아왔다. 효율을 위해 간호사 중 한 명이 아내의 팔에 정맥 주사를 찔러 넣는 사이 다른 직원은 상완부에 혈압 측정 띠를 끼워 넣었고, 또 다른 직원은 아기의 심장 박동 수를 측정하기 위해 아내의 배에 감시 장치를 연결했다. 그리고 침대 위에서 자세를 잡은 그대로 아내를 빠르게 분만실로 이동시켰다.

「무통 주사 맞으면 안 돼?」아내는 몸을 훑고 지나가는 또 한 번의 강한 진통에 다시 내 팔을 쥐어짜며 물었다. 그때 젊어 보이는 의사 선생님이 청색 수술복과 모자를 쓰고 들어왔다. 의사는 우리에게 꾸벅 인사를 한 뒤 감시 장치로 아기의 심장 박동 수를 살펴보았다. 자궁 수축 때문에 심장 박동 수가 떨어지는 현상은 충분히 자주 있는 일이었지만 수치가 지나치게 떨어지고 있는 데다 너무 오랫동안 낮은 상태로 지속되고 있었다. 감시 장치에서 오랫동안 느리고 불규칙한 저음의 삐 소리가 들린 후 심장 박동 수를 나타내는 삑삑 소리가 적당한 속도로 회복되었다.

「환자분, 무통 주사 맞을 시간이 없어요. 아기를 바로 꺼내야 해요. 아기는 준비가 끝났고 환자분 몸도 준비가 되었어요. 바로 시작해야 합니다.」

「정말인가요?」아내는 앞으로 다가올 고통이 걱정스러운 듯 초조하게 주위를 둘러보았다.

「네, 확실합니다.」의사는 차분히 답했다. 「얼른 아드님을 꺼내야 해요. 자궁 안에서 무언가 아기를 자극하고 있어요. 아기의 심장 박동 수가 간헐적으로 너무 낮게 떨어지고 있습니다. 너무 낮아요. 지금 바로 꺼내야 해요.」

내 머릿속에 부정적인 생각이 떠올랐다. 예정일보다 며칠 빠르게 진통이 온 데다 현재 아기의 심장 박동 수는 산발적으로 바닥을 치고 있었다. 이러한 현상이 아이의 뇌에 어떤 영향을 줄지, 폐가 잠에서 깨어나 생명의 요청에 답할 준비가 되었는지에 대한 의문들이 내 머릿속에 떠올랐다.

그후 15분 동안 아내의 진통이 왔다가 사라졌다. 진통이 올 때마다 작은 아기의 심장 박동 수가 너무 오랜 시간 동안 떨어지고 있었다. 그러나 아무 문제도 없다고 우리를 안심시키듯 심장 박동 수는 항상 원래대로 돌아왔다.

마침내 길고 아주 고통스러운 진통과 아내의 노력에 부응하듯 아기의 머리가 보이기 시작했다. 아기의 머리카락은 구불구불하고 끈적끈적했다. 「좋아요, 다음 단계로 넘어갑시다.」이렇게 말한 의사는 이제 일회용 청색 수술복으로 전신을 감싸고 팔꿈치 길이의 흰색 장갑을 낀 채로 다음 단계를 위한 기운을 모았다.

다음 수축이 찾아오자 아내는 타는 듯한 통증과 탈진을 견디며 혼자만의 세상에서 출산에 완전히 몰두한 채 비명을 지르고 힘을 주었다. 어느덧 아내가 고통을 참으며 애를 쓴 끝에 아들의 머리가 튀어나왔다. 그러나 나는 다시 심장 박동 수의 추락을 알리며 낮은 저음을 울리기 시작한 심장 감시 장치 소리에 흥분을 가라앉혔다. 심장 박동 수는 이전보다 훨씬 낮아져 1분당 40회까지 떨어졌다. 수축이 사라지자 아내는 더 이상 힘을 주지 않았다. 아내가 얼굴 근육에 힘을 풀면서 골반에도 힘이 빠졌다. 아기는 원래 있던 곳으로 다시 빨려 들어갔고, 지금쯤이면 회복하기 시작했어야 할 느린 심장 박동 수도 그대로였다. 회복은커녕 이제는 30, 20회까지 점점 더 낮아졌다. 삑삑거리는 심장 박동이 가장 낮고 느린 수준까지 떨어지며 생명이 빠져나가는 끔찍한 징후를 보이고 있었다.

「멈추지 마세요! 멈추면 안 돼요!」의사는 아내의 손을 꼭 쥐고 간절히 말했다.「아기가 아직 안 나왔어요. 힘주세요! 힘! 조금만 더!」나도 의사의 간절한 외침에 동참해 소리치기 시작했다.「힘 줘! 조금만 더!」아기의 심장 박동 수가 심각하게 낮다는 사실을 알지 못해 어리둥절해 하던 아내는 다시 힘을 주기 시작했다. 한 번 더 힘을 주었지만 소용이 없었다. 두 번째에도 변화가 없었다.

「마지막으로 세게 한 번만 더!」나는 소리쳤다. 이제는 내가 아내의 팔을 세게 움켜쥐었다. 아내는 찢어질 듯한 비명을 지르며 온 힘을 다해 기를 쓰고 힘을 주었고, 마침내 양수와 끈적한 체액이 쏟아지며 아기가 나왔다. 아기는 너무 예뻤지만 전혀 움직이지 않았다. 머리와 몸은 완전히 축 늘어져 있었고, 눈은 감겨 있었으며, 피부는 끔찍할 만큼 파랬다.

그제야 아기의 심장 박동 수를 떨어트린 원인이 명확히 보였다. 탯줄이 한 바퀴 매듭을 만들며 아기의 목을 단단히 감싸고 있었다. 이제는 모든 상황을 완벽히 이해할 수 있었다. 아기가 산도를 향해 아래로 점점 이동할수록 완벽히 설계된 올가미와 같이 태반에 고정된 탯줄이 엉켜 목을 점점 더 단단히 조인 것이다.

간호사는 재빨리 탯줄을 잘랐고 의사와 함께 내 옆을 스쳐지나 밝고 따뜻한 빛이 나오는 신생아 침대에 아기를 눕혔다.

「소아과 연락해요. 당장!」 의사는 소리쳤다. 「아프가 점수 4입니다.」

의사는 온도 조명을 세게 올리고 아기의 가슴을 흔들었다. 새파랗게 질린 아기는 축 처진 채로 여전히 반응이 없었다. 의사가 아기의 얼굴에 산소마스크를 연결한 뒤에도 상태는 변하지 않았다. 아기의 팔다리는 꿈쩍도 하지 않았고 그렇게 10초가 지나고 20, 30초가 흘렀다.

간호사는 서둘러 아들의 입에 관을 집어넣어 산소 호흡기를 연결하기 위해 삽관 도구를 준비했다. 아기가 호흡하지 못하면 산소 호흡기로 대신 호흡을 불어 넣어야 한다. 나는 의료진이 준비하고 있는 장비를 바라보았다. 은색으로 빛나는 약 15센티미터 길이의 삽관용 날은 기도 구멍을 확보하기 위해 입을 비집어 열 때 사용한다. 기관내 관은 한쪽 끝에 공기 주머니가 달린 플라스틱 관으로, 생명의 호흡을 불어 넣기 위한 준비를 마쳤다. 아기에게 삽관이 필요하다는 사실에는 이견이 없었다. 이제 우리는 소아과 의사가 오기만을 기다리고 있었다.

소아과 의사가 삽관을 하기 전까지 구조 호흡을 하기 위해 또 다른 간호사가 수동 인공호흡기를 들고 나타났다. 간호사는 마스크를 연결하기 전에 마지막으로 아들을 흔들었고 기적적으로 뇌에서 아직 발화하고 있는 뉴런 하나를 연결했다. 아기는 머리를 흔들며 크게 호흡했고, 곧바로 얼굴도 선홍색으로 변했다. 그리고 이 세상이 안전한 장소라는 사실을 인정하는 듯 큰 울음소리를 내뱉었다.

출산 시에 발생할 수 있는 위급 상황의 관점에서 볼 때 우리 아들의 상태는 심각한 편이었지만 탯줄이 목을 조인 사례는 드물지 않다. 1950~1960년대까지 미국에서 소아과 의사들은 훨씬 심각한 상황을 마주해야 했다. 수수께끼의 폐 질병으로 인한 신생아의 사망이 1년에 1만 명에 달했고, 그 외에도 전 세계적으로 수천 명이 사망했기 때문이다. 병에 걸린 아기들은 대부분 일주일을 넘기지 못했다. 미국에서 기이한 염증성 질환에 시달린 그 외 1만 5,000명의 아기는 회복된 후에도 폐가 불완전한 상태로 남았다.

보통 이런 작은 아기들은 몇 주에서 몇 달까지도 일찍 태어났고, 결코 살아남지 못했다. 일반적으로 조산아는 분만이 수월하게 이루어졌더라도 태어난 뒤 몇 분 내로 호흡이 시끄럽고 고통스러워진다. 날숨을 내쉴 때는 폐 밖으로 높은 후두음이 터져 나오고 폐 안으로 충분한 공기를 얻기 위해 비공을 벌름거린다. 흉벽이 위아래로 오르락내리락하며 호흡은 빠르고 얕아진다. 게다가 처음에는 엄마로부터 산소를 받아 건강한 분홍색이었던 피부가 청회색으로 변하며 손가락 끝이 무서울 만큼 까매진다. 머리에 출혈이 생기거나 콩팥이 정지하고 발작이 일어나는 등 여러 위급 상황도 뒤따를 수 있다.

아기들은 분만실에서부터 자신을 살리기 위해 간절히 애쓰는 소아과 의사들의 보살핌을 받았다. 하지만 당시에는 아기들을 어떻게 치료해야 할지에 대해 알려진 바가 많지 않았기 때문에 의료진들이 할 수 있는 일이 많지 않았고, 무슨 일이 발생하더라도 치료할 약이 없었다. 그래서 이 아기들은 몸이 아주 작을 뿐 심장과 뇌, 콩팥, 간이 정상이었음에도 뚜렷한 이유 없이 폐에 허탈 증상을 보였다. 그리고 많은 아기가 죽었다.

호흡 문제를 일으켰던 아기 중 가장 유명한 사례는 패트릭 케네디였다. 1963년 8월 7일에 코드 곶에서 5.5주일을 일찍 태어난 아이는 출생 직후부터 호흡 장애를 보이기 시작했다. 보스턴에 있는 중환자실로 이송된 아기는 계속해서 상태가 나빠졌고 장기가 망가졌다. 결국 2일 뒤에 신체 기능이 멈추어 세상을 떠났다. 특별히 주목할 만한 질병이 있진 않았던 이 아기의 아버지는 미국의 35번째 대통령인 존 F. 케네디였고, 어머니는 영부인인 재클린 부비에 케네디였다.

그해 8월은 미국 전체가 함께 패트릭을 애도했다. 누구도 이런 비극을 일으킨 원인이 무엇이었는지 단서를 찾아내지 못했기 때문에 누구에게나 일어날 수 있는 비극이었다.

신생아의 호흡 곤란 증후군에 대한 수수께끼를 풀어낸 메리 엘렌 에이버리Mary Ellen Avery는 평범한 집안 출신이었다. 어머니는 학교 교장 선생님이었고, 시각 장애인이었던 아버지는 1930년대 불황기에 성공적으로 면제품 사업을 시작했다. 아버지가 아이들에게 가르친 교훈은 명확했다. 〈모든 문제에는 반드시 답이 있다.〉

메리 엘렌은 유치원에 일찍 입학했고 6학년을 건너뛰었다. 7학년에 진학한 에이버리는 모두에게 의사가 되고 싶다고 말했다. 7학년 시절 이웃이자 스승이었으며 필라델피아의 펜실베이니아 여자 의과 대학 소아과 교수였던 에밀리 베이컨Emily Bacon이 이러한 갈망에 영향을 주었음은 의심할 여지가 없다. 베이컨 박사는 어느 날 아침에 메리 엘렌을 병원에 데려가 보육실에서 신생아들을 보여 주었다. 메리 엘렌은 그곳에서 파랗게 질린 채 쌕쌕대고 있는 아기를 보았다. 처음으로 메리 엘렌이 조산아의 호흡 곤란 증후군을 마주한 순간이었다. 그녀는 만약 이 질병을 치료할 수만 있다면 아기가 평생을 건강하게 살아갈 수도 있을 것이라 생각했다.[1]

메리 엘렌은 매사추세츠주의 시골 지방 노턴에 있는 휘튼 대학교에 진학했고, 1948년에 화학과를 수석으로 졸업하며 상승 궤도를 이어 갔다. 에이버리는 가능한 최상의 의학 교육을 받기 위해 하버드와 존스 홉킨스 대학교에만 지원하기로 했다. 에이버리는 하버드에서 여성 학생을 받지 않는다는 사실을 알지 못했고 전달받지도 못했다. 하지만 1893년에 몇몇 부유한 여성 후원자들의 지원금으로 설립된 존스 홉킨스 의과 대학은 여성 의사 양성을 기관의 임무로 삼아달라는 후원자들의 주장을 받아들였다. 메리 엘렌은 남자 86명과 여자 4명이 입학한 해에 존스 홉킨스 대학교에 입학했다.[2]

일부 남성 우월주의자 교수들의 반발과 여러 역경을 이겨낸 메리 엘렌은 졸업 후에 소아과에서 인턴과 전공의 과정을 수행했다. 인턴 과정을 시작한 지 한 달쯤 되었을 때 에이버리는 선별 검사에서 폐결핵 진단을 받았고 회복을 위해 뉴욕주의 북부 지방으로 보내졌다. 그곳에서 에이버리는 항생제가 제 역할을 하는 동안 하루의 대부분을 누워서 보내라는 권고를 받았다. 에이버리는 완치된 후 수련 과정을 마치기 위해 1954년에 홉킨스로 돌아왔다. 당시에는 36시간 교대가 표준이었기 때문에 근무 시간은 길었지만 의술을 배우며 즐거운 시간을 보냈다.

그보다 1년 이른 1953년에는 제임스 왓슨James Watson과 프란시스 크릭Francis Crick이 인간의 유전 물질인 DNA 구조에 대한 논문을 썼다. 마찬가지로 비슷한 시기에 심장 카테터법이 시행되어 심장 질환의 정확한 진단이 현실화되었다. 사용할 수 있는 항생제의 수도 5개에서 10, 20개로 점차 늘어났다. 한 달에 한 번씩 거대한 의학적 돌파구가 열리는 듯한 시기였다.

메리 엘렌은 임상 실습 3년이 끝날 때까지도 폐부전으로 사망한 아기들에게 온 신경을 쏟고 있었다. 그녀는 이탈리아 르네상스 시대의 과학자이자 철학자인 갈릴레오 갈릴레이의 격언을 마음속에 새겼다. 〈거대한 쟁점에 대해 장시간 논쟁하느라 아무것도 발견하지 못하느니 아주 작을지라도 하나의 진실을 발견하는 편이 낫다.〉[3] 에이버리가 찾으려 했던 진실은 조산아의 폐는 왜 출생 후에 작동하지 못하는지, 32주와 40주에 태어난 신생아의 폐에 어떤 차이점이 존재하는지에 대한 해답이었다. 목표를 이루기 위해 에이버리는 보스턴의 하버드 보건 대학원에서 폐 생리학 분야의 중대한 업적을 이룬 제러 미드Jere Mead와 협업하기로 했다.

현재 우리가 신생아의 호흡 곤란 증후군이라고 알고 있는 이 질병은 1950년대까지도 선천 흡인 폐렴이나 질식성 폐막증, 박리성 호흡 장애, 선천 폐포 형성 이상, 태지막증, 유리질막증, 유리질 무기폐를 포함해 여러 다양한 이름으로 불렸다. 현대의 의사들은 대부분 이러한 단어들이 무엇을 의미하는지도 제대로 설명하지 못할 것이다. 모호한 표현 안에 잘 알려지지 않은 진실을 감춘 이 난해한 이름들은 해당 증후군의 원인에 관한 여러 이론에서 비롯되었다. 일부 연구자들은 아기들이 산도를 통과하던 중에 폐로 체액을 흡입했다고 믿었다. 심장 결함으로 인해 폐로 체액이 밀려 들어갔다는 가설을 주장하는 사람도 있었다. 당연히 사람을 대상으로 한 가능성 있는 약품의 임상 시험 역시 모두 부정적인 결과로 끝이 났다.

이렇게 해당 분야 전체가 문제를 해결하기까지 가야 할 길이 아주 멀었음에도 몇 가지 밝혀진 현상이 있었다. 그중 죽은 염증 세포와 단백질 찌꺼기로 이루어진 유리질막hyaline membrane이 작은 포도송이를 닮은 기체 교환 장소, 즉 폐포에 쌓인다는 사실이 부검을 통해 알려진 것이다. 이 물질은 불투명한 유리와 같은 모양이었다. 유리질막이라는 용어는 〈수정과 같이 유리를 닮았거나 투명한 돌〉을 의미하는 그리스어의 hyalos에서 유래했다. 그리고 과학자들 대부분은 이러한 현상에 초점을 맞추어 연구를 진행했다.

그 후 에이버리 박사라는 직함을 얻은 메리 엘렌은 모든 편견을 지우고 폐에 대한 기본 생리학을 온전히 이해하기 위해 의도적으로 유리질막을 비롯해 기존의 다른 이론들을 배제했다. 성공한 과학자들 대부분과 유사하게 그녀는 단순히 결과를 관찰하는 데서 그치지 않고 알려진 현상의 기저를 이루는 기제를 찾으려 노력했다. 에이버리 박사는 폐가 몇 번이고 반복해서 찢기거나 접히는 일 없이 확장하고 수축할 수 있는 이유에 초점을 맞추어 연구를 진행했다. 또한 이 섬세한 장기가 매일 2만 160번의 호흡을 하면서 1만 리터의 공기를 움직이고 1분당 추가로 5리터의 혈액을 폐혈관으로 이동시키는 힘과 탄성을 가질 수 있는 원인에 대한 기본적인 질문에 집중했다. 심장은 작고 강한 근육으로 구성되어 있다. 간은 여과 장치와 도관을 가진 밀집된 구조다. 반면에 폐는 대부분 공기로 차 있다. 현미경으로 보면 폐는 얇은 레이스와 같은 섬세한 구조로 이루어져 있다. 폐의 탄성과 강도가 어디에서 오는지는 수수께끼일 수밖에 없었다.

에이버리 박사는 출생 시부터 생후 몇 주 후까지 서로 다른 동물들의 호흡 생리 구조를 연구하며 동물이 태어날 때 폐의 발달 과정과 특성을 기록했다. 에이버리는 실험실 밖에서도 보스턴 산부인과에서 신생아의 관리를 감독하며 임상 실무를 이어 갔다. 산부인과 전문의가 신생아를 넘겨 주면 에이버리는 스톱워치를 눌러 아기가 처음으로 숨을 들이마실 때의 정보를 기록했고 아프가 점수를 계산한 뒤 혈액 표본을 채취했다. 에이버리는 아기의 폐에 대한 어떤 단서라도 찾기 위해 초경계 태세를 취하고 방과 방 사이를 뛰어다녔다.

아기들이 수수께끼의 폐 질환으로 죽으면 에이버리 박사는 부검을 통해 아기들의 병리학적 상태를 살폈다. 그렇게 온종일 슬라이드를 붙들고 있던 그녀는 아기들 사이에 연결점을 발견했다. 부검 중에 에이버리는 작은 아기들의 폐 조직에 공기가 전혀 없으며, 폐보다 간을 더 닮았을 만큼 밀도 있는 구조였다는 사실에 주목했다. 죽은 아기들의 폐는 팽창에 실패했다.

주말이면 에이버리 박사는 매사추세츠 공과 대학교MIT 도서관에 방문해 의료계 외의 분야에서 문헌을 찾아보며 화학자와 수학자의 관점으로 새로운 발상을 물색했다. 그렇게 도서관을 찾던 어느 날, 에이버리는 C. V. 보이스C. V. Boys의 『비눗방울: 비눗방울의 색깔과 그 형태를 만드는 힘 Soap Bubbles: Their Colours and Forces Which Mould Them』이라는 제목의 책을 발견했다.

1912년에 영국 남학생들을 위해 처음 출간된 얇은 분량의 이 책은 비눗방울을 제어하는 물리적 성질에 대한 입문서로, 액체의 물리적 성질과 액체와 공기의 상호 작용을 보여 주는 단순 실험으로 채워져 있었다. 또한 비눗방울이 온전히 형태를 유지하면서 기적적으로 공기 중을 떠다닐 수 있는 이유에 대해 설명했다. 에이버리 박사는 비눗방울과 우리 폐의 폐포 사이에 연결성을 발견했다. 구체 형태로 기체 교환을 지속하기 위해 팽창 상태를 유지해야 하는 폐포는 비눗방울을 통제하는 법칙과 동일한 물리 법칙을 따른다.

비눗방울이 구체 형태를 유지하고 스스로 형태를 무너트리지 않는 이유에 대한 열쇠는 표면 장력에 달려 있다. 비눗방울이나 폐 속의 폐포와 같은 모든 구체 형태의 구조는 간단한 물리학 법칙에 따른다. 프랑스의 과학자 피에르시몽 라플라스Pierre-Simon Laplace와 영국의 수학자 토머스 영Thomas Young이 1805년에 공식화한 법칙에 의하면 구체 구조에 가해지는 압력은 구체 내의 표면 장력에 정비례하며 구의 반지름에 반비례한다. 이 추론에 따르면 비눗방울은 클수록 구조가 좀 더 안정하고 작은 방울보다 압력을 적게 받아 온전한 형태를 이룰 가능성이 크다. 마찬가지로 표면 장력이 약한 구체는 좀 더 안정하며 강한 표면 장력을 가진 방울보다 압력을 적게 받는다.

구체의 반지름은 단순히 구체의 중앙에서 모서리까지의 모든 거리를 뜻한다. 하지만 표면 장력은 더 복잡하다. 액체와 기체 사이의 접점에 자리한 액체 분자는 다른 액체 영역에 있는 분자보다 서로 빽빽하게 결합한다. 예를 들어, 잔에 담긴 물을 보면 표면의 물 분자는 잔의 물속에 있는 분자보다 서로 훨씬 강하게 밀집하는데, 표면 위에는 분산력을 가하는 물 분자가 없기 때문이다. 이렇게 빽빽한 다발로 묶인 표면의 물 분자는 장력을 일으켜 윗면이 약간 경사진 둥근 형태를 만든다.

액체는 종류에 따라 표면에서 달라붙는 경향성이 서로 다르다. 물은 표면 장력이 높아 분자가 상대적으로 빽빽이 달라붙는다. 결과적으로 물은 구체를 만들지 못하고 빗방울이나 개수대의 물방울처럼 뭉친 형태로 존재하기 쉽다. 하지만 물에 비누가 섞이면 표면 장력이 극적으로 낮아진다. 비누 분자의 양 말단은 각각 다른 특성을 가지고 있다. 한쪽 끝은 친수성이라 물을 끌어당기고, 반대편 끝은 소수성이라 물을 밀어낸다. 물에 들어간 비누 분자의 소수성 말단은 맨 위로 밀려 나가 물 분자를 서로 흩어지게 만들고 물 분자 사이의 장력과 에너지를 낮춘다. 이러한 현상으로 비눗방울과 같은 구체 구조는 말라서 터지기 전까지 온전히 형태를 유지한다.

에이버리 박사가 표면 장력과 비눗방울에 대해 공부하고 있는 사이, 냉전 상태가 한창인 시기에 연방 정부에 고용된 헌신적인 수많은 과학자는 화학전에 대한 폐의 반응 특성을 연구하고 있었다. 폐는 독성 기체가 침입하는 대표적인 입구였기에 독소가 폐에 주는 영향과 그에 맞서는 방법을 이해하는 임무가 우선순위였다. 그중 한 명인 존 클레멘츠John Clements는 1950년대 중반에 메릴랜드주의 베세즈다 군 기지에서 폐의 표면 장력을 정량적으로 측정하기 위한 일련의 실험을 수행해 폐 조직이 다른 조직에 비해 아주 낮은 표면 장력을 가지고 있다는 사실을 밝혔다. 존은 팽창과 수축 시에 폐 조직을 추출해 압력을 측정하는 간단하지만 당시까지 누구도 시행하지 않았던 실험을 수행했다. 이미 언급했듯이 비눗방울이나 폐포와 같은 구체에서 압력은 표면 장력을 반지름으로 나눈 수와 비례하며, 압력이 낮으면 방울이 스스로 터지지 않을 가능성이 크다. 놀랍게도 폐가 수축할 때는 (폐포가 수축해 작아지면서 반지름이 줄어들었기 때문에 압력이 증가해야 함에도) 압력이 상당히 감소했고, 팽창 시에는 (폐포가 커지며 반지름이 늘어나 압력이 감소해야 함에도) 압력이 매우 증가하는 현상이 관찰되었다. 이 현상을 설명하기 위해 존 박사는 틀림없이 압력에 대한 크기의 영향력을 극복하게 해주는 무언가가 존재하며, 표면 장력이 라플라스 방정식에서 유일하게 남은 변수로 작용할 것이라는 올바른 추론을 제기했다.[4]

　존 박사는 자신의 가설을 좀 더 발전시켜 폐 안에 있는 어떤 물질이 압력에 대한 크기의 영향력을 극복하게 해줄 만큼 표면 장력을 극적으로 감소시킬 것이라고 예상했다. 존은 이 물질이 비누와 비슷한 거품이라고 생각했으며, 폐포가 줄어들면서 거품이 농축되면 확산 효과가 생긴다고 가정했다. 반대로 폐가 팽창하며 이 거품 분자가 서로 흩어지면 그 확산 효과가 사라진다. (실제로도 그렇지만) 이 비누 거품이 그만큼 강력한 물질이라면 압력을 계산할 때 표면 장력을 낮추는 거품의 효과가 폐의 크기보다 더 중요할 것이다. 존은 후에 표면 장력에 미치는 효과에서 착안해 이 물질을 계면 활성제라고 이름 붙였다.

　계면 활성제의 존재에 대한 최종적인 발견과 서술은 폐 생리학을 이해하는 주요 돌파구 역할을 했다. 마침내 하루에도 수천 번씩 폐가 균일하게 팽창하고 수축하면서도 들숨에 터지거나 날숨에 접히지 않을 수 있는 기제를 설명할 수 있게 된 것이다. 심장이 빽빽한 횡문근을, 뇌가 집합적인 소통 뉴런 망을 구축하는 사이에 폐는 섬유 조직들이 상호 작용하는 얇고 우아한 구조를 이루었다. 그리고 이 섬유 조직은 묵묵히 폐의 기능을 도와주는 거품으로 섬세하게 유지된다. 폐는 난폭한 힘의 장기가 아니라 우아함이 담긴 장기인 셈이다.

존 클레멘츠의 논문은 영향력이 큰 학술지 『네이처 *Nature*』에 받아들여지지 않았고, 수준이 높지 않은 출판물로 등장해 획기적인 연구 결과를 널리 알리지 못했다.[5] 하지만 에이버리 박사는 이 논문을 발견했고, 1956년에 베세즈다로 달려가 직접 클레멘츠 박사를 만났다. 그러나 클레멘츠는 신생아의 호흡 장애에 대해 아무것도 알지 못했고, 에이버리는 표면 장력을 적절히 측정하는 방법에 대해 몰랐다. 클레멘츠는 폐 생리학뿐만 아니라 장비를 설치해 직접 압력과 표면 장력을 측정하는 방법에 대해 자신이 아는 모든 내용을 알려 주었다. 에이버리는 금세 신생아들이 고통받는 원인이 유리질막을 만드는 무언가의 존재 때문이 아니라 무언가의 부재로 인한 질병이라는 믿음에 도달하게 되었다.[6] 그녀는 그 무언가가 바로 계면 활성제라고 믿었다.

에이버리는 연구실로 돌아가 표면 장력을 측정하기 위한 장치를 만들었고, 호흡 곤란 증후군으로 죽은 아기의 폐에서 표면 장력이 아주 높다는 사실을 포착했다. 비교 결과, 건강한 아기의 폐는 표면 장력이 훨씬 약했다. 이 발견은 에이버리가 베이컨 박사

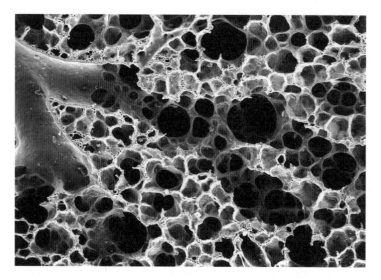

여러 폐포에 둘러싸인 기도를 지휘하는 폐의 단면도.

와 함께 병원에 방문했던 어린 시절부터 찾아 헤맸고, 최초로 조산아가 태어나 당혹스러운 죽음을 맞이한 이래로 인류가 기다려온 돌파구였다.

에이버리 박사는 1959년 『미국 어린이 질병 저널 *American Journal of Diseases of Children*』에 자신이 발견한 내용을 발표했다. 「폐 확장 부전과 유리질막증에 관련된 표면 특성」*이라는 제목의 이 논문은 신생아 호흡 곤란 증후군 질병을 해결할 열쇠를 정확히 기술하며 해당 분야의 새로운 장을 열었다.[7] 미성숙한 폐는 계면 활성제를 만들지 못하기 때문에 폐포 내 표면 장력이 너무 높아 폐포가 망가지며 닫혀 버린다. 이때 염증과 파괴로 인한 부산물로 유리

* Surface Propertiess in Relation to Atelectasis and Hyaline Membrane Disease.

질막이 형성된다. 일부 아기들은 계면 활성제를 생산해 폐포 팽창에 효과를 줄 만한 시간을 벌 수 있었지만 대다수는 그렇지 못했다.

그 후로 수십 년 동안 미국 국립 보건원에서 지원금을 쏟아부었고, 여러 다양한 기관에서 일하는 연구자들이 치료와 관련해 엄청난 발전을 이루었다. 의사들은 폐의 폐색을 막고 폐포를 열기 위해 산소 호흡기를 사용했고, 스테로이드가 조산아의 계면 활성제 생산 속도를 높이는 데 도움을 준다는 사실을 밝혔다. 이제는 인공 계면 활성제를 생산해 대체재 역할을 하는 수준까지 이르렀다. 그 결과 현재 호흡 곤란 증후군으로 인한 사망률은 에이버리 박사의 뛰어난 통찰이 있기 이전의 5퍼센트로 감소했다.

메리 엘렌 에이버리는 생전에 계속해서 여러 위대한 업적을 세웠다. 에이버리는 신생아학이라고 알려진 신생아를 위한 전문 진료 분야의 탄생에 기여했으며, 그녀의 책 『에이버리의 신생아 질병 *Avery's Diseases of the Newborn*』은 수십 년 동안 해당 분야의 기준이 되었다. 그녀는 하버드 의과 대학에서 여성 최초로 소아과 정교수로서 임상과 과장이 되었다. 그녀의 지도로 수십 명, 어쩌면 수백 명에 이르는 지도자들이 미국 전역의 소아과에서 양성되었다.

내 아들은 뒤늦게 생명의 첫 숨을 내쉰 이후로 순탄히 회복해 나갔다. 아이는 양수를 떠나 공기에서 생활하기 위한 고된 변화를 이겨 냈다. 그날 일로 나는 호흡이 쉬운 일이 아님을 배웠다. 우리는 당연하게 생각하지만 호흡은 폐를 중심으로 여러 개의 장기가 협력하는 복잡한 과정이다. 폐는 주변 기체를 밀어내는 단순한 펌프가 아니다. 에이버리 박사가 우리에게 알려 주었듯이 폐는 면역학과 화학 법칙으로 작동하며 우리가 이 세상에 발을 내딛는 순간부터 극도의 스트레스를 견디면서 엄청난 작업량을 소화하는 장기다.

4장
호흡의 남다른 치유력

　오늘날 우리의 건강 문제는 의료 행위를 행하는 방식 외에도 스스로와 서로를 돌보는 방식과 훨씬 짙은 연관성을 맺고 있다. 이러한 현상은 국가의 건강을 보여 주는 가장 기본적인 척도인 기대 수명에 반영되어 수십 년간 꾸준히 증가해 온 기대 수명이 2010년부터 2018년까지 일직선을 그리기에 이르렀다. 의학과 약학 분야 전체의 발전에도 불구하고 2010년대는 국가의 전반적인 건강 측면에서 상실의 10년이라고 할 수 있다. 미국 질병 통제 예방 센터는 두 가지의 예방 가능한 문제를 그 원인으로 꼽는다. 바로 1990년대에는 1만 명 이하였지만 2017년에 들어서 7만 명 이상으로 사망률이 증가한 약물 과다 복용과 1999년에 10만 명당 10명에서 2017년에 들어 10만 명당 14명으로 늘어난 자살률이다.[1]

　2005년 당시 6.6퍼센트였던 우울증 발생률 역시 2015년에 들어 7.3퍼센트로 증가했다.[2] 12~17세 청소년의 우울증은 2005년

8.7퍼센트에서 2015년 12.7퍼센트로 그 증가세가 훨씬 두드러진다. 2017년에는 청소년 인구의 13.3퍼센트인 320만 명이 적어도 한 번의 〈주요 우울 장애〉를 경험했다고 한다.[3] 만성 불안이나 공황 발작, 만성 통증, 양극 장애, 약물 남용, ADHD와 같은 무수한 관련 질환 역시 청소년에게 만연하다. 어린 나이에 너무 많은 것에 노출된 우리 어린이와 10대 청소년들이 우울증 관련 질병을 경험할 가능성이 크게 증가하고 있다.

   의사들 역시 예방 가능한 문제를 가진 환자들로 내과 병실이 가득 찬 병원에서 이러한 유감스러운 시류를 목격하고 있다. 2020년 존스 홉킨스 내과 대학에서 발표한 연구 결과에 따르면 전체 비용의 23퍼센트로 집계된 중환자실 입원율의 총 25퍼센트는 극심한 약물 남용, 혹은 과다 복용과 직접적인 관련이 있었다.[4] 이러한 연구는 흡연으로 인한 폐암이나 알코올 섭취로 인한 간경화와 같은 물질 남용 관련 만성 의학 질환 입원율을 제외한 통계며, 해당 집단은 중환자실 입원율의 44퍼센트를 구성한다.[5] 하버드 의과 대학의 교수인 허버트 벤슨Herbert Benson은 이러한 사안을 폭넓게 비판했다. 「미국에서 의사를 방문하는 환자 60퍼센트는 스트레스 관련 문제를 안고 있으며, 약물이나 수술을 비롯한 그밖에 의료 행위로는 치료하기 힘든 사례가 대부분이다.」[6]

   벤슨 박사에 따르면 의학계는 증가하는 위기 상황에 적절히 대처하는 데 실패했다. 갈수록 의료 행위는 유전학과 기술의 활용, 미래 인공 지능의 폭발적인 증가에 초점을 맞추어 절차적으로 변해가고 있다. 만성 폐쇄 폐 질환으로 인한 호흡 기능 상실로 병원에 입원했다가 의료 로봇에게 더는 폐가 작동하지 않으니 고통을 줄여 주는 완화 치료에 초점을 맞추어야 한다는 이야기를 전해 들었던 어니스트 퀸타나 가족의 끔찍한 예처럼, 환자의 가족들은 이러한 현상에 거부감을 보이고 있다.[7]

악화되어 가는 정신 건강과 의료 행위 간의 단절에 맞서 싸우기 위해 우리는 여러 가지를 시도하고 있다. 그중에서 인간의 장기인 폐는 인간과 사회에 만연한 예방 가능한 문제 사이의 전투에서 도움이 될 만한 도구라 할 수 있다. 폐가 수천 년간 치유의 힘을 발휘해 온 덕분에 우리는 그 능력을 이미 인지하고 있으며, 일부 사람들은 이러한 인식을 새롭게 개정하여 현재의 세상에 적용해 오고 있다.

현재의 이란인 페르시아의 조로아스터교에서는 호흡 운동을 일상적으로 훈련할 정도로 기원전 7000년부터 호흡의 치유하는 힘을 인식하고 있었다. 이 전통은 서구에 전해졌고, 고대 그리스와 로마 역시 모두 주기적으로 호흡 운동과 명상을 수행했다. 그 후로도 명상과 찬송은 유대교와 기독교, 이슬람교의 핵심 활동으로 이어져 내려오고 있다. 이렇게 서구권의 종교가 성령, 혹은 루아흐인 호흡에 대해 말하고 기술하는 사이 동양권의 종교는 영적인 깨우침의 일부로써 호흡에 엄격히 초점을 맞추었다.

3억 명의 신자를 보유한 불교는 세계에서 가장 널리 퍼진 종교로 손꼽힌다. 불교의 분파인 선종과 티베트 불교를 비롯한 불교의 신도들에게 호흡 운동은 궁극적인 깨달음과 활기, 다른 모든 관습의 핵심이며 자신의 신념을 훈련하는 가장 중요한 방법이다. 불교도들은 호흡을 하면 몸과 마음이 그 뒤를 따른다고 믿는다.[8]

불교는 부처, 혹은 깨달음을 얻은 자로 널리 알려진 승려 고타마 싯다르타가 창시했다. 그는 기원전 5세기 무렵에 인도 아대륙에서 태어났다. 35세의 나이에 삶에 염증을 느낀 싯다르타는 당대의 현지 요가 수련자들에게 깨달음을 얻기 위해 수행을 떠났다. 수행 후에는 영적 통찰에 이르는 유일한 길에 대한 가르침을 전파하기 시작했다. 싯다르타는 궁극적인 목표로 자신이 열반이라고 칭한 경지를 이해하고 마음의 평화를 얻고자 했다.

불교의 가르침은 사성제(四聖諦)*로 요약할 수 있으며, 불교는 사성제를 자기 발전을 이루려는 사람이라면 누구나 전부 받아들이고 따라야 하는 진리로 칭하고 있다. 사성제의 첫째는 고통과 괴로움이 삶의 일부임을 이해하는 데서 시작한다. 화와 실망, 외로움, 좌절의 감정은 모두 그에 대한 정상적인 반응이다. 둘째는 괴로움이 욕구에서 발생한다는 사실을 이해해야 한다. 괴로움은 지속적인 갈망과 결여로 인해 다른 사람이나 스스로가 만든 기대감이 실망으로 변하면서 발생한다. 이러한 삶의 감정이 우리의 사고를 해로운 방식으로 장악할 때 우리는 파괴적인 행동을 하게 된다. 셋째는 해로운 생각에서 스스로 자유롭게 할 수 있을 때 우리는 지혜와 통찰을 얻을 수 있다. 사성제의 최종 목표는 열반이라는 용어로 표현하기도 한다. 열반은 〈불을 불어서 끄다〉, 혹은 〈불어서 꺼진 상태〉를 뜻하며 집착이 소멸함을 의미

* 네 가지 진리라는 의미.

한다.

처음 세 가지 진리는 문제(괴로움)를 정의하고, 그 원인(집착)을 밝히며, 문제가 해결되면 어떤 일이 일어나는지(지혜와 열반)를 설명한다. 그리고 넷째는 집착에서 지혜로 향하는 길을 제시한다. 이것을 팔정도(八正道), 혹은 열반의 세계로 인도하는 여덟 가지 가르침이라 한다. 팔정도의 처음 두 가지 가르침은 도덕적인 생활을 맹세하고 불교도의 길에 전념함으로써 지혜의 길을 따르라는 내용이다. 다음의 세 가지 가르침은 행동의 윤리에 대한 내용을 담고 있다. 말로는 험담을 피하고 진실을 말하며, 행동으로는 살인과 절도와 육체적 쾌락의 탐닉을 거부하고, 생활에서는 동물을 죽이지 않고 무기나 유해한 물건을 사고팔지 않는다. 마지막 세 가지 가르침은 온전히 명상에 대한 내용이다. 긍정적인 사고를 위해 노력해야 하며, 자신의 신체와 감정에 대한 인식을 발전시키고, 정신 통일을 통해 집중력을 향상한다. 〈약속하고 행한 뒤 훈련하고 발전시킨다.〉 이것이 바로 팔정도다.

부처는 평온과 깨달음의 경지에 이르는 주된 수단으로 폐를 활용하라고 가르쳤다. 그의 가르침은 경전 『안반수의경』에서 확인할 수 있다. 안반수의는 〈호흡(안반)에 정신을 집중(수의)한다〉는 뜻을 담고 있으며, 이를 통해 통찰을 얻을 수 있다고 기술한다. 경전은 실외의 나무 아래와 같이 홀로 앉을 수 있는 조용한 장소를 찾아 호흡을 의식하면서 들숨과 날숨에 집중하라고 명시한다. 호흡이 짧으면 짧은 대로, 길면 긴 대로 의식한다. 그 후에 좀 더 고차원의 호흡 운동을 수련할 수 있다. 이렇게 호흡에 집중

함으로써 우리는 잡념을 떨쳐 내고 마음의 역량에 주의를 기울일 수 있으며, 이해를 추구하는 과정에서 욕구와 집착을 날려 버릴 수 있다.

기원전 5세기에 시작된 인도의 또 다른 종교, 힌두교 역시 깨달음을 얻는 방법으로 호흡에 전념하며 주로 요가 수행을 통한 호흡법을 사용한다. 주요 요가 호흡법 중 하나인 프라나야마 pranayama는 생명력, 혹은 활력 에너지를 뜻하는 산스크리트어 프라나prana와 확장, 혹은 끌어낸다는 뜻을 가진 야마yama가 결합한 단어다. 이 호흡법은 마음의 평화와 통제를 이루기 위한 목적을 가지고 있다. 프라나야마를 훈련하는 방법들은 모두 우리의 프라나, 즉 생명력의 근원인 호흡에 집중한다는 공통점이 있다.

최근에 서구권에서는 불교와 힌두교의 가르침을 〈마음 챙김 운동〉으로 재해석하고 있다. 마음 챙김이라는 발상을 서구권으로 처음 들여온 사람은 프랑스에서 수년간 망명 생활을 했던 베트남의 승려 틱낫한이었다. 그는 〈마음이 흐트러질 때마다 마음을 다시 붙잡는 수단으로 호흡을 활용하라〉라고 충고했다.[9]

이 지당한 충고에도 불구하고 마음 챙김 운동은 불교라는 뿌리에서 너무 동떨어졌으며, 집합적인 효력에만 몰두해 지나치게 빠른 해결책만을 제시한다는 논란과 비판이 뒤따랐다. 이러한 비판의 일부가 사실일지는 몰라도 앞으로 기술할 마음 챙김의 장점들은 호흡에 집중하고 전념하는 활동이 사람들에게 분명한 도움을 줄 수 있다는 사실을 보여 준다.

만약 누군가가 초기 진료에서 의사에게 우울증이 있다고 말한다면 희망이 없다는 감정을 유발하는 원인에 대해 약간의 대화를 나눈 뒤 항우울증제를 처방받을 가능성이 크다. TV 프로듀서인 에이미 와인트라우브는 이러한 접근법의 한계를 깨달은 산증인이다. 그녀는 수년간 자기 회의감과 행복감의 결여, 에너지 저하의 수렁에서 헤어 나오지 못했다. 운동과 커피는 큰 도움이 되지 않았고 안정적인 인간관계나 약도 마찬가지였다. 성공적인 이력에도 불구하고 에이미는 목적의식과 방향 감각을 잃은 채 중년에 접어들었다. 그녀는 버지니아 울프가 〈번뇌의 연속〉이라고 불렀던 감각이 아니라 에밀리 디킨스가 〈무의 일면〉이라고 칭했던 현상을 경험했다. 뇌와 두개골 사이에 솜이 한 겹 씌워져 안개 속을 걷는 듯한 기분을 느꼈다.[10]

에이미의 상태는 뉴잉글랜드의 하늘색이 짙어지고 나뭇잎이 떨어지면서 사람들이 비와 추위로 집 안에 머물게 되는 가을이면 최악으로 치달았다. 그녀는 특히 상태가 좋지 않았던 1985년의 가을을 떠올리곤 한다. 그해 가을에는 에이미가 애인과 함께 살던 로드아일랜드주 뉴포트의 집이 허리케인의 위협을 받았음에도 들이닥칠 태풍조차 그녀의 기운을 끌어올리지 못했다.

몇 주 뒤 그녀는 프로비던스에 있는 치료사의 진료실 소파에 앉아 행복감을 전혀 느끼지 못한다고 설명했다. 치료사는 에이미가 항상 〈빈털터리〉가 된 듯한 상태를 경험하고 있다고 진단했다. 집에 돌아온 에이미는 계속 약을 먹으면서 아침마다 침대를 벗어나기 위해 노력하는 수밖에 없었고, 그것이 본인이 할 수 있는 최선이라고 생각했다.

그러던 어느 날, 집을 비운 이웃의 우편함을 확인하던 에이미가 매사추세츠주 스톡브리지의 크리팔루 센터에서 보낸 광고지를 발견한 이후로 모든 게 달라졌다. 센터는 요가 수업과 수련회를 주최했고, 에이미는 별다른 기대 없이 그중 하나에 등록했다. 그녀의 예상은 완전히 빗나갔다. 스톡브리지에서 보낸 3일은 뜻밖에도 그녀의 몸과 정신을 깨워 주었고 회복의 길로 이끌었다.

크리팔루 센터의 요가 강사는 우선 에이미를 비롯해 수업에 참석한 학생들에게 어깨를 뒤로 빼고 머리를 세우고 매트 위에 똑바로 서도록 했다. 그리고 심장 앞에서 기도하는 자세로 손을 올리고 팔꿈치는 양쪽 밖을 향하도록 했다. 「깊게 숨을 들이마시고 심장을 빛으로 채우세요. 숨을 멈추고 가슴과 온몸에 치유 에너지가 퍼져 나갈 때 그 에너지에서 나오는 빛을 느껴 보세요. 숨을 내쉬고 손바닥을 위로 펼칩니다. 비어 있는 채로 두세요. 신은 당신의 빈손을 사랑합니다.」[11]

남은 시간 동안 여러 자세와 호흡 운동을 배우면서 에이미는 천천히 몸과 마음이 깨어남을 느꼈다. 어깨가 풀렸고 심장은 긍정적인 감정으로 꽉 채워졌으며 빛줄기가 손가락과 발가락 끝에서 뿜어져 나오는 듯했다. 이전까지는 텅 비어 있었던 마음이 차분해지면서 자신이 경험한 공백이 오히려 좋은 기회였다는 통찰이 에이미를 관통했다. 에이미의 공백은 삶의 신성함을 경험하고 자신이 진정으로 애정과 행복을 받을 자격이 있음을 알게 해준 기회였다.

며칠 동안 요가 수업과 연수회, 음악과 찬송을 위한 저녁 모임에 참석한 후 에이미는 마음의 활력을 되찾아 뉴포트로 돌아왔다. 그리고 비디오테이프를 보며 계속해서 명상 자세(아사나)를 비롯해 호흡 훈련(프라나야마)을 했다. 여전히 침대 밖으로 나오기가 힘든 아침도 있었지만 자주는 아니었고, 그렇게 상태가 좋지 않은 날 아침에는 침대에서 호흡 훈련을 했다. 편하게 숨을 들이마시고 멈춘 다음 내쉬었다. 몇 달 뒤 에이미가 차 안에서 심상 유도 테이프를 듣고 있을 때 또 한 번의 큰 변화가 일어났다. 테이프가 끝날 때쯤 강연자는 스스로 〈이름〉을 지어 보라고 말했다. 에이미를 찾아온 이름은 〈풍요〉였다. 그녀의 마음은 더 이상 텅 비어 있지 않았다.

우울증을 극복한 뒤 에이미는 TV 프로듀서라는 이력을 포기하고 요가 강사라는 천직을 얻었다. 수년간 그녀는 아침 6시에 사람들을 〈매트 위에 서도록〉 장려하는 요가 모임을 열었다. 에이미는 학생들에게 요가 수업은 특히 자신을 향한 비판의 소리와 같은 개인적인 판단이 개입하지 않는 공간이라고 말한다. 요가는 삶의 한계를 인정하고 자신에게 무엇이 문제인지가 아니라 어떤 행동이 올바른지에 초점을 맞춘다. 과도한 자기 성찰을 삼가고 호흡에 초점을 맞추면 신체와 마음이 그 뒤를 따른다.

에이미는 자신의 책 『우울증을 위한 요가 *Yoga for Depression*』에서 전통 의학계를 깜짝 놀라게 할 만한 변화의 이야기를 전해 주었다. 처음에 에이미의 수업에 참석했던 사람들은 어깨가 굽어 있었고, 몸통 위쪽으로 얕게 숨을 쉬었으며, 눈을 이리저리 돌리곤 했다. 그러나 몇 달 안에 많은 사람이 똑바로 서서 복부로 숨을 깊게 쉬었고, 상대의 눈을 바라보았으며, 가면을 쓴 채 웃기보다 평화롭게 진정한 미소를 지었다.

존 카밧진Jon Kabat-Zinn은 현대 서구권의 의식으로 호흡과 이완을 도입하려 시도한 선두주자다. 그는 우리 모두가 휴대 전화나 인터넷, TV에서 경험하는 정보의 과부하에 대한 해독제이자 가족을 비롯한 사랑하는 사람에게로 관심을 돌리게 해줄 방법으로 마음 챙김을 손꼽았다.[12]

1972년의 어느 날, MIT에서 분자 생물학 과정 박사 학위를 마친 카밧진은 교정에서 한 불교 승려의 담화에 대한 표지판을 보았다. 강의에 참석한 그는 승려의 이야기에 사로잡혔고 자신의 과학적 배경지식을 적용하여 고대의 교리를 연구하는 명상과 마음 챙김 공부의 길을 걷게 되었다. 몇 년 뒤에 그는 매사추세츠 의과 대학교에 변형 의학 센터를 설립했고, 전통적인 의술의 허점에 빠진 많은 사람을 돕기 시작했다. 그는 환자들에게 삶이 〈재앙으로 가득하다〉는 사실을 받아들이고 앞으로 나아가라고 말했다. 만성 통증부터 불안증, 암, 심장 질환까지 모든 종류의 질병을 가진 환자들이 몰려들었다. 카밧진은 호흡과 조용한 명상에 초점을 맞추는 치료를 통해 환자들의 삶이 평범한 의사들을 깜짝 놀라게 할 만큼 근본적으로 변화하는 모습을 확인했다.

카밧진은 질병을 상대해야 하는 환자들을 돕는 일 외에도 의

대 학생들의 훈련법을 변화시키기 위해 노력했다. 그는 환자들이 진단만 하는 의사보다 자신에게 공감해 주는 의사를 원한다는 사실을 깨달았다. 의대 학생들을 대상으로 한 마음 챙김과 인식에 대한 교육은 그러한 목표를 이루기 위한 노력의 일환이었다. 나 또한 의과 대학에서 환자들이 주치의에게 바라는 점을 공유하는 모임에 참석한 적이 있다. 한 환자는 주치의라면 마주 앉아서 눈을 들여다보며 〈요즘 어떻게 지내나요?〉라고 물어본 뒤, 잠시 멈춰 자신의 대답을 기다려 줄 수 있어야 한다고 말했다. 이때 의사는 컴퓨터에 무언가를 입력하거나 휴대 전화를 보거나 종이에 무언가를 기록하지 않는다. 한 연구에 따르면 의사가 환자의 말을 가로막기까지 걸리는 평균 시간은 11초라고 한다.[13] 의사가 환자에게 단 2분만 투자한다면 큰 변화를 일으킬 수 있을 것이다. 나는 이 모임을 통해 1년 내내 들었던 수업 중에서 가장 중요한 가르침을 얻었고, 의사 업무를 행하는 방식에 있어서 매우 깊은 영향을 받았다.

편견 없이 들어주고 그 순간에, 그 장소에 있어 주는 자세는 마음 챙김 운동의 핵심으로 볼 수 있다. 이를 훈련하는 방법은 여러 가지가 있는데, 일부 훈련자들은 운동의 한 맥락으로 주로 요가를 통한 호흡 운동을 한다. 등을 바닥에 대고 누워 〈전신 살피기〉를 통해 의식적으로 몸 전체, 그다음에는 각 몸 부위를 돌아보며 온도와 질감, 주변의 공기에 해당 부위가 어떻게 맞닿아 있는지 각 부위의 반응에 주의를 기울이는 방식이다. 또 다른 강력한 기술로는 건포도, 혹은 나뭇잎과 같은 물체 하나를 들고 지금까지

본 적 없는 물체를 보듯이 그 생김새와 느낌, 냄새, 맛을 관찰하는 방법이 있다. 이 기술은 마음을 비우기 위함이 아니라 현재를 관찰하고 명상을 넘어 우리 삶으로 호흡 운동을 도입시킴으로써 우리의 올바른 인식 능력을 확장해 주는 방법에 가깝다.

　의학계에서 마음 챙김의 영향력은 환자들의 소통을 증진시키는 기능 이상을 하고 있다. 의학은 대부분 빈틈없는 신체검사부터 가슴 엑스선, 혹은 MRI를 해석하는 행위까지 단순하고 주의 깊은 관찰을 통해 진행된다. 디지털 의학 기록을 살피는 데 소모하는 수많은 시간을 제쳐두더라도 의사들의 시간을 상당수 잡아먹고 있는 실험실 연구와 기술로 얻은 자료의 쇄도 속에서 집중 감시는 이미 과거의 일이다. 스탠퍼드 대학교에서 2015년에 수행한 한 연구에 따르면 진단 오류의 63퍼센트가 신체검사를 하지 않아서 일어나고, 14퍼센트는 올바른 검사 결과를 잘못 해석해서 발생하며, 11퍼센트는 신체적 징후를 놓치거나 발견하지 못하기 때문에 생긴다고 한다.[14] 관찰에 초점을 맞추는 마음 챙김은 의사를 환자에게로 다시 이끌어 주는 지침이 될 것이다.

　이제 우리는 호흡 운동 도중에 생리학적으로 중요한 변화가 일어난다는 사실을 알고 있다. 자율 신경계는 호흡과 심장 박동 수, 위장관의 작동과 같이 일상 기능을 다루는 우리의 신경계를 분배함으로써 이 변화에 깊이 관여한다. 자율 신경계는 교감 신경계와 부교감 신경계 경로라고 하는 정반대의 두 가지 주요 분류로 나뉜다. 전자는 우리가 겁을 먹거나 위험에 처했을 때 활성화되며 부신에서 에피네프린(아드레날린) 호르몬을 분비해 심장 박동 수를 증가시키고 동공이 커지면서 땀이 흐르게 한다. 소위 투쟁 - 도피라고 하는 기제다.

부교감 신경계는 아세틸콜린 호르몬을 이용해 같은 장기에 정반대 반응을 일으켜 심장 박동 수와 호흡수를 진정시키고 위장으로 향하는 혈관을 확장시키며 행복감을 만든다. 이를 〈휴식과 소화 기제〉라고 부른다. 깊은 호흡은 부교감 신경계에 강력한 유도 인자로 작용할 수 있다. 분비된 아세틸콜린은 우리 장기를 진정시킬 뿐만 아니라 기분을 좋게 해주는 호르몬이자 플루옥세틴이나 졸로프트와 같은 약물이 목표로 하는 세로토닌과 도파민, 프로락틴 분비를 촉진한다. 그러나 요가와 호흡 운동은 부작용 없이 이러한 효과를 자연적으로 만들어 낼 수 있다.

호르몬 분비가 호흡 관련 질병을 비롯한 여러 질병의 증상에 영향을 미친다는 사실을 기술한 과학 문헌들도 학계의 인정을 받으며 증가하고 있다. 1950년대에 우크라이나 의사 콘스탄틴 부테이코Konstantin Buteyko가 제안한 부테이코 호흡법은 코로 호흡을 함으로써 호흡 속도를 늦추고 제대로 기능하지 않는 호흡을 스스로 인지하여 과호흡 증후군을 제어하는 목적으로 사용된다. 2008년에 학술지 『레스퍼레토리 메디신Respiratory Medicine』은 무작위 실험에서 천식 환자에게 부테이코 호흡법을 수행하도록 한 뒤 6개월 후에 천식을 잘 통제할 수 있는 환자의 수가 대상자 40퍼센트에서 79퍼센트로 증가했다는 내용을 실었다.[15] 놀랍게도 호흡법을 수행한 대상자들은 스테로이드 흡입제 사용률이 크게 줄어들었다. 2009년에 학술지 『소랙스*Thorax*』에 실린 또 다른 연구는 호흡 운동이 불안감을 낮춰 주며 천식 환자들의 우울증 지수를 낮춰 준다고 기록했다.[16] 많은 천식 환자가 증상을 통제하기 위해 강한 항염증약을 사용하는 데 반해 호흡 운동이 치료의 일부로 중요한 역할을 할 수 있음이 확실해졌다.

호흡 운동이 정신 건강 상태와 만성 통증에 효과가 있다는 과학적 증거도 매년 증가하고 있다. 우울증, 혹은 불안증이 있는 90명의 대학생이 참여한 2016년의 연구를 보면 요가나 마음 챙김 과정을 수행한 학생들은 통제군과는 달리 놀라울 만큼 증상이 개선되었다.[17] 2014년에는 외상 후 스트레스 장애에 시달리는 64명의 여성을 여러 집단으로 나누어 요가 수업이나 해당 질환에 대한 교육을 받게 하는 연구를 진행했다. 요가를 시행한 집단은 보건 지원 교육보다 증상이 상당히 호전되었다.[18] 1,007명을 대상으로 한 2012년의 연구는 요가가 만성 장애를 앓고 있는 환자들의 통증을 놀라울 만큼 완화시킨다는 결과를 보여 주었다.[19]

이렇듯 호흡과 스트레스 완화 운동은 호흡 장애나 기분 장애에 고통받는 사람들에게 도움이 된다. 아울러 연구 결과에 따르면 스트레스 완화 운동이 서로 다른 염증 유전자와 우리 몸에서 발현되는 단백질들에도 영향을 미치는 것으로 조사되었다. 2013년에 발표된 획기적인 연구에서 연구자들은 이완 운동을 해본 경험이 없는 연구 대상 26명에게 8주간 훈련을 받게 했다. 그리고 운동 전후로 혈액 표본을 채취하고 단백질 합성을 위해 DNA가 만든 리보 핵산RNA의 수치를 측정해 서로 다른 유전자 발현율을 분석했다.[20] 이완법을 시행하기 이전에 연구 대상에게 얻은 혈액과 비교할 때 이후에 얻은 혈액에서는 염증 반응과 스트레스 관련 경로, 심지어 세포사 경로와 관련된 RNA 생산이 급격히 감소했다. (다시 말해, 세포들이 잠재적으로 더 오래 생존할 수 있음을 의미한다.) 에너지 기제와 인슐린 분비, 유전적 건강과 수명 조절 단백질 개선과 관련이 있는 유전자는 활성도가 증가했다.

그 후 한 리뷰 논문에서는 유사한 논문 34개를 함께 묶어 건강을 제어하는 염증 표시자뿐만 아니라 백혈병과 유방암, 치매 등에 걸린 대상자의 염증 표시자 변화를 확인했다. 논문에 따르면, 다양한 호흡과 명상 운동을 수행한 환자는 전반적으로 긍정적인 결과를 보였다.[21]

호흡의 힘은 치료뿐만 아니라 생리학의 법칙에 저항하는 놀라운 능력으로 발휘될 수 있다. 그중 눈에 띄는 예로는 티베트 승려들의 툼모 명상법이 있다. 툼모는 티베트어로 내면의 불을 뜻하는데, 툼모 명상법은 승려들이 얇은 천 하나만 두르고도 히말라야의 살을 에는 추위 속에서 밤새도록 실외에 앉아 있을 수 있도록 도와주는 원동력이다.

이러한 초인간적인 능력을 가능하게 하는 기술은 바로 〈항아리 호흡〉이다. 항아리 호흡을 훈련하는 승려들은 자리에 조용히 앉아 숨을 들이마실 때 팽창하는 복부에 초점을 맞추며 항아리에 물을 붓는 상상을 한다. 그리고 숨을 모두 내쉬는 대신에 전체

날숨의 약 90퍼센트에서 숨을 멈추어 복부를 둥근 모양으로 유지한다. 이 훈련을 여러 번 반복하면 복부 호흡으로 발생하는 환기량이 증가한다. 또한 호흡의 속도가 증가하며 체온이 극적으로 올라가는 현상을 확인할 수 있다.

윔 호프는 말 그대로 툼모 호흡의 발상을 새로운 차원으로 받아들인 인물이다. 1959년에 네덜란드에서 태어난 호프는 추운 날씨 속에서 기네스 세계 기록을 세우며 〈얼음 인간〉이라는 별명을 얻었다. 호프는 2011년에 얼음 속에서 목만 내민 채 1시간 52분 42초를 버텨 세계 기록을 세웠다. 또한 반바지에 신발만 신은 채로 약 7킬로미터 고도의 에베레스트산을 오르고, 역시 비슷한 옷차림으로 북극권 한계선 위에 있는 핀란드에서 영하 20도의 기온 속에 마라톤을 완주했다. 호흡과 명상 훈련에 통달한 호프는 생리학적으로 인간이 다다를 수 있는 한계에 대한 인식을 재정의한다.[22]

〈잠시 깨어날 시간을 가져라. 나 자신과 감정에 친숙해져라.〉 이와 같은 마음 챙김의 발상은 우리가 마주하는 정신 건강 장애와 심각한 약물 남용, 우울증 발생률의 증가와 같은 고난들을 해결하고 삶을 변화시켜 줄 접근법이다.

사회는 점점 더 급격한 속도로 변화하고 있으며, 우리에게는 새로운 현실의 스트레스와 싸울 새로운 도구와 접근법이 필요하다. 틱낫한은 말했다. 「감정은 흐린 하늘의 구름처럼 오고 간다. 의식적인 호흡은 나의 닻이다.」[23] 그리고 불교도 애나벨 레이티는 우리에게 좀 더 의미 있는 충고를 던진다. 「호흡하세요! 당신은 살아 있습니다!」[24]

2부

현재: 세상에 반하는
폐와 인간

5장
면역 체계의 창

 우리 몸에서 호흡마다 발생하는 경이로운 기체 교환은 참으로 차분하고 수월해 보인다. 그러나 이러한 차분함 속에서 쉴 새 없는 전투가 벌어지고 있으며, 우리가 그 사실을 이해하기 시작한 기간은 그리 길지 않다. 폐는 계속되는 바이러스와 세균, 기생충의 침입 위협을 막기 위해 수백만 년 동안 복잡한 면역 체계를 설계해 왔다. 매분 수백 개의 서로 다른 세포와 세포 유형이 해로운 침입자를 죽이기 위한 근본적인 목표를 이루기 위해 정교하게 협력하며 폐를 들락날락하고 있다. 고성능 현미경을 통해 실시간으로 보면 이 전투 과정은 팩맨 게임을 닮았다. 호중구를 비롯한 배고픈 염증 세포가 방향을 바꾸며 이리저리 피하는 세균을 쫓다가 마침내 침입자를 궁지로 몰아 에워싼 뒤 파괴한다.[1]
 인간의 생존을 위해서 면역 체계는 끊임없이 침입자의 행렬을 저지한다. 그리고 계속되는 싸움의 최전방에 폐가 있다. 폐는 매년 겨울마다 접근해 오는 독감 바이러스로부터, 연쇄 구균과 포도알균과 같이 인간을 폐렴에 감염시키려는 세균으로부터, 약 20억 명의 폐에서 잠복하고 있는 폐결핵균으로부터 우리를 지켜 주고 있다.

최근 수십 년간 위생 상태의 향상과 백신 전파로 인해 감염성 침입 인자의 위협은 크게 줄어들었다. 홍역과 볼거리, A형 간염을 비롯한 여러 전염병 수치는 1960~1980년 사이 95퍼센트 이상 떨어졌다.[2] 진화 시간 척도로 볼 때 극도로 빠른 이 변화 속에서 우리 면역 체계는 균형을 잃어가고 있는 듯하다. 인체가 스스로 공격하는 자가 면역 질환은 우리 환경과 생활 양식의 급격한 변화를 뒤쫓으려는 듯 지난 수십 년간 걱정스러운 속도로 만연히 증가하고 있다. 1980년에 천식 발생률은 전체 인구의 3.1퍼센트였지만 현재는 (268퍼센트가 증가한) 8.3퍼센트며, 다발 경화증이나 제1형 당뇨병, 크론병과 같은 그 외 자가 면역 질환도 비슷한 증가율을 보이고 있다.[3]

지난 10년간 과학자들은 자가 면역 질환의 극단적인 성장률을 설명하기 위해 다양한 이론을 제기했다. 그중 하나인 위생 가설은 인간이 백신을 접종하지 않았던 시대와 달리 기생충이나 세균, 바이러스가 풍부한 생활 환경에 더는 노출되지 않기 때문에 면역 체계가 균형을 잃는다는 주장이다. 위생 가설에 따르면 현대에는 일반적으로 세균과 열심히 싸우는 면역 체계의 특정 부분이 활동하지 못하기 때문에 휴면 상태로 남아 있어야 할 다른 면역 체계 부분이 대신 자극을 받는다. 반대로 분자 의태(모방) 이론은 새로운 세균이나 바이러스가 우리 신체 내의 세포 표면에 있는 단백질 구성 요소(자기 항원)와 닮은 세포 표면 단백질 구성 요소(항원)를 가지게 되기 때문에 문제가 생긴다고 주장한다. 우리 면역 체계는 새로운 세포와 바이러스를 맞닥트렸을 때 항체를 생산함으로써 적절히 반응한다. 하지만 감염이 사라진 후에도 면역 체계가 실수로 신체 내의 단백질을 외래 단백질로 인식하면서 계속해서 자기 항원에 대해 염증 반응을 일으킨다.[4]

우리는 미래에 인간의 면역 체계가 어떤 방향으로 발전할지 예측할 수 없다. 면역 체계는 말 그대로 수백 개의 서로 다른 세포 종류가 염증과 억제, 반응으로 복잡하게 얽힌 그물망처럼 상호 작용하고 있다. 급격하게 변화하는 환경 속에서 우리는 자신을 대상으로 거대한 실험을 수행하고 있는 셈이다. 다행히도 면역 체계와 관련한 지식이 쌓이면서 감염과 천식, 자가 면역 질환, 심지어 암과 깊이 관련된 분야에서 등장한 미래의 치료법이 방대한 가능성을 보여 주고 있다.

이러한 연구 분야는 모두 궁극적으로 우리 면역 체계가 무엇을 할 수 있는지, 또한 면역 체계가 엉망이 되었을 때 어떤 일이 일어나는지에 관심을 둔다. 우리는 이제 겨우 일부 실마리를 풀어냈을 뿐이다. 또한 천식에서 얻은 교훈, 특히 1960년대의 발견은 인간이 얼마나 먼 길을 지나왔는지, 계속해서 같은 방향으로 나아간다면 미래에 우리 폐에 어떤 일이 일어날지에 대한 경고를 보여 주었다.

나는 2005년에 펜실베이니아 대학교에서 호흡기과 전임의 과정 2개월 차에 들어서 어떤 교과에서보다 천식에 대해 더 많은 가르침을 주는 이야기를 접했다. 뜬금없이 들릴 수도 있겠지만 나는 이야기 속에서 천식 발작의 심각성을 강하게 보여 준 〈차에 타라〉는 말을 처음 들은 순간 깊은 깨달음을 얻었다.

월요일의 이른 아침, 나는 동료 전임의인 미첼과 나란히 컴퓨터 앞에 앉아 있었다. 미첼은 지난 금요일 저녁부터 주말 교대를 쉬었던 내게 주말의 환자에 대해 열변을 토하고 있었다. 주로 동남아시아에서 온 젊은 이민자 응우옌 씨에 대한 이야기였는데, 응우옌 씨는 심한 천식 발작으로 금요일 저녁에 입원했다. 응우옌 씨는 증기 흡입 치료와 스테로이드로 일상적인 치료를 받고 처음에는 호전의 기미를 보였지만 같은 날 10시쯤부터 상태가 심각하게 나빠져 중환자실로 옮겨졌다.

환자의 폐는 추가 증기 흡입 치료에도 불구하고 계속해서 딱딱해져 갔다. 전공의는 집에 있던 미첼에게 전화로 상황을 설명했고, 미첼은 담당의에게 전화했다. 담당의인 조지프는 한두 마디 대화를 나누곤 바로 미첼의 말을 끊었다. 「지금 당장 차 타고 출발해. 나도 지금 차 타고 갈 테니까 중환자실에서 보자. 환자 상태가 악화될 것 같아.」

환자는 일반적인 약물에 저항성을 보이는 〈천식 지속 상태 status asthmaticus〉에 빠졌다. 지속 상태status는 지속을 뜻하는 라틴어 stare에서 따온 단어다. 천식asthma이라는 단어는 수천 년 전으로 거슬러 올라가는 그리스어에서 기원한다. 사실 이 단어는 호메로스가 『일리아스』에서 언급했을 때 원래 〈거친 호흡〉이라는 의미로 쓰였다. 다시 말해, 병원의 청년은 거친 호흡 현상을 유지하고 있었다. 이러한 현상 유지는 우리 인체에서 절대 일어나서는 안 되는 일 중 하나다. 인체에서 심장은 박동을 하고, 콩팥은 혈액을 여과하고, 장은 연동 운동으로 수축을 하고, 팔다리는 움직여야 한다. 무엇보다도 폐는 부풀고 수축하며 공기를 움직여야만 한다.

담당의의 말은 옳았다. 엄청난 스테로이드와 지속적인 증기 호흡 치료에도 불구하고 환자의 폐는 부드러워지지 않았다. 의료진은 환자에게 인공호흡기를 연결하기로 했고 자정쯤에 폐로 관을 넣었다. 그런데도 환자는 상태가 계속해서 악화되었다. 인공호흡기로도 환자의 폐로 충분한 공기를 불어 넣지 못했으며, 환기를 하지 못해 이산화 탄소가 폐와 혈액에 쌓이고 있었다. 혈중 이산화 탄소는 자연적으로 물과 결합해 산성과 중탄산염으로 분해된다. 환자는 혈액 내 산성 수치를 보여 주는 직접적인 척도라고 할 수 있는 pH가 정상 수치인 7.40에서 7.13까지 떨어지다가 위험한 수준인 7.10에 도달했다. 이미 언급했듯이 우리 몸의 세포, 특히 심장 근육을 구성하는 세포들은 과도한 산성이 존재하는 환경에서는 적절히 기능할 수 없다.

전임의 과정을 마친 지 수개월이 지난 조지프와 전임의를 시작한 지 불과 수개월째인 미첼은 환자의 병상 곁에 서서 다음 단계를 생각하고 있었다. 둘은 금세 의학 교과서에 기술된 맨 끝부분까지 검토를 마쳤다. 그리고 많은 의사가 하는 것처럼 일상적인 시도를 하기로 했다. 바로 〈의학〉에서 〈의술〉로의 전환이었다.

둘은 우선 간단한 조치부터 시작했다. 응우옌 씨는 많은 진정제를 맞았음에도 호흡 기능 상실로 신체가 과하게 활성화되어 스스로 호흡을 제어하기 위해 여전히 인공호흡기에 저항하고 있었다. 그래서 미첼과 담당의는 근육을 마비시키는 용제를 주입해 인공호흡기가 환자의 몸을 완전히 장악할 수 있도록 했다. 몸이 너무 강하게 저항하다 보면 기체를 교환하는 호흡 능력을 방해할 수 있다. 마비성 용제를 투입한 후 환자의 몸은 축 늘어졌지만 혈액 검사 확인 결과, 위험한 수준이었던 혈중 산성 수치는 아직 그대로였다. 환자의 폐에 너무 높게 쌓인 압력이 순환계를 짓누르면서 혈압이 떨어지기 시작했다.

응우옌 씨의 혈압이 떨어지자 조지프와 미첼은 마지막 조치를 했다. 조지프가 〈오스트레일리아 구명법〉이라고 불렀던 이 조치는 교과서에는 등장하지 않는다. 둘은 인공호흡기를 제거하고 모든 공기를 최대한 밖으로 밀어낼 수 있도록 같이 온 힘을 다해 응우옌 씨의 가슴을 눌렀다. 스스로 폐 밖으로 공기를 내보낼 수 없는 환자의 폐를 대신하기 위해서였다.

초기에 구명법은 효과를 보였고 환자에게 인공호흡기를 다시 연결했을 때 폐의 공기 흐름과 혈압이 좋아지는 듯 보였다. 그러나 5~10분이 흐르자 흉부에서 압력이 다시 쌓이기 시작했다.

조지프는 수술이 필요한 한 가지 조치를 더 떠올렸다. 조지프는 흉부외과의를 호출하기 위해 담당자에게 연락했고 〈서둘러주세요!〉라고 덧붙였다. 2분 뒤쯤 연락이 온 외과의에게 조지프는 환자에 대해 간단히 설명했다. 곧이어 옆구리에 꾸러미 하나를 든 외과의와 함께 그의 동료가 거대한 트렁크 가방을 끌고 중환자실로 들어왔다. 외과의는 환자의 목을 마취한 뒤 굵은 바늘을 경정맥에 찔러 넣었다. 그 뒤에 플라스틱 확장기 여러 개를 정맥으로 밀어 넣어 구멍을 늘리고 카테터를 삽입했다. 외과의는 환자에게 체외 순환막 형산화 요법을 시행하기 위한 준비를 하고 있었다. ECMO는 (2장에서 설명한) 인공 폐의 일종으로, 외과의가 가져온 트렁크 가방에 들어있는 합성 막을 사용해 혈액을 환기하고 산소를 공급한다. ECMO를 시행하는 동안 폐는 부분적으로 수축한 상태에 멈춰 작동하지 않기에 스스로 치유할 여유를 얻을 수 있다. 그러나 이 방법은 효과를 보이지 않을 수도 있고, 출혈과 감염 관련 문제를 일으킬 수도 있다.

천만다행으로 ECMO는 이산화 탄소와 과도한 산성을 제거하는 한편 환자의 몸속 혈액으로 산소를 흘려보내는 데 성공했다. 일주일 후에는 환자의 폐 역시 튼튼해졌다. 이번에는 폐내에서 압력이 증가하지 않았기 때문에 환자는 ECMO를 제거한 후 인공호흡기를 뗐고, 결국에는 퇴원할 수 있게 되었다.

천식 발작을 경험하거나 직접 목격한 사람들이라면 발작이 불러오는 위급함과 공포의 감각을 잊을 수 없을 것이다. 면역 체계는 스스로가 공격받는다고 여겨지면 아주 재빨리 집합 명령을 내린다. 작전이 개시되면 수분 내로 몇천 개의 염증 세포가 폐에 몰려들며 많은 체액을 끌고 들어온다. 이렇게 천식 발작은 상당히 급박하고 아주 사납게 발생하여 반응할 시간이 거의 없을 때가 대부분이다.

이때 폐가 공격받는 부위가 어디인지가 중요하다. 폐렴과 같은 염증 질환은 일반적으로 폐 조직 깊은 곳에 있으며, 기체 교환이 일어나는 폐포에서 발생한다. 혈중 산소 수치가 낮아지는 문제가 발생하지만 보통은 추가로 산소를 제공하면 호흡 부족 문제를 극복할 수 있다. 반면에 천식은 염증이 기도와 기관지, 세기관지 수준에서 일어나기 때문에 〈기도 관련 질환〉으로 알려져 있다. 그래서 천식으로 염증이 일어나면 공기의 흐름이 감소해 숨이 막힐 수 있다. 이때 질식이 발생하면 갑작스러운 죽음으로 이어지기도 한다. 기도 관련 질환인 천식은 폐의 기체 교환 단위인 폐포에 영향을 주지 않기 때문에 산소는 문제가 되지 않는다. 응우옌 씨처럼 환기와 이산화 탄소가 문제가 될 뿐이다.

오늘날 천식으로 인한 갑작스러운 죽음은 매우 심각한 문제다. 질병 통제 예방 센터의 통계에 의하면 2016년에 미국에서 천식으로 3,518명이 사망했으며, 그중 209명은 14세 이하의 어린이 사망자다.[5] 엄청난 숫자는 아니지만 천식으로 인한 죽음은 거의 완벽히 예방할 수 있어야 한다. 우리는 매해 천식으로 인한 사망자, 특히 다른 의학적 문제를 거의 갖고 있지 않은 어린이의 사망률을 완전히 없애는 것을 목표로 삼아야 한다.

천식 환자들은 죽음의 문턱을 여러 번 넘나들곤 하는데, 자반 앨리슨도 마찬가지였다. 미숙아로 태어난 자반은 출생 첫날부터 호흡 문제를 안고 살아왔다. 아이가 2세일 때 천식 판정을 받았기 때문에 자반의 부모는 급하게 호흡 치료법과 악화된 상태를 인지하는 방법을 익혀야 했다. 자반이 흡입제를 직접 사용할 수 있게 된 뒤부터는 이틀에 한 번씩 열심히 스테로이드제를 흡입했다. 아이는 비교적 잘 견뎌 냈지만 꽃가루와 반려동물, 다양한 음식에 심각한 알레르기가 있어 상태가 악화되곤 했다. 어머니와 아버지는 집에서 대비할 수 있는 수준을 넘어서 천식 발작으로 큰 문제가 생길 시기가 오리라는 사실을 깨달았다.

2018년 2월 17일 토요일은 바로 그런 날 중 하나였다. 10세가 된 자반은 가슴이 조이는 느낌에 잠에서 깨어 평소처럼 치료를 했다. 그러나 여전히 가슴이 죄이는 느낌이 들어 샤워를 하기로 했다. 이전에 샤워가 폐 근육을 풀어주는 데 도움이 되었기 때문이다. 하지만 이번에는 산소가 부족해 말을 하기도 힘들 정도로 상태가 나빠졌다. 5분이 채 지나기도 전에 자반은 작은 가슴이 조이는 증상을 넘어 질식사의 고비에 놓였다. 마지막 수단으로 그는 비틀거리며 나와 김이 서린 화장실 창문에 손가락으로 〈도와주세요〉라고 적었다.

글을 본 어머니는 자반을 데리고 응급실로 달려갔다. 다행히 자반이 이전에 응급실에 왔을 때 보았던 간호사가 근무하고 있었다. 간호사는 즉시 증기 호흡 치료기를 연결하며 정맥 주사를 넣었고, 산소를 코에 연결한 뒤 약물 투여를 시작했다. 몇 시간이 지난 뒤 상태가 안정된 자반은 소아과 중환자실로 보내졌다. 자반이 이전에 응급실에 왔을 때는 몇 시간만 머물렀다. 그러나 이번에는 호흡이 좋지 않아서 소아과 중환자실에 일주일을 머물러야 했다.

현재 자반은 축구와 야구, 농구뿐 아니라 본인이 가장 좋아하는 과목인 수학을 공부한다. 매일 호흡 운동을 하고 계속해서 매일 아침과 저녁에 약을 먹으며 항상 응급 상황을 위해 흡입제를 들고 다닌다. 자반과 어머니는 자신들의 경험에 대한 책을 쓰기로 했다. 책에서 자반은 천식 발작에 대해 이렇게 설명했다. 〈나는 금이 간 헬멧을 쓰고 우주를 날아다니는 우주 비행사다. 달에 가까워질수록 기침이 심해진다. 헬멧에 금이 점점 더 커진다. 작은 소행성 조각이 부딪혀 헬멧을 몽땅 깨부순 듯 가슴이 아프다. 지금 나는 아주 고통스럽다!〉[6]

3부작의 1부인 『세 가지 A와 자반의 모험 The Adventures of Javan and the 3 A's』이라는 책 제목의 A는 천식 asthma을 비롯해 자반이 함께 겪었던 불안 anxiety과 ADHD를 뜻한다. 말할 것도 없이 세 가지 증상은 서로 연관되어 있다. 자반 가족은 이 문제에 대한 사람들의 인식, 그중에서도 아프리카계 미국인 공동체의 인식을 높이고 질병에 대한 모든 낙인을 없애겠다는 목표를 수행 중이다. 우리의 통제를 벗어난 면역 체계와 변화하는 환경 속에서 천식에 대한 부끄러움은 사람들이 가장 마지막에 해야 할 걱정이다. 자반과 같은 아이들이 화장실 거울에 〈도와주세요〉라는 말을 적어야 하는 이유를 밝혀내는 일은 의사들의 몫이다.

기본적으로 천식은 폐에서 주로 발생하는 알레르기 반응이라고 설명할 수 있다. 예를 들어, 우리는 덩굴옻나무가 피부에 닿았을 때 이러한 알레르기 반응을 확인할 수 있다. 염증 체계가 활

126

성화되면 붉어진 피부가 부어오르며 극도로 가렵고 따가워진다. 이때 우리는 발진에 크림이나 로션을 바르는데, 며칠 뒤면 가렵고 부어오른 증상이 완화되고 염증은 나타났을 때와 마찬가지로 마법처럼 사라진다. 천식도 우리 눈에 보이지 않는 좀 더 신비하고 닿을 수 없는 폐의 기관지에서 일어난다는 점만 빼면 다르지 않다. 문제는 폐의 기도가 부풀어 오르면 숨을 쉴 수 없다는 것이다.

천식에 대한 기록은 수천 년 전으로 거슬러 올라간다. 거친 호흡은 2,500년 전 중국 문헌에 기록되어 있다. 이 질병은 주로 식물인 마황으로 만든 차로 치료했고, 일부 치료 효과가 있었을 것으로 보인다. 마황 차의 유효 성분인 에페드라는 강력한 혈관 수축제며, 기도를 연결하는 근육을 조여 천식 발작이 일어날 때 공기를 좀 더 들이마실 수 있게 돕는다.

거친 호흡과 천식에 대한 기록은 고대 그리스와 로마의 의학 문헌에서도 등장한다. 로마의 철학자 세네카는 천식을 직접 겪었는데, 기원전 62년에 천식을 〈죽는 과정을 연습하는 병〉이라고 기록했다.[7] 그리스 의사였던 카파도키아의 아레타에우스 역시 천식 발작의 고통에 대해 기술했고, 서기 100년에 다음과 같은 상세한 설명을 남겼다. 〈환자들은 흡입할 수 있는 모든 공기를 들이마시려는 듯 호흡한다. 공기 부족으로 공기를 더 마시기 위해 입도 함께 벌린다. 붉어진 뺨을 제외하고 얼굴이 창백해지며 이마와 쇄골에 땀이 흐른다. 쉴 새 없이 힘겨운 기침을 내뱉는다. 거품 백태와 비슷한 객담은 작고 묽으며 차갑다. 호흡(프네우마)을 들이마실 때 목이 부풀어 오른다. 전흉부가 오그라들며 짓눌린 듯 약한 맥박이 빠르게 박동한다. 다리가 가늘어진다. 증상이 심해지면 뇌전증 발작이 일어난 후 질식하기도 한다.〉[8]

그리스와 로마의 의사들은 발작 증상의 단순 기술에 그치지 않고 치료법의 목록도 함께 적었는데, 일부는 효과가 있었을 가능성이 있다. 그중에 최고는 에페드라를 와인과 함께 섞거나 여우의 간을 와인에 넣는 방법이었다. 천식을 경험한 그 외 문화권에도 저마다 독특한 치료법이 존재했다. 5세기의 인도는 가짓과에 속하며 근육을 이완하는 특성이 있는 가시 독말풀을 연기로 마시는 방법이 대중적이었다. 아메리카 대륙에서는 코카인이나 담배, 발삼을 사용해 기도를 확장했다.

천식으로 고통받은 환자 중에 유명한 예는 20세기 초에 파리에 살았던 소설가 마르셀 프루스트다. 그는 9세부터 호흡 발작으로 고통받았으며 후에 천식의 고통에 대한 글을 많이 남겼다. 1900년에 프루스트는 어머니에게 이런 글을 보냈다. 〈천식 발작은 믿기지 않을 만큼 폭력적이고 집요해요. 밤이면 찾아오는 불황기의 결산서인 셈이죠. 어제도 저는 이른 시간부터 일어나서 서 있어야 했어요.〉[9]

프루스트는 천식을 제어하기 위해 틈틈이 인도에서 수입한 가시 독말풀 담배를 피우는 방법을 포함해 할 수 있는 모든 노력을 다했다. 프루스트는 모르핀이나 아편을 비롯해 다양한 흡입제도 함께 시도했다. 그리고 나무와 꽃에서 나오는 최악의 꽃가루를 피하기 위해 밤과 낮이 뒤바뀐 생활을 했다. 절대 창문을 열지 않았고 나쁜 기운을 내쫓기 위해 방벽에 코르크 벽판을 댔다. 그는 글 대부분을 밤에 썼고, 고요함과 정적 속에 폐가 잠잠해지길 바라면서 자신을 단단히 고립시켰다.

그 시대에는 천식의 원인이 밝혀지지 않아 서로 다른 이론이 다양하게 제기되었다. 천식은 주로 상류 계급 도시 주민들의 질병으로 여겨졌기에 사람들에게 교양과 명예의 훈장이라는 인식이 있었다. (현재는 정반대의 인식이 우세하다.) 여성의 천식은 프로이트의 방식으로 상담받아야 할 정신의학적인 질환에서 기인한 발작적인 증상으로 여겨졌다.

일부 과학자들은 천식의 다양한 원인을 분리하려 시도했다. 하버드 대학교의 모릴 와이먼Morrill Wyman 박사는 보스턴 지역을 떠나 뉴햄프셔주의 화이트산맥을 방문했을 때 앓던 알레르기와 천식이 사라졌다는 사실에 주목했다. 그는 어느 주말에 보스턴의 돼지풀 표본을 뉴햄프셔로 가져가 향을 맡는 실험을 해보았다. 그는 〈눈과 코가 가렵고 재채기가 나며 목에서 맑은 분비물이 나왔다. 비공이 꽉 막히고 목젖이 부어올랐으며, 기침은 나지 않았지만 그 밖에 일반적인 고초열 증상이 나타났다〉라고 기록했다. 와이먼은 1875년 8월에 『뉴잉글랜드 저널 오브 메디슨』의 전신이 되는 학술지에 자신의 발견에 대한 논문을 발표했고, 천식에 걸린 여행자들이 걱정 없이 여행할 수 있도록 해준 세계의 첫 꽃가루 지도 제작에 기여했다.[10]

그 후로 대기 중의 다양한 알레르기 자극제가 천식을 유발할 수 있다는 사실은 명확해졌지만 일부 천식 환자의 몸속에서 정확히 어떤 일이 일어나는지, 자극제 접촉으로 인해 환자들이 죽음에 가까운 경험을 하게 되는 이유는 무엇인지에 대해서는 밝혀지지 않았다.

20세기 초반은 최초로 의사의 진료가 환자에게 실질적인 도움을 줄 수 있었던 시기로 언급된다. 천식도 마찬가지였는데, 우리 혈액 내의 작은 세포들과 면역 체계가 긍정적으로든 부정적으로든 외부 자극에 반응한다는 사실을 발견한 덕분이었다. 알레르기와 천식, 과민증, 전염병은 모두 면역 체계가 외부 자극에 반응하여 만드는 다양한 표현 방식이다. 놀랍게도 암 역시 면역 체계와 일정 부분 관련이 있다. 우리는 최근에 면역 세포가 바이러스나 세균을 공격하듯 암세포를 외부 세포로 인지하고 공격하는 능력이 있다는 사실을 이해하게 되었다.

면역 체계에 대한 진실이 처음으로 밝혀진 시기는 19세기 중반 이후다. 백혈구는 면역 체계가 활용하는 주요 무기며, T 림프구와 비만 세포를 비롯해 호중구, 호염구, 호산구와 같은 여러 종류가 있다. 이 모든 백혈구 세포들은 세균과 바이러스, 기생충을 죽여 우리 몸을 보호하기 위해 서로 다른 침입자에 반응하도록 설계되어 있다. 19세기가 끝나갈 무렵에 과학자들은 이러한 백혈구들이 몸속에 세균 감염이나 천식 반응을 비롯해 여러 면역 자극 인자가 있는 곳마다 풍부하게 존재한다는 사실을 관찰했다. 하지만 어떤 세포가 어떤 환경에서 촉발되는지, 과거의 공격에 대한 방어의 기억을 보유하고 있는지와 같은 많은 의문이 아직 해결되지 않은 채로 남았다.

면역 체계가 기능하는 방식에 대한 첫 번째 단서는 인류와 디프테리아의 전쟁 중에 모습을 드러냈다. 디프테리아균은 19세기 말과 20세기 초에 아이들을 빈번하게 감염시켰으며, 사망률 20퍼센트라는 재앙과도 같은 질병을 일으켰다. 당시에 디프테리아는 영국의 어린이 사망률에서 세 번째로 큰 비중을 차지하는 원인이었다. 흔히 〈목 조르는 천사〉로 불렸던 디프테리아의 이름은 가죽을 뜻하는 그리스어에서 유래했다. 목 안쪽에 단단한 회색 염증을 일으키기 때문인데, 이 염증이 기도를 막아 호흡 기능 상실을 일으킨다.

디프테리아에 대한 돌파구는 1891년에 독일의 과학자 에밀 폰 베링Emil von Behring이 병에 걸린 동물의 혈청 성분으로 실험을 시작하며 등장했다. 혈청은 적혈구와 백혈구를 제외한 혈액 성분이며, 주로 단백질을 포함하고 있는 노란빛의 액체다. 폰 베링은 디프테리아에서 살아남은 동물들의 혈청을 같은 질병에 걸린 다른 동물들에게 옮겨 치료할 수 있다는 사실에 주목했다. 사람은 그다음 실험 대상이었다. 일화에 따르면 폰 베링은 1891년 크리스마스이브에 동물 혈청을 사용해 자신의 첫 환자를 성공적으로 치료했다고 한다. 그가 없었다면 베를린 병원의 작은 소녀는 분명 사망했을 것이다. 후에 다른 과학자들은 폰 베링이 동물 혈청을 모을 수 있도록 도와주었고, 이 혈청을 사용해 어린이들 대부분이 기적적으로 24시간 이내에 회복세에 들어섰다. 목 안쪽에 회색 염증이 생겨 병원에 입원해 죽어가던 어린이들은 금세 다

시 살아났다.[11]

말에서 유래한 혈청 요법은 유럽에 이어 미국을 휩쓸었다. 뉴욕시의 공중 보건 부서에서는 말을 사들였고, 5개의 자치구를 위한 혈청을 안정적으로 공급하기 위해 어퍼웨스트사이드에 마구간을 두었다. 결과는 놀라웠다. 뉴욕시의 디프테리아 관련 사망수는 1894년에 2,870명에서 1901년에 1,400명으로 떨어졌다. 마구간은 결국 이스트 57번가로 옮겨졌다가 그 뒤에 뉴욕주 북부로 이동해 백신이 개발될 때까지 수십 년간 항독소 혈청을 생산했다. (혈청 요법은 아주 최근에 코로나바이러스19 사태로 다시 인기를 얻었고, 1891년 폰 베링이 처음 사용한 이후부터 치료법에 본질적인 변화가 없었다.)[12]

혈청 요법은 백혈구가 세균과 홀로 싸우지 않는다는 사실을 밝혔다는 점에서 중요하다. 혈액 내의 일부 항독소 인자는 염증 백혈구 세포(림프구와 호중구, 호산구 등)와는 별개로 질병을 통제할 수 있다. 하지만 정확히 혈청 내에 어떤 성분이 이 역할을 수행하는지는 불확실했는데, 혈청 사용이 널리 퍼진 직후 우리 면역 체계에 대한 충격적인 사실이 밝혀졌다. 이 충격적인 사실을 발견한 과학자는 1874년에 태어난 오스트리아 빈의 소아과 의사 클레멘스 폰 피르케Clemens von Pirquet였다. 결국에 옳았다고 밝혀진 대부분의 혁신적인 발상들과 마찬가지로 면역학에 대한 폰 피르케의 의견은 그 시대의 동료들에게 큰 비판과 무시를 받으며 조롱당했다.

폰 피르케의 첫 번째 직업은 임상의였고, 두 번째 직업은 연구자였다. 그는 주요 일터인 빈의 한 어린이 병원에서 말 유래 혈청으로 디프테리아를 치료받은 일부 환자들의 흥미로운 특징을 관찰했다. 항독소 혈청을 받은 아이들은 대부분 호전되었지만 고질적인 소수 집단은 그렇지 않았던 것이다. 실제로 일부 환자는 오히려 상태가 악화되거나 예상보다 훨씬 이르게 사망하기도 했다.

이러한 발견을 통해 폰 피르케는 인간의 면역 체계 자체가 문제를 일으킬 수 있다는 급진적인 발상을 내놓았다. 일부 아이들의 면역 체계는 말 혈청을 외부 인자로 인지하고 죽음에 이를 만큼 과격한 방식으로 반응하고 있었다. 폰 피르케 외의 의사들은 환자의 신체에 침입한 무언가가 문제의 원인이라고 믿었다. 그러나 폰 피르케의 관찰에 따르면 면역 체계 자체가 통제를 잃는 듯 보였다.

폰 피르케는 이렇게 문제를 새로운 방식으로 바라보며 〈다른〉을 뜻하는 그리스어 allos와 〈활동〉을 뜻하는 ergos에서 따와 알레르기allergy라는 새로운 단어를 만들었다. 폰 피르케의 개념은 당시에 많은 사람에게 터무니없이 느껴졌으며, 피르케 자신도 그렇게 생각했다. 1906년에 그는 〈질병에 대항해 우리 몸을 지켜야 할 혈청이 질병을 일으킬 수 있다는 개념이 처음에는 비상식적으로 들릴 수 있다〉라는 발언을 남겼다.[13]

그러나 사람의 혈액이 스스로 공격할 수 있을 뿐만 아니라 이 현상이 천식과 연관성이 있다는 폰 피르케의 의견을 뒷받침하는 또 다른 발견이 등장했다. 가장 놀라운 사례는 의학 문헌에 H.T.로만 등장한 그리스에서 온 한 이민자의 예였다. 그는 1919년에 뉴욕의 센트럴 공원을 방문해 가볍게 산책을 하고 마차를 탔다. 그런데 마차에 타자마자 극심한 천식 발작을 일으키기 시작했다. 그는 매우 놀랄 수밖에 없었다. 그동안 천식에 걸린 적이 없었고, 지금까지 말 근처를 수없이 지나다녀도 문제를 일으키지 않았기 때문이다. 충격적이게도 다음 날 센트럴 공원에 방문했을 때도 같은 일이 일어났다.

H.T.는 막시밀리안 라미레스Maximilian Ramirez 박사를 찾았고, 박사는 환자에게 최근에 일상에서 어떤 특별한 변화가 있었는지 조심스레 물었다. 환자의 대답을 들은 후 라미레스는 진단을 내렸을 뿐만 아니라 놀라운 연구 논문을 쓰기 위한 기반을 발견해 면역학 역사 연대기에 한 획을 그을 수 있었다.[14]

환자 H.T.는 라미레스에게 2주 전에 수혈받은 것을 제외하면 중요한 사건은 없었다고 말했다. 그러나 이 발언만으로도 라미레스는 한 가지 가설을 세울 수 있었다. 박사는 환자에게 알레르기 검사를 지시했고, 환자는 말에 알레르기 양성 반응을 보였다. 자신의 이론을 더 발전시킨 라미레스 박사는 혈액 공여자를 추적했는데, 이 공여자는 평생 천식과 알레르기로 입원했음은 물론이고 H.T.보다 말에 더 강한 알레르기 반응을 보였다. 라미레스 박사는 일부 민감성 작용제가 수혈 도중에 공여자로부터 H.T.에게 전해졌다고 추측했다. 알레르기와 천식이 피를 통해 한 환자에서 다른 환자로 전해질 수 있다는 사실을 보여 주는 최초의 완벽한 사례였다.

그러나 천식과 알레르기의 초기 유발원이 백혈구인지, 아니면 혈청 내의 다른 요소들인지에 대해서는 여전히 논쟁이 있었다. 그에 대한 해답은 3년 후인 1922년에 폴란드의 칼 프라우스니츠 Carl Prausnitz와 하인즈 퀴스트너Heinz Küstner 박사의 실험으로 밝혀졌다. 퀴스트너는 심각한 생선 알레르기를 포함해 일생 여러 알레르기를 가지고 있었지만, 프라우스니츠는 전혀 알레르기가 없었다. 실험을 위해 둘은 퀴스트너의 혈청을 뽑아 프라우스니츠의 팔에 주입했다. 다음 날 퀴스트너의 혈청을 주입한 부위와 동일한 팔 위치에 생선 추출물을 주입해 보니 금세 피부가 부풀어 오르면서 가려움과 발진이 일어났다. 그렇게 프라우스니츠는 인생에서 최초로 알레르기 반응을 일으켰다.

이제 알레르기와 천식의 원인은 혈청으로 좁혀졌다. 일부 민감 인자나 단백질은 외래 자극 요인에 반응해 신체를 자극한다. 프라우스니츠와 퀴스트너는 혈청 내에 있는 요소의 정체를 설명하기 위해 〈즉시 과민 항체〉라는 용어를 만들었지만 사실 그것이 무엇이고, 생화학적 구성이 어떻게 이루어지는지에 대해 전혀 알지 못했다. 이 사실이 밝혀지기까지 거의 50년 이상이 걸렸는데, 여러 과학적 발견과 마찬가지로 그 발견에는 운의 역할이 컸다. 각각의 두 연구진은 완전히 다른 두 가지 방법을 사용해 정확히 같은 시간대에 같은 발견을 이루었다.

면역학 분야는 프라우스니츠의 반응 실험 이후로 50년간 차근차근 발전하고 있었지만 혈청 내에서 알레르기를 일으키는 요소의 정체는 밝혀내지 못했다. 연구자들은 풀이나 꽃가루, 돼지풀, 동물과 같은 염증을 일으키는 다양한 요인을 알아냈다. 하지만 이 알레르기 단백질들이 혈청 내의 어떤 물질에 붙은 뒤 알레르 기로 인한 콧물과 천식으로 인한 위험한 기관지 협착을 일으키 는지 알지 못했다.

중대한 발견은 1950년대에 과학자들이 인간의 혈청 내 단백질 에 대한 많은 사실을 밝혀내면서 이루어졌다. 그 단백질 중 일부 가 바로 항체였다. 과학자들은 항체라는 용어를 19세기 말부터 사용했지만 항체 단백질의 구조는 설명하지 못했다. 알파벳 Y자 와 같은 형태를 가진 항체는 열린 Y 모양의 말단을 이용해 외부 인자에 달라붙어 외부 인자를 공격하는 면역 세포들을 끌어들이 고 Y자의 기둥 부분을 통해 면역 세포에 붙는다. 이 복합체는 보 통 세균이나 바이러스를 비롯해 모든 외래 인자를 무효화시키지 만, 이 과정에서 상황이 좋든 나쁘든 관계없이 염증과 체액이 따 라오곤 한다. 면역 글로불린이라고도 하는 항체는 맡은 역할에 따라 다른 글자를 부여받는다. 예를 들어, 면역 글로불린 G(IgG) 는 감염과 싸우는 데 큰 역할을 한다고 알려져 있다. 또한 디프테 리아 감염에서 세균과 싸우는 역할을 했을 것으로 보인다. 과학 자들은 서로 다른 항체들을 알레르기와 천식에 연결해 설명하려 시도했지만 1960년대까지는 성공하지 못했다.

그 무렵 서로 다른 두 연구소에서 프라우스니츠와 퀴스트너 가 발견한 즉시 과민 항체의 구조를 탐색하기 시작했는데 하나 는 콜로라도주 덴버에 있었고, 다른 하나는 스웨덴에 있었다. 두 연구소는 같은 문제에 완전히 다른 접근법을 사용했지만 협력을 통해 결국 마지막 퍼즐 조각을 채울 수 있었다.

1962년 일본에서 콜로라도주로 자리를 옮긴 이시자카 기미시게(石坂公成) 박사는 15년간 즉시 과민 항체의 구조를 알아내기 위해 연구하고 있었다. 연구는 조금씩 진전을 보였지만 이시자카 박사는 실패를 겪으며 사기가 꺾인 상태였다. 이시자카 박사는 당시 알려진 항체 중 하나인 면역 글로불린 A가 알레르기 질병의 핵심 원인인 즉시 과민 항체의 근원일 것이라 생각하고 최선을 다해 실험했으나 결과는 실패로 돌아갔다.

이시자카 박사는 일련의 임상 시험을 시작했는데, 우선 심각한 알레르기 질병에 걸린 환자의 혈청을 토끼에게 주입했다. 토끼의 몸은 혈청을 외래 물질로 인지하고 혈청 내 단백질에 대한 항체를 만들었다. 그리고 박사는 토끼가 만든 항체 중 하나가 알레르기 환자의 혈청 속에 함유되어 있던 즉시 과민 항체에 반응할 것이라고 추측했다. 즉시 과민 항체에 대한 항체와 (이 항체에 붙는) 즉시 과민 항체 자체를 분리하기 위해 이시자카는 토끼의 혈청을 뽑아 알려진 모든 단백질을 씻어 냈다.

표본을 씻어 낸 이시자카는 이제 즉시 과민 항체에 대한 항체가 걸러졌는지 확인하기 위해 알레르기 환자에게 혈청을 좀 더 뽑아 정제된 토끼 혈청에 추가했다. 그가 알레르기를 일으키는 물질을 혼합물에 추가했음에도 알레르기 환자의 표본은 민감성을 보이지 않았다. 새롭게 만들어진 토끼 항혈청은 모든 알레르기 염증 반응을 방해했다. 이시자카는 드디어 확실하게 즉시 과민 항체에 대한 항체와 즉시 과민 항체 자체를 분리해 냈다고 확신했다. 그는 즉시 과민 항체를 면역 글로불린 E라고 재정의했으며, 이 단백질이 항체와 밀접한 관련이 있다고 추측했다. 이렇게 그는 거대한 실마리를 얻었지만 스웨덴에서 편지를 받기 전까지는 자신이 분리한 단백질의 정확한 구조를 밝혀내지 못했다.[15]

이시자카 박사가 시험을 수행하고 있을 무렵 스웨덴 웁살라에서 군나르 요한손Gunnar Johansson과 한스 벤니크Hans Bennich가 이끈 한 연구팀은 혈액암 다발 골수종에 걸린 환자의 단백질에 주목하고 있었다. 골수종은 면역 글로불린을 생산하는 세포인 B세포에 대한 혈액암 질병이다. 골수종 증상을 보인 환자는 혈액 내에 한 단백질을 가지고 있었는데, 그 단백질은 기존에 알려진 면역 글로불린과 다른 종류였다. 스웨덴의 연구팀은 개선된 분자 기술로 이 독특한 단백질을 분석하기 시작했다. (암에 걸린 환자는 체내에서 이 미확인 면역 글로불린을 생산하고 있었기 때문에 스웨덴팀은 이시자카보다 훨씬 농도가 짙은 단백질을 얻을 수 있었다.)[16]

그들은 분석을 통해 이 단백질이 다른 면역 글로불린보다 훨씬 작은 구조를 가진 새로운 면역 글로불린이라는 사실을 확인했다. 그리고 새로운 단백질에 암 환자의 이름 앞글자를 따서 IgND라는 이름을 붙였다. 그들은 IgND가 즉시 민감 항체일 것이라고 예측했는데, 단백질과 항체를 분리한 이시자카의 논문을 읽은 후로 그 생각을 완전히 굳혔다. 요한손과 벤니크는 자신들의 생각을 확인하기 위해 이시자카에게 편지를 보냈다.

두 팀은 서로 표본을 교환했고 두 단백질이 같다는 결론을 내렸다. 다음 해인 1968년에 그들은 함께 단백질에 면역 글로불린 E(IgE)라는 이름을 붙였다. 천식과 알레르기의 공식적인 핵심 요소가 50년간의 연구를 거쳐 분리된 순간이었다. 발견에 이토록 긴 시간이 걸린 원인이자 이시자카 박사가 수행한 초기 분리 연구의 성공이 놀라운 이유는 즉시 과민 항체, 즉 IgE가 혈액 내에 다른 면역 글로불린보다 약 1만 배나 적은 농도로 존재하기 때문이다. 심지어 심한 알레르기를 가진 사람들도 마찬가지다.

우리는 이제 일부 돼지풀과 같은 외래 단백질이 폐로 흡입되면 단백질에 항체 IgE가 붙어 다른 백혈구, 특히 호산구와 비만 세포의 쇄도를 포함한 염증 증폭 반응을 일으킨다는 사실을 알고 있다. 알레르기 단백질과 IgE 복합체는 호산구나 비만 세포에 붙어 탈과립 과정을 겪도록 활성화한다. 호산구 내에 포함된 다른 염증 단백질은 혈액으로 흘러 들어가 더 많은 백혈구를 염증 증폭 반응으로 끌어들인다. 그리고 염증 세포를 따라 체액이 흐르며 차례로 기도를 부풀게 해 기관지를 조이고 호흡과 환기를 방해한다. 염증 세포는 위협이 끝났다고 판단한 후에야 폐를 떠나는데, 그 후에 체액도 다시 흡수되어 기관지 관이 평범한 굵기로 돌아간다. 스테로이드나 흡입제, 정맥 주사는 호산구와 비만 세포를 비롯해 다른 염증성 백혈구를 폐에서 억제하고 내보내는 데 도움이 되는 항염증제다. 알부테롤과 같은 기관지 확장제와 근육 이완제의 도움으로 조여진 기관지 벽을 열어 주기도 한다.

천식 발작이 일어나는 동안 분자 수준에서 발생하는 이러한 몸속 변화들은 보통 수일에 거쳐 진행되며 상당히 갑작스럽게 발생할 수 있다. 알레르기 환자는 알 수 없는 이유로 매우 감작성이 높은 IgE를 가지고 있어 풀이나 개털, 고양이 털처럼 무해한 단백질을 치명적인 단백질로 오인한다. 반면에 알레르기가 없는 사람의 몸속에서 IgE는 휴면 상태를 유지하며 아주 적은 양으로 존재한다. 그러나 감작된 많은 양의 IgE는 천식 환자에게서 H.T.로, 퀴스트너에게서 프라우스니츠로 옮겨가 알레르기 반응을 일으킬 수 있었다.

후에 발표된 연구로 IgE의 적절한 역할이 드러났고 IgE가 백혈구와 호산구와 함께 감염, 특히 기생충과 싸운다는 사실이 밝혀졌다. 하지만 이러한 반응이 왜 꽃가루와 개털과 같은 물질로 옮겨가는지에 대해서는 여전히 확실하게 알려지지 않았다. 최근에는 이러한 교차 반응이 놀라울 만큼 높은 빈도로 일어나는데, 아마도 IgE가 기생충과 관련해 반응할 일이 크게 줄어들었기 때문일 것이다.

IgE를 발견한 직후 혈액 내 IgE를 측정하기 위한 실험이 개발되어 의사들은 환자의 정확한 알레르기 염증 수치를 측정할 수 있게 되었다. 시간이 흐르며 총 IgE를 측정할 수 있게 되었을 뿐만 아니라 꽃가루와 돼지풀, 나무, 풀, 고양이와 같은 서로 다른 알레르기 유발 항원에 대해 얼마나 많은 감작성 IgE를 가졌는지도 측정할 수 있게 되었다. 이제 환자들은 초기부터 단순한 혈액 검사를 통해 자신이 가진 알레르기의 종류뿐만 아니라 알레르기의 심각도 역시 확인할 수 있다. 이를 바탕으로 집먼지진드기를 없애기 위해 더 자주 청소를 하거나 가슴 조임을 일으키는 고양이나 개를 피하는 등의 간단한 예방책을 취할 수 있다.[17]

IgE에 대한 지식을 통해 치료법 역시 개선되었다. 2003년에는 의약품 졸레어가 심한 천식 환자를 위한 치료법으로 승인을 받았다. 항체 자체로 이루어진 이 약물은 혈액 내의 IgE에 붙어 심각한 질병이 있는 천식 환자에게 스테로이드를 기반으로 한 흡입제 이상의 선택지를 제공한다. 스테로이드 흡입제는 호산구를 비롯한 백혈구 세포를 목표로 하지만 졸레어는 좀 더 특화되어 있으며 염증의 초기 진원지를 공격한다. 시간이 흐르면서 졸레어는 환자가 응급실을 찾거나 입원해야 하는 기간을 줄여주었고, 환자들의 폐 기능을 향상시켜 전체적인 삶의 질을 높여주었다. 또한 흡입 형태라도 좋지 않은 부작용을 일으킬 수 있는 스테로이드에 대한 환자의 의존도를 낮출 수 있도록 도와주었다.[18] 현재는 면역 체계에 대한 지식이 확장되면서 졸레어와 비슷한 다른 항체가 개발 승인 중이다.

면역 체계에 대한 이해도가 올라가고 있지만 지금도 인간의 면역 체계는 계속해서 진화하며 우리의 통제를 크게 벗어나고 있다. 인간이 다양한 위험을 제거하는 동안 면역 체계 역시 인간의 몸속 깊이 존재하며 변화하고 발전했다. 목적은 불분명하지만 최근의 면역 체계는 숙주를 공격하는 방향으로 관심을 돌리며 우리를 이전에는 겪어 보지 못한 천식과 알레르기라는 파도에 휩쓸리게 만들고 있다. 이제 IgE가 천식을 일으키는 큰 원인임은 확실해졌으나 어째서 그토록 많은 사람이 대표적인 알레르기 입자에 반응하는 IgE를 감작화시키는지는 불확실하다.

그 이유 중 일부는 당연히 지난 세기 동안, 심지어 지난 수십 년간 우리의 환경이 급격히 변화했기 때문일 것이다. 이산화 탄소 수치가 증가하면서 현재 지구에는 실제로 10년 전보다 더 많은 식물이 살고 있다. 식물들은 점점 더 풍부해지는 이산화 탄소를 활용하고 사람은 이산화 탄소 대체 효과를 위해 더 많은 식물을 심는다.[19] 〈글로벌 그리닝〉으로 알려진 이러한 식물 증가 현상으로 인해 더 많은 꽃가루가 발생했고 알레르기 철이 연장되면서 그에 영향을 받는 사람들은 점점 더 심한 증상을 호소하고 있다.

공기 오염의 악화와 감염 질환 분야의 변천 역시 우리 면역 체계를 알레르기의 길로 인도한 또 다른 변화라고 할 수 있다. 천식 감염률과 질병의 경도 증가를 비롯해 급등하는 다수의 자가 면역 질환의 유행은 언제 끝이 날지 명확하지 않다. 그러나 면역 체계의 복잡성에도 불구하고 문제 자체는 상당히 단순하다. 또한 그 해답은 다시 폐와 맞닿아 있다. 한 세대 전과 비교해 염증 질환이 심각하게 증가하고 있는 지금, 우리는 무엇을 호흡하고 무엇을 피해야 할까?

6장
폐의 공익성

   에두아르도 로사스 크루즈는 2014년 7월 28일의 늦은 밤, 캘리포니아주의 베이커스필드 근교에서 체포되었다. 그는 누군가를 폭행하거나 무언가를 훔치거나 음주 운전을 하지 않았다. 무단 침입이나 무단 횡단을 하지도 않았다. 사실 그는 우리 가운데 가장 선량하고 근면한 사람도 이따금 잊곤 하는 행동을 한 이유로 체포되었다. 바로 약을 먹지 않았다는 이유였다.[1]

   누군가는 크루즈의 체포가 건강한 정신을 가진 사람이라면 어떤 치료나 약도 거절할 권리가 있다는 의학적 원칙에 위배된다고 생각할 것이다. 하지만 로사스 크루즈의 사례는 특별했다. 그는 폐결핵에 감염되었으며, 인간은 모두 같은 대기를 공유하고 있기 때문에 캘리포니아주는 그를 투옥시킬 법적 권리가 있다. 샌와킨 카운티의 검찰관 스티븐 테일러는 이에 대해 간단명료하게 설명했다. 「의료 행위는 형사 처분의 연장선상에 있습니다.」[2]

   로사스의 체포는 범죄와 의료 행위의 연결 고리를 보여 주는 드문 사례다. 우리는 이 극단적인 사례를 통해 우리가 공유하는 공기와 치명적인 감염병, 시민의 권리 사이의 어딘가에 폐가 한 역할을 차지하고 있음을 알 수 있다. 오늘날 이러한 세 가지 쟁점의 교차는 더욱 큰 문제를 일으키고 있다. 도시화의 가속화와 극심한 유동성, 새로운 세균과 바이러스의 과잉 성장 속에서 폐 건강은 전 세계적으로 인간 사회에서 어떤 일들이 발생하고 있는지에 대한 지표 역할을 하고 있다. 2019~2020년 (SARS-CoV-2, 혹은 일반적으로 COVID-19로 알려진) 새로운 중증 급성 호흡기 증후군의 등장은 후에 이어진 일상생활의 극적인 단절과 국경 폐쇄, 의료 체계의 붕괴를 불러오며 폐 감염이 아주 짧은 기간 내에 사회를 전복시킬 수 있음을 보여 주는 완벽한 예다.

우리는 공기가 연속적이라는 사실을 쉽게 받아들이지 못한다. 반면 바다가 연결되어 있음은 쉽게 상상할 수 있다. 1997년 한 선적 컨테이너가 수천 개의 레고를 영국 콘월주 해안가에 버렸고, 시간이 흐른 후에 그 레고의 일부가 호주 멜버른과 미국 텍사스주의 갤버스턴, 아일랜드에서 발견되었을 때 사람들은 많이 놀라지 않았다. 우리는 바다의 해류를 볼 수 있기 때문이다. 그러나 눈에 보이지 않는 무형의 공기 역시 바다만큼이나 연결되어 있다. 그렇기 때문에 지역 수준뿐만 아니라 훨씬 먼 거리에서도 폐에서 폐로 감염이 쉽게 퍼질 수 있다. 최근 연구 결과에 따르면 요세미티 국립 공원에 있는 나무는 동서 제트 기류를 타고 약 9,600킬로미터 이상을 날아온 중국 고비 사막의 먼지에 함유된 영양분에 의존한다고 한다.[3] 이와 비슷하게 아마존 역시 정반대 방향에서 왔지만 비슷하게 멀리 떨어진 아프리카 사하라 사막의 먼지에 의존한다.[4]

공기를 포함한 인류의 세계는 점차 좁아지며 점점 더 공동체의 일부처럼 변해가고 있다. 우리는 갈수록 집단의 문제로 변모해 가는 무형의 공기와 관련한 문제를 지역과 국가를 넘어 국제적인 수준의 위협으로 고심하며 존중해야만 한다. 이러한 교훈을 전달하기에 폐만큼 훌륭한 장기는 없으며, 폐결핵과 코로나바이러스19만큼 적절한 질병도 없다.

폐 관련 전임의 과정 첫해였던 2005년 11월에 나는 일반 병동에 있던 한 환자와 관련한 연락을 받았다. 22세의 대학생이었던 환자는 열과 함께 폐렴 의심 증상으로 병원에 찾아왔는데 일반적인 항생제에 반응하지 않고 있었다. 밤이 되자 열은 39도 이상으로 치솟았고 땀이 비 오듯 쏟아져 침대보가 흠뻑 젖었다. 흉부 엑스선 결과 환자는 매일 더 많은 염증을 만들어 내고 있었으며 체중이 상당히 감소한 상태였다.

우리는 어떤 진단도 내릴 수 없었기 때문에 환자의 상태를 진단할 수 있기를 바라며 수술실로 들어갔다. 환자에게 진정제를 투여하고 폐에 카메라를 집어넣어 작은 폐 조직 조각을 뗀 후 조직 검사를 시행했다. 돌이켜 생각해 보면 의학에서 거의 모든 진단이 그렇듯 해답은 바로 그의 이력에 있었다.

우리는 환자가 지난여름에 무엇을 했는지 알아냈다. 미국 전역의 젊은 청년들 수천 명과 마찬가지로 그는 야외 록 콘서트에 참여했으며, 그곳에서 10만 명에 달하는 사람들과 함께 같은 공기를 공유했다. 세계 전역의 수많은 사람이 다양한 수준의 위생 시설을 가진 좁은 공간에 모이는 음악 공연장은 감염병이 창궐하기 아주 쉬운 장소 중의 하나다. 공연장은 일부 도시, 특히 100여 년 전의 도시와 비슷한 양상을 보이고 있다.

우리는 기관지 내시경으로 조직을 채취했고, 곧이어 진단 결과를 얻을 수 있었다. 청년의 폐에 결핵균이 아주 많이 보였다. 진단 후에 우리는 환자가 무심코 세균을 퍼트릴 수 없도록 병실 안에 격리했고, 병원 규약과 법에 따라 해당 질병에 대해 필라델피아 공중 보건부에 보고했다. 모든 일이 매끄럽게 진행되는 듯 보였다. 약물 치료를 시작하자 환자는 열이 내렸고 기침도 좋아졌다. 그는 퇴원 후에도 매주 시에서 운영하는 치료소에서 약을 받아갔다. 믿음직한 환자는 외래 환자 진료소에 찾아와 약을 모두 문제없이 먹고 있다고 말했다.

하지만 집으로 돌아간 환자는 기침과 호흡 부족 증상을 일으켰고 다시 열이 올랐다. 응급실에 도착한 환자는 호흡이 매우 나빴기 때문에 우리는 환자의 목으로 관을 집어넣어 인공호흡기를 달고 중환자실에 입원시켰다. 일단 환자를 안정화시킨 뒤 그동안 약도 잘 먹고 증상도 회복하는 듯 보이던 환자에게 어떤 문제가 발생했는지 알아내기 위해 함께 모여 고민했다.

우리는 (엑스선보다 더 자세한) CT 스캔을 수행했는데, 한 달간의 치료를 했음에도 그의 흉부에는 염증이 증가한 상태였다.

더 심각하게도 다시 기관지 내시경을 했을 때 여전히 그의 폐에서는 폐결핵균이 활발하게 자라고 있었다.

우리는 환자에게 처방한 항생제가 폐결핵균에 효과가 있음을 확인하기 위해 위생국에 연락했다. 각 주에 있는 위생국은 모든 폐결핵 사례를 기록할 뿐만 아니라 (균주가 약에 잘 반응하는지를 확인하기 위해) 약물 민감성을 검토한다. 우리는 결핵 균주가 약에 민감성을 보였고 환자가 약을 먹어 왔다는 사실을 확인했다. 기본적인 면역 결핍 확인 검사에서도 역시 아무것도 나오지 않았다.

명백한 결과에 우리는 추정과 경험을 따르는 의학 분야로 고개를 돌렸다. 다행히 전염병 전문의에게 그럴듯한 조언과 지침을 받을 수 있었다. 전문의들은 기본에 충실한 조치가 최고라고 강조했다. 우리는 지금껏 처방했던 주요 항결핵 의약품의 양을 조금 늘려서 유지했다. 그리고 환자가 복부에 염증이 있어 지금까지 받았던 많은 양의 약을 흡수하지 못하는 듯 보였기에 정맥 주사로 1회 분량을 추가했다. 우리는 영양 보급관을 통해 적절한 열량을 제공하며 면역 체계를 보강했고 인공호흡기로 폐의 압력을 낮추었다. 항결핵 약을 바꾸거나 스테로이드, 혹은 다른 면역 조정제를 처방하는 식으로 급진적인 계획 변경을 해야 할 수도 있었다. 의술을 행할 때는 언제 포기하고 다시 시작해야 할지, 아니면 기본적인 계획을 유지하고 수행해야 할지를 결정할 수 있어야 한다.

점차 흉부와 복부의 염증이 가라앉았다. 환자는 인공호흡기를 뗀 후 일반 병동으로 이동했고 물리 치료를 받기 시작했다. 우리는 기본적인 항생제와 영양 보충을 고수했고 환자는 병을 이겨 냈다. 치료에 의문이 생길 때는 〈기본에 충실하라〉는 말을 따라야 하는 법이다.

인류가 꽤 최근까지 인식하지 못한 사실이지만 감염성 유기체들은 공기 중에 퍼져 수 세기 동안 우리 폐로 들어오고 있었다. 독감이나 탄저병, 홍역, 결핵과 같은 폐 질환들은 모두 인간의 삶과 문화에 방대하고 폭넓은 효과를 일으켰다. 아시아의 중증 급성 호흡기 증후군SARS 바이러스나 사우디아라비아의 중동 호흡기 증후군MERS과 같은 비교적 새로운 질병들 역시 공기를 통해 전파되었는데, 2019년 12월에 처음으로 등장한 중국 우한의 코로나바이러스19 또한 마찬가지였다. 대기는 공용 공간이며 그 연장선상에 폐가 있다. 세균을 비롯한 유기체는 수 세기 동안 보이지 않은 곳에서 번식하고 사람들 사이를 이동하는 방식으로 인간의 공용 공간을 활용해 왔다.

우리 대부분은 이미 잠재적으로 치명적인 질병의 근원이 다른 사람의 폐로부터 우리의 폐로 들어올 수 있음을 인지하고 있기에 낯선 이야기는 아닐 것이다. 만약 어떤 사람이 지하철에서 기침을 한다면 그로 인한 분비물은 같은 칸 반대편에 있는 누구에게나 도달할 수 있다. 같은 이유로 재채기가 나올 때 우리는 입을 팔꿈치 안쪽으로 가리고 기침을 한 뒤에는 손을 씻으라는 지침을 듣곤 한다. 많은 작업을 수행하고 있지만 인정받지 못하고 있는 인간의 폐는 현대 문화권에서 치명적인 질병의 온상이자 전파 매개원으로 가장 잘 알려진 장기다.

최근 들어 과학자들은 우리가 기침이나 재채기, 이야기를 할 때 공기 중에서 일어나는 현상에 숨겨진 과학을 연구하고 있지만 아직 입에서 나온 분비물이 어떻게 이동하며, 세균이나 바이러스가 숙주에서 다른 숙주로 이동하기 위해 다양한 환경적 요인을 어떻게 활용하는지에 대해서는 알려진 바가 많지 않다. 이 주제에 대한 기존 연구의 대부분은 19세기 말에서 20세기 초에 공기가 병원체의 매개원이라고 인식된 후부터 이루어졌다. 효과적인 약이나 백신이 없는 상황에서 공기는 공중 보건 전문가들이 질병을 통제하기 위해 초점을 맞출 수밖에 없는 분야였다. 최근 코로나바이러스19 사태로 인해 이러한 연구들을 대부분 재논의하고 있으며, 병원체 전파의 기재에 대한 관심 역시 증가하고 있다.

인간의 분비물 방울에서 유기체가 이동한다는 발상을 최초로 기술한 사람은 독일의 전염병 전문의 칼 플뤼게Carl Flügge였다. 1897년에 플뤼게는 무해한 세균인 바실러스 프로디지오수스Bacillus prodigiosus를 입에 넣은 실험 대상이 말을 하거나 기침을 한 후 그 주변에 뿌려진 침방울에 세균이 존재하는지 조사했다.[5] 현재 우리는 침방울을 인간의 분비물에서 나온 온전한 체액뿐만 아니라 잠재적으로 감염성 유기체를 포함할 수 있는 10마이크로미터보다 큰 물질로 정의한다. 그 크기와 무게 때문에 침방울은 일반적으로 우리 몸에서 배출된 후 2미터 이상 이동하지 못하고 근처에 있는 물체의 표면에 자리를 잡는다. 침방울은 수 시간에서 수일 동안 감염성을 유지할 수 있으며, 일차적으로 누군가가 분비물을 만진 후 입이나 코를 만질 때 전파된다. 그래서 직접 침을 흡입했을 때의 위험성은 주로 2미터로 제한된다. 상대적으로 작지 않은 크기를 감안할 때 침방울은 폐에 도달하기 전에 걸러지지만, 침 안에 들어있는 유기체가 목이나 코에서 자기 복제를 한 후 폐에 퍼질 수 있다.

1930년대에 하버드 대학교의 윌리엄 웰스William Wells는 병원체 연구를 한 단계 진척시켰다. 웰스는 자신의 연구소에 방을 하나 만들어 서로 다른 액체를 뿌리고 강한 광선을 쪼여 액체가 빠르게 확산한다는 사실을 밝혔다. 그는 액체 방울에 세균을 추가했는데, 황색 포도알균과 같은 일부 균은 공기 중에서 빠르게 사라지는 반면 고초균과 같은 어떤 균들은 3일 후에도 존재했다. 현재 분비물 관련 연구와는 상반된 결과였다. 또한 웰스 박사는 하버드 공중 보건 대학에서 재채기로 분말을 강의실에 퍼트리고 방 전체로 퍼진 대학원생의 일반 세균을 채취하는 독특한 실험도 수행했다. 그는 지하층에 있는 에어컨에 대장 섬모충을 주입하기도 했는데 해당 유기체는 3층 건물의 모든 복도에서 발견되었다.[6] 이러한 발견을 통해 웰스는 〈비말핵droplet nuclei〉이라는 용어를 만들었다. 비말핵은 크기가 10마이크로미터보다 작은 물질로 (현대의 정의로는 5마이크로미터 미만에 해당하며) 주로 침방울에서 타액이 증발한 후 땅에 떨어지지 않은 채 남은 감염 입자다. 이 입자는 긴 시간 동안 공기 중에 부유하며 종종 멀리 이동하기도 한다. 작은 크기와 수 시간 동안 공기 중에 부유한 채 머물 수 있는 잠재력을 고려할 때 비말핵은 우리 코와 목의 여과 체계를 피해 쉽게 흡입되며, 우리의 폐로 들어온 후 복제를 시작해 직접 폐렴을 일으킬 수 있다.

침방울과 비말핵이 이동할 수 있는 거리는 침을 분비한 사람의 위치(실내외)와 온도의 환경적 요인, 습도, 환기를 비롯해 분비물이 처음에 분출된 방식과 같은 여러 가지 요소에 좌우된다. 재채기는 가장 강력한 배출 형태며, 한 번의 재채기로 1초당 100미터의 속도로 이동하는 침방울 4만 개를 만들 수 있다. 기침으로는 3,000개의 침방울을 배출할 수 있으며, 간단한 대화로는 1분당 600개의 침방울이 만들어진다.[7] 기침과 재채기로는 기체 구름도 만들 수 있는데, 2014년 MIT의 연구에 따르면 이러한 기체 구름은 방의 환기 장치에 도달할 정도로 초기에 추측했던 거리보다 훨씬 멀리까지 이동할 수 있다고 한다.[8] 그러므로 심폐 소생술을 위해 누군가가 가슴을 힘차게 누르거나 인공호흡기를 연결하기 위해 환자의 폐에 관을 삽입할 때와 같이 병원에서 발생하는 여러 의료 행위 중에도 감염이 일어날 위험성이 있다.

현재 호흡기 감염은 일반적으로 물체 표면에 붙은 비말에 접촉하거나 인접한 장소에서 흡입을 통해 비말 전파로 전염되는 종류와 비말핵으로 살아남아 엄격하게 공기를 통해 전염되는 종류로 나누어진다. 인플루엔자와 코로나바이러스19는 전파를 위해 비말을 사용하는 반면 폐결핵과 홍역 바이러스와 같은 유기체들은 비말핵을 통해 더 많이 퍼진다고 알려져 있다.[9] 전파 방식의 차이는 필요한 보호 장비의 종류에 영향을 준다. 코로나바이러스19를 막기 위해서는 상대적으로 큰 입자를 막을 수 있는 마스크와 2미터 거리 두기를 권고하는 반면 폐결핵에 걸린 사람은 계속해서 공기를 빨아들이는 음압 병상에 머물러야 하고 환자들을 치료할 때는 작은 입자를 가두기에 알맞은 마스크를 써야 한다.

하지만 바이러스의 전파에 영향을 주는 입자의 구성이나 체내에서 분비되는 방식, 특정한 환경 조건과 같은 여러 요소를 고려할 때 코로나바이러스19나 인플루엔자에 감염된 사람과의 2미터 거리 두기가 항상 효과를 보이지는 않는다. 재채기는 최대 8미터 이상 이동할 수 있으며, 기침에서 나온 기체 구름은 1초도 되지 않는 짧은 시간부터 분 단위까지 비말의 수명이 연장될 수 있다. 중국은 2020년 보고서를 통해 이러한 현상을 증명했다. 보고서에 따르면 코로나바이러스19 입자는 감염된 사람들이 머무는 입원실의 환기 장치에서도 발견되었다.[10] 비말이 2미터 이내의 땅에 떨어진다는 원칙으로는 불가능한 결과다. 우리는 마스크와 같은 보호 장비를 어떤 환경에서 얼마나 오래 지속 사용할 수 있으며, 마스크를 세척해 사용했을 때 보호 능력에 어떤 영향을 주는지에 대해 확실히 알지 못한다. 눈은 또 다른 잠재적인 전파 경로로 손꼽힌다. 눈을 통해 들어온 분비물에서 얼마나 많은 전파가 이루어졌는지는 알려지지 않았지만 눈을 통한 최초 감염으로 질병이 발생할 수 있다는 주장이 코로나바이러스19 감염 환자의 사례로 보고되고 있다.[11]

대기에서 공기는 식물의 씨앗과 영양분을 나르고 독성 성분과 연기를 희석하는 아주 유익한 역할을 한다. 그러나 당연하게도 세균과 바이러스는 이러한 체계를 악용해 숙주 사이를 이동하는 법을 깨달았다. 공기는 집합적이지만 우리는 눈에 보이지 않고, 볼 수도 없는 공기 속 위협을 눈치채지 못한다.

20세기 초반에는 의학계에 전문가들이 많이 없었지만 1950년 이후에는 새로운 기술의 발전으로 콩팥이나 심장, 뇌 관련 전문 의사들이 모두 경력을 쌓기 시작했다. 폐는 새로운 기술이 적었던 반면 다수의 폐결핵 사례가 보고되었다. 사실 폐 의학이 전문화되기 시작했을 때 호흡기내과 의사들은 모두 폐결핵 전문의였다.

인류와 오랫동안 함께해 온 폐결핵의 역사는 아주 방대하고 다양하다. 이보다 더 큰 규모로 인류에게 영향을 준 질병, 혹은 감염은 없다고 말해도 무방하다. 또한 소설부터 그림, 사람까지 우리 문화의 여러 측면과 맞닿아 있다. 문명의 역사 전체를 조사한다면 지난 200년 동안만 따져 봐도 10억 명 이상을 사망하게 한 폐결핵보다 치명적인 감염성 질병은 없을 것이다.[12] 폐결핵은 지금도 매년 전 세계적으로 100만 명 이상의 사망 원인이다.[13]

폐결핵은 문명사회의 등장과 비슷하게 약 2만 년 전에 동아프리카에서 처음 등장했다.[14] 그때 이후로 우리 곁에 머물며 현재 세계 인구의 4분의 1인 20억 명에 달하는 사람의 몸속에 잠복 상태로 존재하고 있다. 잠복기는 어떤 시점에 사람들을 감염시킨 폐결핵이 통제되었지만 폐에서 완전히 근절되지는 않았기 때문에 면역 체계가 약해지면 잠재적으로 다시 활성화될 수 있음을 뜻한다.

과거만 살펴보더라도 폐결핵의 존재에 대한 자세한 역사적 기록을 찾을 수 있다. (고대에 사망한 사체를 의학적으로 분석하는) 고생물 병리학 연구자들은 고대 이집트 사제 중 일부의 미라에서 폐결핵의 흔적을 확인했다. 1891년에는 고대의 도시 테베에서 대략 기원전 1000년으로 거슬러 올라가는 미라 44구가 훌륭한 보관 상태로 발견되었다. 그중 네스페레한이라는 이름의 성인 남성의 미라 한 구는 흉부 아래쪽과 요추 윗부분이 부분적으로 손상되어 급성 각 변형을 일으킨 흔적이 있었다. 고생물 병리학자들은 이러한 척추 손상 종류와 위치가 명확하게 폐결핵 증상이라고 지적했다.[15]

또한 현대의 DNA 기술을 통해 폐결핵이 식민지 시대 이전의 남아메리카 대륙에서도 존재했음을 확인했다. 놀랍게도 남아메리카에서 발견된 폐결핵 DNA 흔적은 일반적인 유럽인이나 아프리카인이 아니라 오히려 바다표범에서 발견된 폐결핵과 비슷했다.[16] 과학자들은 바다표범이 아프리카에서 균을 얻어 대서양을 헤엄쳐 건넌 후 남아메리카 연안의 바다표범 사냥꾼들에게 퍼트리는 방식으로 아메리카 대륙에 폐결핵을 가져왔다고 결론지었다.

수 세기 동안 폐결핵은 고대 그리스에서는 phthisis로, 고대 로마에서는 tabes로, 고대 이스라엘에서는 schachepheth라는 이름으로 문명 속 행진을 이어 나갔다. 폐결핵의 유행은 중세 시대 동안 조금씩 서서히 수그러들었지만 18~19세기에 들어서 유럽과 북아메리카의 급증으로 이어졌다. 폐결핵의 원인이나 전파 방식에 대한 세부 정보가 밝혀지지 않은 데다 도시 환경에 모여드는 인구가 늘어가면서 특정 도시에 거주하는 인구의 최대 90퍼센트가 감염되기도 했다. 폐결핵은 19세기 유럽과 미국의 사망자 4명 중 1명의 원인 질병으로 알려졌다.

폐결핵은 200년이라는 시간 동안 천천히 환자의 체중과 건강, 생명을 앗아 가며 사람을 유령처럼 변하게 만드는 특징으로 〈백사병〉이라는 별명을 갖게 되었다. 화가를 비롯한 예술가들은 백사병을 낭만화하기 시작했다. 소설가 (조르주 상드로 더 잘 알려진) 아망틴 루실 오로르 뒤팽은 자신이 사랑한 작곡가 프레데리크 쇼팽을 〈가련하고 우울한 천사〉라고 칭했고, 그가 기침을 할 때 〈무한한 품위를 내뱉는다〉라고 표현했다. 영국의 시인 바이런 경은 1828년에 이런 글을 썼다. 〈나는 폐결핵으로 죽고 싶다. 숙녀들은 모두 이렇게 말할 것이다. 「가련한 바이런 씨를 좀 보세요. 죽어가는 모습이 어찌나 매력적인지!」〉[17]

푸치니의 「라 보엠」 주인공 미미부터 유진 오닐의 연극 등장인물, 표도르 도스토옙스키의 소설까지 폐결핵은 오페라와 문학을 비롯한 예술에서 중요한 역할을 담당했다. 예술에서 폐결핵에 대한 가장 매력적인 사례 연구이자 예술가와 그의 경력에 영향력을 발휘한 예는 폐결핵으로 15세에 사망한 누나 조헨 소피를 그린 에드바르트 뭉크의 「아픈 아이」다. 작품 활동 후기에 표현주의의 정석인 그림「절규」로 이름을 알린 뭉크는「아픈 아이」를 작업하며 예술적 돌파구를 얻었다.「나는 인상파 화가로 시작했지만…… 인상주의로는 표현력의 부족을 느꼈다. 나는 마음을 움직일 만한 표현법을 찾아야 했다. 표현법을 찾고 있던 내가 인상주의에서 처음으로 탈피한 작업이 바로 〈아픈 아이〉였다.」[18]

그림에는 두 사람이 그려져 있지만 한 사람의 얼굴만 보이고 있다. 얼굴의 주인공은 뭉크의 누나다. 쇠약한 붉은색 머리의 어린 소녀는 침대에 누운 채, 침대 옆 의자에 앉아있는 나이 든 여성을 애처롭게 바라보고 있다. 나이 든 여성은 소녀를 위로한다. 두 사람의 손은 과한 표현 없이도 그들의 영혼이 맞물려 있음을 보여 주며 상징적으로 얽혀 있다.

나이 든 여성은 뭉크의 이모 카렌 비욜스타드를 표현하고 있지만 그녀의 얼굴은 아래를 향한 채 전혀 보이지 않는다. 아이가 겪어야 할 일에 대한 걱정과 감당하기 어려운 불치병을 마주한 순간의 비극이 그녀의 마음을 너무도 무겁게 만든 듯하다. 어쩌면 이 여성은 누나가 이겨 내지 못한 폐결핵에서 살아남았다는 죄책감을 느꼈을 뭉크의 마음을 상징하는지도 모른다. 뭉크의 삶을 아는 사람들이라면 엄마가 아닌 이모가 누나의 손을 잡고 있는 이유를 명확히 알고 있을 것이다. 뭉크의 어머니도 그가 6세 때 폐결핵으로 사망했기 때문이다.

뭉크의 그림 중 가장 유명한 작품으로 손꼽히는「아픈 아이」는 두툼한 붓 자국과 감정으로 캔버스를 가득 채운다. 녹색과 청색은 질병 자체와 슬픔을 나타내고, 적색 반점은 질병의 치명성과 피가래를 일으키는 특징을 표현한다. 이 그림은 뭉크가 1년간 작업한 후에도 여러 번 다시 칠하고 40년간에 걸쳐 재창조한 작품이다. 뭉크는 1896년 파리에 진출한 후에도 「아픈 아이」를 다양한 색으로 여러 번 다시 칠했고, 네 가지 버전의 작품으로 완성했다. 그중 두 개는 1907년에, 한 개는 1925년에, 마지막 한 개는 뭉크가 62세였던 1927년에 그렸다. 가족과 뭉크에게 찾아온 질병의 상처는 평생에 걸쳐 치유되지 않았으며, 그에게 캔버스는 치료를 위한 수단이었다.

과학자들은 1,000년간 폐결핵의 원인에 대해 논쟁을 벌였다. 히포크라테스는 폐결핵이 가족 내에서 발생하는 일이 상당히 많았기 때문에 유전성 질병이라고 믿었다. 수백 년 후에 갈렌은 폐결핵이 전염성일 뿐 아니라 치료가 불가능하다고 믿었다. 시간이 흐른 후 1546년에 이탈리아 르네상스 시대의 의사 지롤라모 프라카스토로Girolamo Fracastoro는 통찰력을 발휘해 감염성 씨앗이 폐결핵의 원인이며, 폐결핵 환자의 옷가지나 이불을 통해 감염될 확률이 매우 높다고 기술했다. 자연적으로 부패한 유기 물질로 인해 공기에서 질병이 유래한다는 갈렌의 〈독기miasma〉 이론 역시 그 시대에 대중적인 해석으로 받아들여졌다.[19]

19세기 중반까지는 폐결핵이 감염 인자에서 유래한다는 주장은 과학계의 확실한 지지를 받지 못했다. 첫 번째 실마리를 제공한 연구자는 프랑스의 군의관 장앙투안 빌맹Jean-Antoine Villemin이었는데, 그는 막사에서 대기했던 신병들이 전장에 있었던 사람들보다 훨씬 많이 병에 걸린다는 사실에 주목했다. 자신의 가설을 실험하기 위해 그는 폐결핵으로 사망한 한 환자의 몸에서 고름으로 가득한 염증 환부를 잘라 토끼에게 노출시킨 후 토끼가 병에 걸렸음을 성공적으로 증명했다. 1865년에 빌맹은 자신의 발견 내용을 「폐결핵의 원인과 특성: 인간에서 토끼로 이식된 폐결핵」*이라는 제목의 논문으로 출간했다.[20]

빌맹의 의견은 대부분 받아들여지지 않았는데, 그가 질병의 폐 병리학을 기술하면서 인간에서 인간에게 병이 퍼질 수 있다고만 밝혔기 때문이다. 그는 폐결핵의 원인이 세균이라고 의심했지만 원인인 유기체를 분리하지 못했다. 전 세계는 눈으로 확인할 수 있는 세균을 원했고, 마침내 17년이 흐른 뒤 로베르트 코흐Robert Koch가 그 증거를 발견했다. 코흐는 자신의 발견과 방법론으로 현대의 세균 연구 분야와 질병의 세균 이론이 널리 받아들여질 수 있는 기초 작업을 완성했다. 그의 발견은 결핵이 사회의 인식을 사로잡았던 시기에 언론의 큰 주목을 받았으며 우리가 폐결핵을 어떻게 바라보아야 하는지, 사회의 일부로서 어떻게 기능해야 하는지에 대한 의문에 방대한 영향력을 끼쳤다.

코흐 박사는 1843년에 독일 하노버에서 태어났으며, 학업 능력이 뛰어나 1866년에 우수한 실력으로 괴팅겐 의과 대학교를 졸업했다. 그는 결혼해 딸 하나를 두었고, 1872년 프로이센·프랑스 전쟁 동안 군의관으로 일했다. 전쟁이 끝난 뒤에는 현재 폴

* Cause et nature de la tuberculose: son inoculation de l'homme au lapin.

158

란드의 영토인 올스테인에 정착하여 병원을 개업했다. 당시 코흐는 서른 번째 생일 때 아내에게 선물로 받은 현미경을 사용해 곧바로 탄저병 세균 연구에 착수했다. 막대한 업무량에도 불구하고 그는 집에서 연구실을 운영하며 탄저병이 지역 농장 동물들에게 피해를 준 질병의 원인이라는 사실을 증명했다. 그는 감염된 양의 혈액을 쥐에게 주입한 후 쥐들이 질병에 걸려 사망했다고 기록했다. 또한 현미경을 사용해 부검을 진행한 뒤 쥐의 비장과 림프샘 혈액 내에 나타난 작고 막대처럼 생긴 세균의 흔적을 기록했다. 돌이켜 보면 굉장히 간단한 실험처럼 보이지만 감염성 유기체가 질병을 일으킨다는 사실을 명확하게 시연한 최초의 실험이었다. 코흐의 실험은 갈렌의 독기 이론을 비롯해 감염으로 전파되는 여러 질병의 원인에 대한 논쟁에 결정적인 한방을 날렸다.

코흐 박사는 탄저병에 대한 연구를 끝낸 후 베를린의 국립 전염병 연구소에 근무하면서 처음으로 적절한 실험 공간과 연구 보조원들을 지원받았다. 그리고 1880~1881년 사이에 감염 질병에 대한 현대 연구의 기초를 다져 나갔다. 그는 한천이라고 부르는 농축 해조류 단백질과 감자를 사용한 다양한 배양액 실험을 통해 세균을 성장시키는 새로운 방법을 개발했다. 새로운 배양 체계에서 세균 성장을 방해하거나 촉진하기 위해서 화학 물질과 증기를 사용하기도 했다. 확대율을 향상하기 위해 유침을 사용하고, 해상도를 향상하기 위해 서로 다른 조명 조건과 응축기를 도입하는 현미경 기술을 완성했다. 코흐 박사는 최초로 세균의 사진을 찍어 눈에 보이는 물체의 표면 아래 가동 중인 숨겨신 생물권을 세계에 알렸다. 코흐는 연구실에서 세균학의 황금시대를 불태웠으며, 이러한 발견으로 여러 질병의 감염성 기반에 대한 우리의 이해도를 향상시켜 주었다.

1881년 8월에 런던으로 향한 코흐 박사는 당대 여러 선두 과학자들과 함께 국제 의학 학술 대회에 참석했다. 박사는 개선된 최신 세균학 기술을 선보이며 감염 질환 연구 분야의 경쟁자인 루이스 파스퇴르Louis Pasteur로부터 칭찬을 받았다. 파스퇴르는 〈엄청난 발전입니다, 선생님!〉이라고 외쳤다.[21] 코흐는 자신의 업적을 선보인 후에 다양한 질병에 대한 강연을 들었는데, 그중 당시 흔히 발병하며 대중적인 주제였던 폐결핵 강연이 있었다. 런던을 떠난 코흐는 자신의 지식을 활용해 폐결핵의 원인을 밝히겠다고 결심했다.

불과 8개월 후인 1882년 3월 24일에 코흐 박사는 베를린 생리학 협회의 강연에서 수개월 전에 완성한 업적에 대한 발표로 폐결핵 분야에 엄청난 변화를 일으켰다. 그곳에는 36명의 과학자가 자리했는데, 대부분 훌륭한 경력을 세워 존경받는 인물들이었다. 강연은 박수를 치거나 속삭이는 소리를 내는 사람조차 없이 아득한 침묵 속에 끝이 났다. 과학자들은 자신들이 의학의 역사를 목격하고 있음을 인정할 수밖에 없었다. 참석자 중에는 미래의 노벨상 수상자인 파울 에를리히Paul Ehrlich도 있었는데, 그는 후에 이렇게 말했다. 「그날 저녁은 내 기억 속에서 가장 위대한 과학적 경험으로 남아 있습니다.」[22]

코흐 박사가 펼친 강연은 인류 역사상 가장 치명적인 감염성 질병의 원인을 밝혔을 뿐만 아니라 그 발견을 독특한 방식으로 전달했다는 점에서 역사적으로 엄청난 호평을 받았다. 느긋이 강연을 시작한 코흐 박사는 관찰하기 힘든 세균을 배양하기 위해 자신이 사용한 염색법에 대해 꼼꼼하게 설명하면서 10년 전부터 존재한 오래된 염색약이 새로운 염색약보다 더 효과가 좋다는 발견 내용을 공유했다. 오래된 염색약에는 암모니아가 들어있는데, 폐결핵균이 세포벽을 만들 때 구성 요소로 이 암모니아를 사용하기 때문이다.

하지만 코흐의 강연이 전설적인 명성을 얻게 된 것은 코흐가 가져온 물건들 덕분이었다. 그는 현미경과 시험관, 세균이 담긴 현미경 슬라이드를 포함해 자신의 연구실 전체를 강연장으로 옮겨오다시피 했다. 그는 청중들에게 유인원과 인간, 소에서 유래한 폐결핵에 감염된 기니피그의 해부체를 보여 주었다. 서로 다른 기니피그의 폐에서 보이는 병리적 특성은 배양 조건에서와 동일했다. 그는 참석한 모든 사람이 자유롭게 자신의 연구 내용을 직접 살펴본 후 각자 실험실에서 해당 실험을 재현해도 좋다고 말했다. 깜짝 놀란 과학자들은 코흐의 현미경을 보기 위해 조심스레 앞으로 나와 절개된 기니피그 조직을 살펴보았다. 코흐의 진정한 자유 접근식 연구는 참석자에게 큰 인상을 남겼다. 과학자들은 눈앞의 현미경을 통해 2~4마이크로미터 길이의 막대 모양 세균에서 인류 최초로 폐결핵의 원인이 세균이라는 증거를 확인했다.

코흐 박사의 발견에 대한 소식은 빠르게 유럽과 북아메리카 전역으로 퍼졌다. 코흐의 강연 내용은 1882년 4월 10일에 『베를린 메디컬 위클리 Berlin Medical Weekly』에 발표된 후, 4월 23일에 최초로 런던 『타임스 Times』를 통해 알려졌고, 4월 24일에는 필라델피아의 『퍼블릭 레저 Public Ledger』에, 5월 7일에는 『뉴욕 타임스 New York Times』의 일요판에 실리며 주요 언론사를 통해 퍼져 나갔다. 수천 년 동안 인류를 뒤쫓아 온 유령 살인자의 정체가 마침내 밝혀진 것이다.

밀집된 인구수와 더불어 과거와 현재까지 수백만 명의 이민자를 수용한 뉴욕은 역사적으로 미국 폐결핵 유행병의 최전선에 자리한 도시라고 할 수 있다. 뉴욕에서 폐결핵이 매일 평균 27명, 매년 1만 명의 목숨을 앗아가는 선두 사망 원인으로 손꼽히던 19세기 후반은 이러한 현상을 잘 보여 준 시기였다.

그러나 역사의 위인들이 등장해 변화를 이끌었듯이 19세기가 끝날 무렵 허먼 빅스 Herman Biggs 박사가 도시의 운명과 감염 추이를 바꾸었다. 빅스는 벨뷰 병원과 도시의 공중 보건 부서에서 일했다. 빅스는 걷잡을 수 없는 폐결핵 유행병을 통제할 새로운 방법을 도입했으며, 그중 많은 방법을 아직 그대로 사용하고 있다. 하지만 그는 늘 그렇듯 의료 행위 시행에 대해 지시받기를 원하지 않았던 의료 기관의 저항을 받았다.

빅스 박사는 코흐 박사의 세균 이론을 굳게 믿었으며, 그 믿음은 그의 발상 중 가장 논란이 많았던 첫 번째 제안으로 이어졌다.

질병을 추적하고 환자가 가장 최신의 치료와 지원을 받게 하기 위한 노력으로 빅스는 도시의 공중 보건 부서에서 모든 폐결핵 사례를 기록해야 한다고 주장했다. 그러나 환자 정보를 정부에 밝힌다는 발상은 너무도 급진적이었기에 의료 당국은 발칵 뒤집어졌다. 그뿐만 아니라 빅스 박사는 공중 의료 당국이 모든 환자의 연락처를 추적해야 한다고 주장하며 의료 당국을 분노하게 만들었다.

뉴욕 의학 아카데미 의사들은 빅스의 주장이 〈잘못된 판단이며 시기상조에 비이성적이고 어리석다〉고 비판하며 재빨리 빅스 박사의 주장에 반대하는 조직을 만들었고, 더 나아가 그의 방법론에 〈무례할 만큼 독단적이다〉라는 딱지를 붙였다. 의사들은 환자와 의사 간의 비밀 유지 조약의 중요성을 외치며 〈보건국의 공격적인 폭압〉에 뭉쳐 대항했다. 마침내 빅스 박사는 폐결핵을 성공적으로 통제하기 위해 필요한 시도라는 점을 입법자들에게 이해시켰고, 이 주제는 뉴욕주 상원에서까지 논의되었다. 몇 년 뒤에 뉴욕시 의사들의 약 절반 정도만이 권고에 따랐고, 빅스 박사도 더는 의견을 밀어붙이지 않았지만 타협을 통해 감염 통제에 대한 중요한 선례를 만들었다.[23]

그 외 빅스 박사가 주장한 계획들은 그나마 논쟁이 덜했다. 그는 공공 병원과 사설 병원에 있는 모든 환자에게 폐결핵균이 존재하는지를 확인하기 위해 보건부의 실험실에서 무료로 타액 분석을 받을 수 있는 체계를 세웠다. 그리고 영양분 공급과 휴식을 권고하면서 환자와 환자 가족들이 기침을 할 때 입을 가려야 하며 타액을 부균 방식으로 버려야 한다고 교육했다. 또한 그는 도시 전체의 병원에 폐결핵 병동을 세워 감염된 환자가 일반 대중과 분리될 수 있도록 도왔다.

빅스 박사는 의학 관련 계획들 외에도 여러 선구적인 공공 보건법을 도입했다. 보건부는 급증하는 이민 인구를 수용하기 위해 독일어와 히브리어, 이탈리아어로 번역된 안내문을 발송해 대중에게 폐결핵을 교육시켰다. 1902년에는 폐결핵 예방 위원회가 설립되었고, 이 단체는 공공 전시와 시위를 통해 위생의 중요성을 알렸다. 현재 우리는 인간 면역 결핍 바이러스HIV나 에볼라를 비롯해 코로나바이러스19와 같은 질병에 대항하기 위한 캠페인에 이미 익숙하지만 빅스 박사의 시도는 최초로 단일한 질병에 대한 대규모 교육 캠페인이었다.

허먼 빅스를 비롯한 보건 부서 사람들의 노력은 뉴욕시의 폐결핵 감염과 사망률을 줄이는 데 큰 도움이 되었다. 1900년에 뉴욕에서는 매년 10만 명당 280명이 사망했다. 그러나 1920년에는 사망률이 10만 명당 126명으로 줄어들었으며, 1940년에는 그 숫자가 1900년의 25퍼센트 미만 수준인 49명으로 줄었다.[24] 이 수치는 어떠한 항생제 사용도 없이 이룬 쾌거였다. 빅스 박사는 질병 중에서도, 특히 감염성 질병의 확산을 통제하기 위해서는 지식과 예방이 약보다 더 강력한 효과가 있음을 증명했다.

빅스 박사는 단순한 의사나 유행병 학자가 아니었다. 그는 힘겨운 시기에도 주 예산에서 돈을 쥐어짜기 위해 권력을 쥔 정치적 힘을 활용하는 법을 알았다. 그는 개혁을 원하는 시장뿐 아니라 부패한 태머니 홀*과도 함께 일했다. 또한 사회가 발전하려면 대가를 치러야 하며 궁극적으로 대중은 사회가 치른 대가로 건강을 얻을 수 있다고 모두를 설득했다. 「대중의 건강은 돈으로 살 수 있습니다. 자연적인 한계 내에서 공동체는 스스로 사망률을 결정할 수 있어요.」빅스는 이렇게 말했다.[25]

그러나 곧 허먼 빅스의 교훈은 잊었고, 고대의 천벌이 미국에서 가장 밀집한 인구의 주요 도시에서 다시 활동을 개시하기 시작했다.

폐결핵은 천천히 성장한다. 30분마다 분열하는 연쇄 구균과 같은 전형적인 세균과는 달리 폐결핵균이 2배로 분열하는 시간은 16~20시간이다. 일반적인 세균은 보통 수일 내로 배양이 가능하다. 그러나 폐결핵균은 아주 느리게 자라기 때문에 배양에서 최종적인 결론을 얻기까지 8주를 기다려야 한다.

실험실에서 결핵균를 성장시키기 위해 필수로 작용하는 인내심은 몸속 균을 죽이기 위한 원칙에서도 중요한 역할을 한다. 현재 연쇄 구균에 의한 세균 폐렴의 일반적인 치료 과정은 5~7일이며, 보통 하나의 약을 사용한다. 반면 폐결핵의 일반적인 치료 기간은 6~9개월이며, 다수의 약을 사용하는 방법이 표준이다. 최근에 이 기간을 4개월까지 줄이려고 시도했지만 실패로 돌아갔다.[26] 그 과정에서 환자가 너무 이르게 약을 끊거나 약제 내성이 증가하는 등 어딘가에 문제가 생기곤 한다.

* 20세기 초까지 뉴욕에서 강력한 영향력을 행사하던 부정적 정치 조직.

폐설핵균은 우리 면역 체계와 독특한 관계를 맺으며 폐 내에서 특이한 생활 주기를 갖는다. 몸에 들어온 폐결핵균은 보통 폐의 아랫부분에 자리를 잡는다. 초기에 이 폐결핵균을 억제하는 역할을 맡는 주요 염증성 백혈구 세포는 면역 세계에서 〈대식가〉로 알려진 대식 세포다. 크고 둥근 모양의 대식 세포는 결핵균과 같은 병원균뿐만 아니라 무기 화학 물질 찌꺼기, 심지어 암세포까지 추적한다. 그러나 불행히도 대식 세포는 세균을 아주 효과적으로 죽이지는 못한다. 특히 HIV에 감염되어 약화된 면역 체계를 가진 사람들의 몸속에서 효율이 떨어지는 특징이 있다. 일부는 초기 감염 단계에서 상태가 상당히 악화되어 신체가 통제를 잃기도 한다. 이때 적절한 항생제를 쓰지 않으면 호흡 기능 상실과 사망으로 이어질 수 있다.

다행스럽게도 이렇게 급격하고 치명적인 진행 경과는 소수 환자에게만 발생한다. 하지만 폐결핵균은 경미한 초기 감염을 억제하더라도 대식 세포에 의해 완전히 죽지 않아 수년에서 심지어 수십 년까지 잠복 상태에 머물 수 있는 독특한 능력을 가졌다. 결핵균은 일부 환자들의 몸속, 특히 흉부의 림프샘 깊은 곳에 숨어 들어간다. 삼킨 결핵균을 완전히 죽이지 못한 대식 세포에 의해 림프샘으로 이동하는 것으로 보인다. 사람이 나이가 들거나 면역 체계가 어떤 다른 이유로 약화될 때 결핵균은 활기를 띠며 대식 세포를 뚫고 나와 새롭고 치명적인 감염을 일으킨다. 폐나 림프샘 안에 남아 있는 모든 세균을 죽이기 위해 일부 환자에게 예방약을 지급하는 이유가 바로 이 때문이다. 그리고 활동을 멈춘 세균 잔재를 뿌리 뽑기 위해 지정된 전통적인 표준 치료 기간의 9개월 동안 또다시 인내심을 발휘해야 한다.

결핵을 위한 치료 요법은 보통 네 가지 약으로 시작한다. 세균이 내성을 보이지 않으면 몇 달 뒤에 약의 수를 두 가지로 줄일 수 있다. 이 원칙은 결핵균이 내성을 발전시켜 하나의 약이 가진 효과 범위를 벗어나는 능력이 있음을 보여 준 자료를 바탕으로 세워졌다. 약제 내성은 결핵을 위해 1945년부터 사용한 최초의 치료 약인 스트렙토마이신의 사용으로 주목받았다. 의사들은 초기에 병세가 호전된 이후 일부 환자가 훨씬 악화되는 모습을 관찰했다. 약제 내성 결핵균의 등장이었다. 더욱 안타깝게도 1950년대에는 다제 내성 결핵균이 발생했고, 2006년에는 광범위한 약제 내성 결핵균이 연이어 발견되었다. 좀 더 최근에는 완전히 약제 내성을 보이는 결핵균이 수면 위로 모습을 드러냈다. 이 균은 실험한 여섯에서 여덟 가지 약제 중 어느 것에도 죽지 않았다.

결핵균이 내성을 발전시키는 방법은 독특하다. 연쇄 구균이나 포도알균과 같은 일반적인 세균들은 우리 면역 체계를 비롯한 항생제와 복잡한 전투를 벌인다. 이런 세균들은 항생제에 반응해 활발하게 약 성분을 밖으로 내보내는 펌프를 개발한다. 혹은 세포벽의 구조를 변화시켜 항생제가 더는 공격할 수 없게 만든다. 일부 세균은 세포 내로 들어온 항생 물질을 걸려들게 할 함정을 만들어 내기도 한다. 놀랍게도 세균들은 약물을 내보내는 펌프와 함정, 새로운 세포벽 재료를 부호화하는 DNA 조각을 교환하며 서로〈대화〉를 나누기도 한다.

결핵균의 세포 속에서는 약제를 회피하거나 유전 물질을 교환하거나 새로운 세포벽 구성 물질을 만들기 위해 적극적으로 시도하는 방식의 속임수가 전혀 일어나지 않는다. 대신에 결핵균은 DNA에서 발생하는 자연 돌연변이를 통해서 내성을 얻는다. 자연 돌연변이는 모든 DNA에서 발생하지만 아주 낮은 빈도수로 일어난다.[27] 결핵 DNA에서 발생한 돌연변이 중 하나가 항생제를 이겨 내는 데 도움이 되면 그 돌연변이를 가진 유기체가 선택을 받아 번식을 시작하는 방식이다. 무작위로 변화한 DNA는 최종적으로 약제 내성 결핵균을 탄생시킨다. 과학자들은 초기에 두 가지 치료 약을 적절히 먹어 민감성 결핵균 종을 치료하기만 한다면 내성을 일으킬 확률은 거의 없다고 추정한다. 결핵균은 항생제에 대해 복잡한 방어 기제를 쌓거나 물리적 구성을 빠르게 많이 변화시킬 능력을 가지고 있지 않기 때문이다. 하지만 결핵균은 우리가 항생제를 엉성하게 사용했을 때 그 환경을 활용할 능력이 있다. 항생제를 불규칙하게 사용하거나 항생제 사용 기간이 너무 짧다면 자연적으로 돌연변이를 일으킨 세균들이 내성을 일으켜 증식한 뒤 우세해질 기회를 얻을 수 있다. 내성 결핵균이 우리의 부주의함으로 인한 결과라는 결론은 명백한 진실이다.

빅스 박사를 비롯한 관련자들의 공중 보건을 위한 노력과 1950년대와 1960년대의 효과적인 항생제 도입으로 국가 전체의 결핵 감염률은 차츰 감소했으며, 국가는 결핵이 거의 퇴치되어 더는 위험이 될 수 없다고 선언했다. 그러나 뉴욕시의 감염률은 승리 선언이 너무 성급했음을 보여 주었다. 1980년에 뉴욕시의 결핵 감염률은 10만 명당 약 21명이었다. 그러나 1990년에는 환자의 수가 가파른 상승 곡선을 그리며 2배가 넘는 10만 명당 50명으로 늘어났다.[28] 도시의 유행병 전문의들은 자료가 나오기도 전에 수년간 이 사실을 이미 인식하고 있었다. 수십 년 동안 찾아볼 수 없었을 만큼 많은 수의 결핵 환자가 병원에 찾아와 사망하고 있었다.

이러한 결핵 관련 자료는 신문에 알려지며 상승세의 원인에 대한 잘못된 정보와 과잉 흥분 상태를 일으켰다. 사람들은 결핵의 증가를 쉽고 빠르게 설명하기 위해 HIV 유행병을 원인으로 삼았다. HIV가 면역 체계를 약화시켜 확인되지 않은 결핵을 증식하게 만든다는 가설이었다. 의사인 캐런 브루드니Karen Brudney와 제이 돕킨Jay Dobkin은 이러한 자동 반사적인 주장에 반대했다. 컬럼비아 예수 병원의 의사였던 그들은 결핵 위기의 시작 지점에 있었고, 유일하게 결론을 내리기에 적합한 위치에 있었다.

두 의사는 천천히 신중한 방식으로 다수의 결핵 유기체를 다루며 추적했고, 문제가 존재한다는 사실을 최초로 인식했다. 그들은 1969년의 자료에서 시작해 연이은 20년간 결핵 감염률을 검토했다. 그리고 이 기간에 결핵 진원지인 할렘 지구 중심지에서 국가 평균 감염률보다 20배 높은 극적인 증가세가 나타났음을 확인했다.

두 의사는 1980년대 초기에 등장한 HIV 유행병 외에 당시 할렘에서 무슨 일이 일어났는지를 알아보기 위해 전반적인 관찰을 시작했다. 그들은 지난 10년간 노숙 생활이라는 재앙이 할렘을 특히 강하게 강타했고, 많은 사람이 과도하게 밀집한 쉼터에 모이기 시작했다는 사실에 주목했다. 이렇게 집을 잃은 환자들은 병원에 찾아와 의사에게 쉼터가 결핵의 온상이었다고 말했다.

브루드니와 돕킨 박사는 HIV 외에 사회에서 발생한 어떤 현상으로 인해 결핵 환자가 증가했다는 단서를 잡고 연구를 시작했다. 두 의사가 사용한 방법은 단순했다. 1988년 1월 1일부터 9월 30일까지 할렘 병원에서 결핵 판정을 받은 모든 환자를 면담하며 환자의 삶에 어떤 일이 일어났는지를 알아보았다. 둘은 환자들의 주거 현황과 현재 주소지에 대해 기록했고 누가 집세를 내는지, 집에 난방기나 뜨거운 물이 나오는 시설이 있는지를 물었다. 또한 일을 하고 있는지, 알코올 중독이나 약물 남용 증상이 있는지, 얼마나 많은 사람과 성관계를 했는지, 수혈을 한 이력이나 이전에 결핵을 앓은 적이 있는지를 물었다. 이렇게 두 의사는 네티즌 수사대처럼 환자에 대한 많은 정보를 캐냈다.

빅스 박사가 거의 100년 전에 시작한 벨뷰 흉부 의료 서비스를 참고해 결핵 환자들에게 모두 HIV 검사를 한 뒤 할렘 병원 흉부외과에 진료를 예약하고 집에 보내 주었다. 환자가 HIV 양성일 때에는 감염병 전문의의 진료도 받게 했다. 연구자들은 입원을 하거나 진료 시간에 나타난 사람들을 추적했다. 그리고 실험 대상을 9개월간 연구한 뒤 자료를 집계했다.

해당 기간 할렘 병원에서는 총 224명의 환자가 결핵 진단을 받았다. 현재의 기준으로 미국 병원 한 곳의 수치라고 보기에는 놀라운 수준이다. (인구수와 병원 크기가 비슷한 곳과 비교하자면 내가 일하는 필라델피아 병원은 1년에 1~2명이 결핵 진단을 받는다.) 마침내 연구자들은 이러한 감염 인구 가운데 나타난 어떤 특징을 발견했으며, 그들의 연구는 도시가 공중 보건에 대한 대가를 치른다는 빅스의 주장에 힘을 실어 주었다.

224명 중 80퍼센트에 달하는 감염자는 남성이었고, 약 절반은 알코올 중독자였다. 약 70퍼센트는 집이 없거나 주거가 불안정했다. 4분의 1은 이전에 결핵 판정을 받았으며, 이러한 환자 중 거의 전부가 치료를 끝마치지 않았다고 시인했다. 초기 224명 중 병원에서 사망한 사람을 제외한 178명은 퇴원했다. 이렇게 퇴원한 사람 중 89퍼센트는 치료를 끝마치지 않았으며, 단 한 번도 외래 방문을 하지 않은 경우가 대부분이었다. 환자의 대다수가 실제로 HIV 검사에 양성이 나왔음에도 결핵 치료에 성공하지 못한 직접적인 원인은 따로 있었다. 결핵 감염률에 가장 해로운 요소는 바로 사회 기반 시설의 붕괴와 치료 가능한 질병에 대한 적절한 후속 조치의 실패였다.

브루드니와 돕킨 박사는 결핵 통제의 실패 원인을 좀 더 깊게 파헤쳤다. 결핵이 하루아침에 발생하지 않듯이 결핵을 다시 창궐하게 만든 정책과 지출 삭감 역시 짧은 시간 안에 일어나지 않았다. 1968년 시장 존 린지가 지정한 대책 위원회는 결핵과 미래 방향에 대한 현황을 보고했다. 동시에 시 당국은 진료소와 입원 환자용 병상 1,000개를 포함해 결핵 퇴치를 위해 1년에 4000만 달러를 지원하기로 했다. 1968년 대책 위원회는 일부 입원 환자용 병상을 폐쇄하고 간호사와 재택 건강 보조원들의 가정 방문 비율을 높이면서 외래 환자 진료소를 위해 강력한 재정 지원을 지속하라고 권고했다.

그러나 1970년대 뉴욕시의 재정 위기로 결핵 입원 환자용 병상 1,000개는 거의 사라졌고, 예산도 10년 사이에 2500만 달러 미만으로 줄었다. 연방 정부 단계의 재정 지원 역시 1974년에 연 최고 140만 달러에서, 1980년에는 28만 3,000달러로 줄어들었다. 가정 방문 증가 권고는 실현되지 않았고 진료소에서 결핵 검사를 받을 기회도 사라졌다. 뉴욕시에서는 1979년부터 HIV가 발생하기도 전에 결핵 환자 수가 이미 증가하고 있었다.

브루드니와 돕킨 박사는 1991년에 학술지 『아메리칸 리뷰 오브 레스퍼레토리 디지즈*American Review of Respiratory Disease*』에 자신들의 연구 내용을 발표했다. 두 의사는 「뉴욕시에서 폐결핵의 재유행: HIV와 거주 불명, 결핵 통제 프로그램의 감소」*라는 제목의 이 논문에서 재정 부족과 함께 주거 불명과 약물 사용, 알코올 중독과 같은 현상이 불안하게 뒤엉키며 환자가 적절히 치료받을 수 없게 되었다는 내용을 간결하게 서술했다.[29] 이러한 상황 속에서 기회를 노리던 결핵균은 이득을 취했다. 가장 강력한 항생제를 가진 시대를 맞이했음에도 뉴욕의 상황은 빅스 박사

* Resurgent Tuberculosis in New York City: HIV, Homelessness, and the Decline of Tuberculosis Control Programs.

가 항생제를 전혀 사용하지 않고 교육으로만 성공을 이루었던 1990년 전의 상황보다도 심각했다.

이 논문은 여러 가지 면에서 가혹하지만, 한편으로는 변화의 기회에 대한 희망을 담고 있다. 결핵의 재유행은 명백히 HIV의 결과물이 아니었다. 열악한 위생으로 인해 공기에 나쁜 기운이 담겼다는 갈렌의 독기 이론이나 그 외의 어떤 다른 수수께끼의 요소도 원인이 아니었다. 그저 사람들이 개인적이고 사회적인 여러 이유로 약을 먹지 않았을 뿐이다. 환자들은 집세를 내거나, 쉼터를 찾거나, 음식을 구하는 등 자신들의 건강보다 앞서는 우선순위가 있었다. 논문의 끝에 다다르며 브루드니와 돕킨은 유행병을 통제하에 두기 위해 오랜 시간에 걸쳐 입증된 접근법을 비교적 직설적으로 제안했다. 두 의사는 환자의 입원 기간을 늘리고, 거주 시설을 겸한 결핵 치료 시설을 만들며, 공동체를 기반으로 약물 투여를 공격적으로 감시하는 비율을 높여야 한다고 말했다.

돌아보면, 이 논문은 우리에게 오래된 질병의 새로운 공습에 대항하기 위한 전환점을 선보였다고 할 수 있다. 사람들은 브루드니와 돕킨을 비롯해 새로운 유행병의 최전선에 있는 사람들의 조언을 명확하게 받아들였다. 그 결과 환자들이 약을 먹는지 확실히 확인하는 직접 관찰 요법DOT*과 같은 활동에 대한 재정 지원이 증가했다. 일부 개별 사회사업가**들은 독창적이고 지속적

* Directly Observed Therapy.
** 개인적으로, 사회적으로 적응하지 못하는 사람들이 사회자원을 활용하고 정신적 건강을 되찾을 수 있도록 상담을 통해 전문적으로 돕는 사회 복지사.

인 방식으로 헌신하고 있다. 개별 사회사업가들은 공공 진료소나 가정에서 DOT를 진행하며 맥도널드, 심지어 집이 없는 사람들이 모이는 다리 아래와 같이 일반적이지 않은 여러 장소에 찾아가기도 한다.[30] 자본의 유입과 의욕적인 사람들의 노력으로 결핵 감염률은 천천히, 그러나 확실히 줄어들기 시작했다. 2016년에 뉴욕시의 결핵 감염률은 1992년의 52명에서 줄어들어 역대 최저인 10만 명당 6.9명에 이르렀다. 여전히 감염률이 증가하는 지역도 존재하지만 1980년대 후반과 동일한 감염률이나 절대 숫자를 보이는 곳은 나타나지 않았다.

현재 뉴욕시는 2016년에는 총 565명이었던 환자 수가 613명으로 늘어나, 2017년에 10만 명당 7.5명의 감염 수를 보이며 약간의 상승세가 보고되면서 여전히 경계 태세를 유지하고 있다. 다행히도 이 숫자는 2018년에 559명으로 다시 떨어졌다.[31] 이러한 추세에 독특한 기술을 활용한 좀 더 새로운 추적 방법이 도움을 주고 있다. 원격 관찰 치료는 현재 환자가 매일 컴퓨터로 접속해 카메라로 약을 먹는 모습을 찍는 방식으로 사용되고 있다. 과학자들은 각 결핵균의 유전 물질을 추적하기도 한다. 2013년에는 DNA 분석법의 도움으로 선셋 공원에서 발생한 결핵 유행의 균주가 중국에서 넘어왔다는 사실을 밝히며 최초 유포자를 중국 이민자로 좁힐 수 있었다. 좁은 인터넷 카페나 노래방과 같은 전파가 되기 쉬운 장소에 대한 정보를 활용해 무증상 감염 환자를 찾아 치료하거나 추가 전파를 막기도 한다.[32]

미국에서 결핵의 힘은 예전 같지 않다. 1990년대 초기부터 매년 감염률이 줄었고, 2017년에 전반적인 결핵 감염률은 10만 명당 2.8명을 기록했다. 2016년에 미국에서 결핵으로 사망한 총인구수는 1992년의 1,705명에서 한참 줄어든 528명이었다. 1970년대에 향상된 인식이 그대로 이어져 치료를 완료하는 비율 역시 아주 높게 유지되고 있다는 사실 또한 중요하다.

하지만 미국에서 결핵의 흔적이 한때의 위용을 자랑하는 옛이야기가 되었다면, 해외의 감염 수치는 전혀 다른 이야기를 들려주고 있다. 여러 국가에서 결핵은 통제를 벗어나며 급속히 번지고 있다. 2019년에 10만 명당 절대 감염 수가 520명이었던 남아프리카나 554명이었던 필리핀과 같은 국가의 실태는 충격적인 수준이다.[33] 카자흐스탄과 우크라이나, 러시아와 같은 국가에서 만연한 다제 내성과 함께 약물 내성 역시 심각한 문제를 일으키고 있다. 심각한 약물 내성 결핵 균주의 사례는 이란과 인도, 이탈리아와 같은 나라에서 최초로 보고되었지만 그 후로 미국에서도 보고되고 있다.[34]

오늘날 우리의 공기는 경제와 마찬가지로 공동체의 일부로 세계화되어 가고 있다. 그러므로 약물 내성 감염은 사회적 문제라고 할 수 있다. 2018년 미국의 모든 결핵 감염 사례 중에서 70퍼센트는 미국에서 태어나지 않은 사람들에게서 발병했고, 이러한 통계는 해마다 증가하고 있다. 단순히 이민자들을 막기 위해 국경을 닫는 조치는 현실적인 해결책이 아니므로 이민자의 건강뿐만 아니라 나라의 건강을 위해서라도 이민자와 망명자들에게 결핵 검사를 해야 한다. 그리고 전 세계를 통해 유입되는 다수의 결핵 유행병을 통제하기 위해 더 많은 역할을 수행해야 한다.

우리는 브루드니와 돕킨, 빅스 박사를 통해 결핵이 관리할 수 있는 질병이라는 사실을 배웠다. 하지만 인류가 하나의 종으로 등장했던 동아프리카의 초원에서부터 우리와 같은 길을 걷고 있는 결핵이라는 오래된 고통은 우리가 손에 쥔 모든 방법을 실천하기 전까지 계속해서 우리 뒤를 쫓을 것이다. 결핵균은 우리만큼 똑똑하지는 않지만 우리가 놓치곤 하는 특성이 있다. 바로 인내심이다.

새로운 코로나바이러스19의 전파를 막기 위해 말 그대로 도시를 봉쇄했던 2020년은 공중 보건의 비용과 혜택에 대한 허먼 빅스의 주장이 더 적절하게 느껴진 시기였다. 초기 분석 과정에서 미국과 전 세계의 국가들이 다수의 잘못된 조치를 저질렀음은 분명하다. 그 결과 우리는 호흡계 바이러스가 세계를 발아래 둔 시대를 살며 병에 걸릴지 모른다는 두려움에 사로잡혔다.

역사적으로 코로나바이러스는 인류에게 엄청난 피해를 주는 질병을 일으킨 적이 없다. 보통 새나 고양이, 돼지, 박쥐가 감염되는 이 바이러스는 인간이 바이러스를 보유한 동물과 밀접 접촉한 뒤 희귀한 변이체에 감염되기 전까지는 문제가 없었다. 재앙의 첫 사건은 사향고양이에 숨어있던 코로나바이러스가 사람에게 옮겨 왔던 2002년 중국 남부에서 발생했다.[35] 이색 고기 시장에서 발생한 밀접 접촉과 도살 행위가 전파의 도관 역할을 한 것으로 보인다. 시장을 촬영한 영상을 보면 이색 동물의 고깃덩

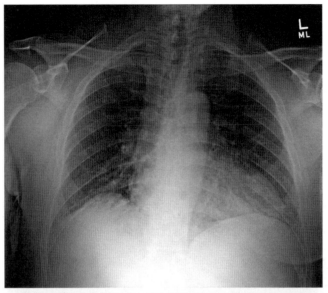

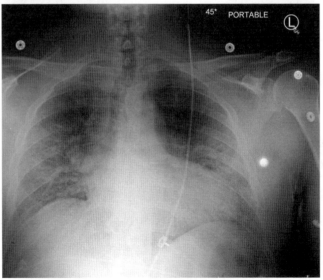

폐 아랫부분에 경미한 코로나바이러스19 폐렴을 보이는 환자의 엑스선 사진(위)과 폐렴이 극적인 속도로 진행된 환자의 하루 후 사진(아래).

어리들이 냉장고는 물론이고 얼음도 없는 위생과는 거리가 먼 상태로 보관되었음을 확인할 수 있다.[36] 첫 번째 SARS 코로나바이러스가 광둥 지방 전역을 휩쓴 후 2003년 세계적으로 퍼져 8,000명을 감염시키고, 800명을 사망에 이르게 했음에도 불구하고 중국 정부는 비위생적인 이색 고기 시장을 폐쇄하는 실효성 없는 조치만을 시행했다.

시간이 흘러 2020년 1월에 미국에서 새로운 코로나바이러스에 대한 소문이 퍼지기 시작했고, 곧이어 2019년 12월 내내 중국에서 코로나바이러스의 대유행이 시작되었다는 사실이 확인되었다. 발원지는 또다시 이색 음식 시장으로 밝혀졌는데, 이번에는 후베이 지방의 우한시였다. 원인은 시장에서 대중적으로 팔리던 상품인 박쥐나 천산갑일 가능성이 컸다. 천산갑은 아시아 토종으로 비늘이 뒤덮인 작은 개미핥기인데, 마찬가지로 야외 고기 시장에서 살 수 있다.[37] 최초의 SARS 바이러스와 같이 코로나바이러스19의 새로운 우선 서식지는 인간의 호흡기였고, 누군가가 기침을 하여 공중으로 바이러스를 퍼트리거나 다른 사람이 물체 표면에 떨어진 침방울 중 하나를 만졌을 때 전파된다.

2020년 1월과 2월에 미국과 미국 질병 통제 예방 센터의 지도부는 코로나바이러스19의 위협을 축소 판단했고, 검사 시설을 확장하거나 여행을 제한하는 등의 예방과 준비 조치를 등한시하는 부주의한 반응으로 상황을 악화시켰다. 워싱턴 대학교의 헬렌 추Helen Chu 박사는 2020년 1월에 새로운 코로나바이러스가 이미 돌고 있을 가능성을 조사해야 한다고 주장했다. 그녀는 코

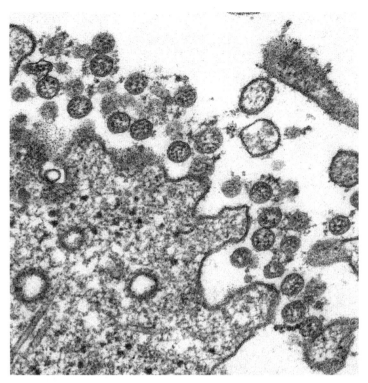

전자 현미경으로 본 코로나바이러스 입자, 세포를 감염시키고 있다.

로나와 관련이 없는 다른 바이러스 프로젝트를 위해 시애틀 지역 내에서 코 검사용 면봉을 수거했다. 그리고 수거한 면봉으로 코로나바이러스 검사를 하기 위해 주 정부와 연방 정부의 허가를 요청했다. 그러나 두 기관은 모두 거절했다. 발병에 대한 긴장감이 증가하면서 추 박사와 연구팀은 어쨌든 표본 실험을 진행했고, 나라 밖으로 여행을 간 적이 없다고 알려진 검사 대상에게서 양성의 결과가 나왔다. 누구도 알지 못하고 신경 쓰지 않는 사

이에 바이러스는 이미 전파되고 있었다.[38]

모든 자료를 취합할 수는 없지만 나라가 질병을 통제하기 위한 비결 하나는 빠르고 쉬운 검사라고 할 수 있다. 검사를 하면 감염된 사람들을 자가 격리시키는 한편 그들과 밀접 접촉한 사람들을 선별할 수 있다. 밀접 접촉자들은 검사 결과가 양성으로 나오면 자가 격리를 할 것이고, 이를 통해 질병의 전파 속도를 현격히 늦출 수 있다. 한국은 감염된 사람들이 방문한 곳을 추적해 적절한 알람 문자를 보내는 휴대 전화 기술까지 활용해 이러한 접근법을 시행하여 분명한 성공을 거두었다. 한국 정부는 하루에 1만 명까지 신속하게 코로나를 검사할 수 있는 설비를 구축했으며, 잠재적 접촉을 최소화하는 편리한 드라이브스루 검사소를 활용했다.[39]

미국에서는 주립 실험실에서 코로나 검사가 가능했지만 그 기술력은 한심할 만큼 구식이었다. 2020년 3월 중반까지 펜실베이니아 주립 실험실에서는 검사 결과가 나오기까지 4~5일이 걸렸다. 더욱 심각하게도 3월 둘째 주까지 펜실베이니아주에서는 장비의 한계 때문에 하루에 5~6번의 검사만 가동할 수 있었다. 랩콥이나 퀘스트 다이아그노스틱스와 같은 사설 실험실에서 공백을 채우기 위해 합류했지만 이미 한 달을 더 낭비한 후였다. 심지어 사설 실험실은 당연히 검체 채집을 하기 위해 환자들이 직접 방문하기를 원치 않았기 때문에 잠재적 감염자들은 선택권 없이 쫓겨나 마스크를 쓰고 응급실에서 기다려야 했다. 다행히도 마침내 신속한 드라이브스루 검사소 체계가 시행되었다.

코로나바이러스 사태는 이전과는 달리 상호 작용하는 세계 속에서 우리가 공기를 공동체의 일부로 받아들여야 하며, 잠재적 국제 건강 위협에 대한 경고를 매우 진지하게 받아들여야 한다는 사실을 보여 준 유감스러운 실례다.

7장
니코틴의 유혹과 줄기세포

폐는 인간의 몸 전체를 위한 기체 교환 장소로써 공기 흐름을 극대화해야 할 의무가 있다. 하지만 우리가 쾌락을 불러오는 물질을 흡입하거나 그 외의 목적으로 폐의 효율적인 체계를 악용할 때 폐에는 문제가 발생한다. 인간은 신체의 기체 교환 체계를 수천 년 동안 착취해 왔지만 수백 년 전부터는 아주 극단적이고 스스로 해가 되는 방식으로 폐를 활용하기 시작했다. 구체적으로 말하자면, 인간은 광범위한 담배 사용을 통해 폐 관련 의학계 전체를 바꿔 놓을 만큼 독특한 방식으로 뇌를 자극하는 법을 깨우쳤다.

지난 1,000년간 우리는 흡연을 통해 흡입한 물질을 운송하는 용도로 폐를 사용했다. 당연하게도 폐가 우리의 뇌로 약물을 전달하는 가장 빠른 경로를 제공하는 기관이기 때문이다. 흡연은 약간의 방향 요법과 진정 효과를 주는 약물로 진정과 이완 효과를 제공하면서 우리의 문화 역사에서 거대한 역할을 맡아 왔다.

역사를 통틀어 연기는 거의 모든 문화권과 종교에서 활용되었다. 이집트와 바빌로니아인, 힌두교도들은 모두 신을 향한 공물로 향을 피웠다. 고대 중국에서 시작되어 인도와 중동, 아프리카로 퍼진 대마초처럼 역사적으로 연기를 직접 흡입한 증거 역시 아주 많다. 기원전 5세기에 로마의 역사가 헤로도토스는 현재 시베리아 남부의 고대 유목민 스키타이족의 흡연에 대해 기록했다. 스키타이족이 대마 씨를 뜨거운 돌 위에 올리자 〈금세 그리스인들이 태우는 향보다 훨씬 기분 좋은 연기가 뿜어져 나왔다. 사람들은 향을 맡고 흥분해 크게 울부짖는다〉.[1]

수천 년 전에 스키타이족과 마찬가지로 서구 문화권에서도 약을 이동시키는 용도로 폐의 효율성을 활용해 왔다. 우리는 불행히도 흡연의 효용 측면에서 완전히 균형을 잃었다. 미국에서 호흡계 질환 발병률은 지난 50년간 1965년에서 1998년까지 163퍼센트로 폭발적으로 증가했다. 1980년에서 2014년 사이에 호흡계 질환 사망률 역시 30퍼센트의 증가율을 보이며 속도는 다소 느려졌지만 최근까지도 계속해서 증가하고 있다.[2] 폐 질환과 관련된 사망률은 2014년부터 안정화되었으나 호흡계 질환에 대한 해소되지 않은 부담감은 이전 세대보다 현세대가 무병장수의 목표에 가까워지고 있다는 국가의 서사를 뒤흔들고 있다. 흡연의 확산은 문제 악화에 막대한 지분을 차지한다.

호흡계 질병의 위험에 대해 잘 인지하고 있는 호흡기내과 의사들은 매일 사람들의 생명을 지키기 위해 직접 가능한 조치를 하고 있다. 다시 말해, 호흡기내과 의사 대부분은 담배로 인한 질병에 맞서기 위해 진료를 볼 때마다 환자에게 담배를 끊으라고 권하곤 한다. 또한 우리는 흡연 문제를 해결하기 위해 헌신하고 있는 일부 의사들의 지혜를 통해 흡연으로 인한 질병의 통제에 도움을 얻고 있다.

존슨 씨는 내가 근무하던 병원의 폐 병동에서 처음 나와 진료를 보았을 때 낙담한 상태였다. 휴식 중에는 괜찮았지만 대사율을 약간이라도 증가시키는 활동을 하면 호흡 부족으로 움직일 수 없었기 때문이다. 존슨 씨는 생활하면서 원하는 대로 몸을 움직일 만큼 충분한 공기를 마실 수 없었다.

그는 겨우 40대 후반이었지만 30년 가까이 흡연을 해왔고, 하루에 한 갑 이상을 피는 날도 많았다고 말했다. 30년이라는 시간은 존슨 씨가 운 나쁜 5퍼센트의 사람들과 마찬가지로 아주 심각한 폐 질환을 발전시키기에 충분한 시간이었다. 나는 그를 폐활량 검사실로 보냈고 15분 뒤에 호흡 문제를 일으킨 원인에 대한 해답을 얻었다. 환자는 흡연 생활로 기도가 헐렁해지고 필수적인 탄성 조직이 사라지면서 숨을 내쉴 때 흉부 밖으로 공기를 내보내는 데 어려움을 겪고 있었다.

나는 환자에게 설명했다. 「만성 폐쇄 폐 질환입니다.」

「폐 공기증하고 비슷한 병인가요?」 환자가 물었다. 같은 질병이었기에 나는 〈그렇다〉고 대답했다.

환자는 나를 바라보며 자신은 이미 마음의 준비를 마쳤고, 의사인 나의 말을 전적으로 따르겠다고 말했다. 그리고 이 병을 치료할 방법에 대해 진지하게 물었다. 나는 기대감이 조금 잦아들기를 기다리며 한동안 입을 열지 않았다. 그리고 그에게 다른 의학적 문제가 없었는지 물었다. 환자는 10대 시절에 심각한 폐렴이 있었지만 항생제로 말끔히 나았다고 말했다. 그는 폐렴에 걸렸을 때와 마찬가지로 내가 처방전을 꺼내 알약 몇 개를 처방해 주고 몇 주간의 치료를 통해 만성 폐쇄 폐 질환을 완치시켜 주길 기대하고 있는 듯했다. 하지만 만성 폐쇄 폐 질환 환자에게는 상태를 조금 나아지게 해줄 뿐인 흡입기 이상으로 효과적인 치료법이 없을뿐더러 처방할 수 있는 약도 없었다.

나는 환자에게 아직 담배를 피우냐고 물었고, 환자는 여전히 하루에 한 갑씩 담배를 피운다고 답했다. 다시 잠시간의 침묵이 이어졌고, 그는 계속해서 말을 이어 갔다. 환자는 자신이 겪은 문제와 호흡 장애로 좌절을 겪었고 더 나은 삶을 살기 위해 병원에 왔다고 말했다. 나는 입을 다문 채 이 상황을 헤쳐 나갈 가장 좋은 방법을 떠올리고 있었다. 존슨 씨가 말을 마쳤을 때까지도 나는 한동안 더 침묵하다가 천천히, 조심스럽게 이야기를 시작했다. 「환자분이 좌절한 이유는 지금 본인의 세계가 좁아졌다고 느끼기 때문일 거예요.」 나는 손으로 작은 상자를 만들면서 그에게 말했다. 나는 환자의 몸에서 일어나는 일을 이해시키기 위해 환자를 감정적으로 몰아붙였다. 「호흡이 굉장히 힘들어서 하고 싶은 것들을 하지 못하니 자신에게 화가 났을 테고, 본인의 세계가 좁아진다는 데 화가 났겠지요.」

긴 침묵 끝에 그는 답했다. 「네, 맞아요.」 그는 고개를 끄덕였다. 「저는 좌절했고 화가 납니다. 제가 하고 싶은 걸 아무것도 할 수가 없어요.」

우리는 냉혹한 진실을 보여 줄 폐활량 검사 결과를 함께 검토했다. 50세에 가까운 나이의 환자는 끔찍한 폐 기능을 보였다. 일생을 흡연한 80세 노인의 폐 기능이 더 좋을 지경이었다. 나는 부디 그의 상태를 완화시킬 구제책이 되어 주길 바라며 흡입기를 처방했다. 「담배는 끊어야 합니다.」

「그럼요.」 그는 이렇게 답하고 진료실을 떠났다.

존슨 씨와 같은 흡연자들이 흡입제나 담배에 불을 붙일 때 연기는 성대를 지나 기도를 통과하고 기관지와 세기관지에 이어 마침내 폐포로 돌진한다. 이때 흡연자들은 니코틴이 폐 조직 벽을 통과해 모세 혈관으로 들어갈 시간을 확보하기 위해 잠시 호흡을 멈춘다. 이렇게 모세 혈관으로 들어간 니코틴은 뇌로 옮겨진다. 그리고 남은 연기는 날숨으로 나와 구름처럼 대기 중으로 배출된다.

독성 흡입제는 수년에 걸쳐 다양한 폐 부위에 여러 가지 반응을 일으킨다. 가장 먼저 기관지와 세기관지 수준에서 발생하는 염증이다. 술잔 세포라고 하는 정상 점액 분비 세포는 자극을 받으면 엄청난 양의 점액을 생산하기 시작한다. 많은 흡연자가 만성 기관지염(기관지 염증) 진단을 받고 녹황색 가래가 섞인 잔기침을 하는 이유가 바로 여기에 있다.

흡연을 지속할 때 그다음으로 발생할 수 있는 변화는 세포사다. 세포사는 우리 몸의 모든 기관에서 자연적으로 발생하는 현상이며, 폐에서도 마찬가지로 매일 수백 개의 폐 세포가 죽고 교체된다. 흡연을 하면 세포의 죽음이 가속화되는 반면 세포의 교체 속도가 느려지기 때문에 문제가 발생한다. 기관지와 세기관지에서 기도 기저 세포의 세포사가 억제되지 않을 때 특히 문제가 심각해진다고 알려져 있다. 기도 기저 세포는 짧고 땅딸막한 주사위 형태의 세포로 기도 조직 깊은 곳에 자리하고 있다. 기도 기저 세포는 압도적인 수로 존재하면서 다른 기도 세포를 위한 줄기세포로 기능하는 필수적인 역할을 맡고 있다. 기도 기저 세포는 편평 상피 세포를 비롯해 기도에서 열심히 일할 여러 세포로 분화하고 분열한다.

편평 상피 세포를 비롯한 세포들이 죽은 뒤에 다른 세포가 보충되지 않으면 기도는 탄력을 잃고 헐렁해진다. 숨을 들이마실 때는 큰 문제가 되지 않지만 숨을 내쉬면 헐렁해진 기도가 허탈되면서 폐 안에 이산화 탄소와 함께 공기가 갇힌다. 일부 만성 폐쇄 폐 질환 환자들은 갇힌 공기로 인해 흉부가 술통 형태로 변하기도 한다. 일부는 공기가 흐르는 속도를 계속해서 낮춤으로써 기관지와 세기관지 허탈을 막기 위해 입술이 얇아지는 경향을 보인다. 또한 환기가 어려워지고 이산화 탄소와 이로 인한 산성이 혈액 속에 쌓이기 시작한다.

기도 손상이 염증에서 파괴로 진행되는 동안 폐포 깊은 곳에서는 보통 단순한 세포 파괴가 일어난다. 폐의 기체 교환 단위를 구성하는 제1형 폐포 세포가 죽어가기 시작하며, 폐포 세포의 보충원인 세2형 폐포 세포 역시 세포사에 이른다. 그로 인해 폐는 스펀지처럼 구멍이 3배 커지며 큰 공백이 생기고 이 공간에서는 기체 교환이 일어나지 않는다. 이제는 혈액으로 산소를 이동시키는 과정에도 문제가 생긴다.

첫 진료로부터 몇 달 후 존슨 씨를 다시 진료실에서 만났을 때, 나는 그에게 변화가 일어났음을 즉시 알아보았다. 전보다 눈이 맑고 피부가 환해졌으며, 머릿결도 부드럽고 단정해 보였다. 눈빛도 좀 더 또렷하며 생기 있게 변했고, 몸에서 나던 퀴퀴한 냄새도 사라졌다. 나는 이전에도 몇 차례 비슷한 변신을 목격한 적이 있었기에 이미 답을 알고 있었지만 질문하지 않을 수 없었다. 「담배는 끊었나 봐요?」

환자는 망설임 없이 답했다. 「네, 선생님. 담배는 전부 치워 버렸습니다. 안 피운 지 한 달이 넘었어요.」

나는 다시 환자의 폐 기능을 살펴보았다. 그와 비슷한 체격의 남성은 보통 흉부의 총공기량이 4리터가 조금 넘는다. 수년간 흡연으로 기도가 망가진 존슨 씨는 흉부에 5리터가 넘는 공기가 차 있었다. 조직이 부족해 더 많은 공기가 흉강을 채웠고, 헐렁한 기도 때문에 정상적인 속도로 숨을 들이마시고 내쉴 수 없었다. 건강한 폐에서 일반적으로 모든 공기를 내쉬는 데 필요한 소요 시간은 2초지만 이 환자에게는 8초가 필요했다. 인간은 폐에서 공기가 흐르면서 얻는 에너지를 이용해 움직이기 때문에 공기 흐름의 감소는 존슨 씨의 세계를 4배로 느리게 만들었다.

우리는 할 수 있는 조치를 했고 수개월, 수년에 걸쳐 함께 폐에 남아 있는 잔여물들을 내보냈다. 나는 만성 폐쇄 폐 질환 환자 모두에게 강조하듯 그에게도 병이 하루아침에 생기지 않았으니 하루아침에 나을 수도 없다고 강조했다. 환자는 이제 신체를 원래 모습대로 되돌리기 위해 그동안 담배와 흡연에 들인 동일한 시간과 노력, 돈을 쏟아야 했다. 그는 노력하겠다는 약속을 지켰다. 담배를 멀리하고 흡입기를 사용하면서 건강해지기 위해 물리 치료를 했다. 몇 가지 작은 변화에 대한 부가 효과로 삶이 엄청나게 개선되었으며, 심각한 폐 질환에 걸렸음에도 그는 나를 처음 만났을 때보다 현재 인생에서 훨씬 많은 것을 얻고 있다.

담배는 아메리카 대륙의 토종 식물이며, 16세기에 탐험가들의 손에 들려 유입되기 전까지는 유럽이나 아프리카, 아시아에 알려지지 않았다. 그 이전까지 아메리카 문명의 원주민들은 담배를 의식에 사용하거나 거래를 성사시키기 위해 물물 교환 후 친선의 표현으로 활용했다.

1527년 서구 문학에서 담배에 대해 최초로 기록한 스페인의 역사학자 바르톨로메 데 라스 카사스는 이렇게 기록했다. 쿠바 토착민들은 〈연기를 마시기 위해 특정 약초를 사용하는데, 이 약초는 특정한 잎을 넣어 말린 것이다. (그들은) 호흡을 통해 연기를 들이마시는데, 연기를 마시면 감각이 둔해지고 거의 취한 상태가 되어 피로감을 느끼지 않는다고 한다〉. 또한 데 라스 카사스는 관찰을 통해 담배의 중독성을 발견했다. 〈에스파뇰라섬에 사는 스페인 주민들은 흡연에 익숙하다. 흡연은 죄악이라고,

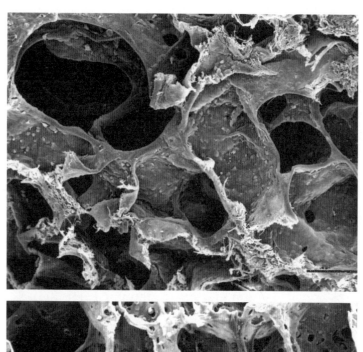

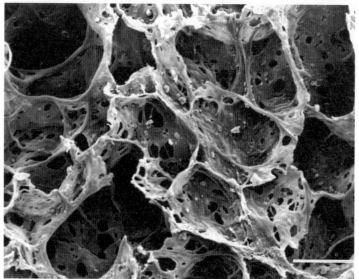

평범한 폐를 절개한 단면도(위)와
구멍이 눈에 띄는 만성 폐쇄 폐 질환 환자의 폐 단면도(아래).

그러한 행동을 질책하면 그들은 끊을 수 없다고 답한다. 나는 그 사람들이 흡연에서 어떤 즐거움과 혜택을 얻고 있는지 알 수 없다.〉[3]

수십 년 뒤에 버지니아 식민지가 만들어지며 담배는 환금 작물로 인기를 얻게 되었다. 담배는 버지니아에서 대량 생산되어 영국 정착민들에 의해 수출되었다. 월터 롤리 경은 1578년에 유럽으로 버지니아 담배를 처음으로 들여온 공적을 인정받았으며, 담배가 가진 건강 효과로 유럽에서 주목받았다. 1595년에 영국인 앤서니 슈트는 담배에 대한 안내 책자를 통해 담배를 피부에 문지르거나 흡입했을 때 치료 효과가 있으며, 하루의 끝에 오는 모든 피로감을 완화시켜 줄 수 있다고 서술했다. 출판자인 애덤 이슬립은 담배가 〈오랫동안 폐결핵을 겪은 신사분들을 치료할 수 있다〉라고 덧붙이면서 〈아직 알려지지 않은 여러 특이한 장점이 있다〉는 다소 모순적인 발언을 적기도 했다.[4]

담배를 인정하지 못하는 사람도 있었다. 영국의 왕 제임스 1세는 1607년에 최초로 담배에 반하는 논문을 통해 다음과 같이 기술했다. 〈이용자의 눈을 따갑게 하고 코를 맵게 만들며 뇌 손상을 일으킬뿐더러 폐에도 위험하다. 까맣고 지독한 악취는 끔찍하고 시커먼 나락의 연기와 가장 닮았다.〉[5]

왕의 기분과는 상관없이 현실에서 담배는 버지니아와 캐롤라이나 식민지의 초기 경제를 이끌었다. 영국 정착민인 존 롤프는 버뮤다 제도의 토종 식물인 니코티아나 타바쿰을 버지니아로 도입해 담배의 대량 생산으로 재정적 이득을 본 최초의 인물이었다. 1620년에 영국으로 수출된 담배는 약 18톤에 이르렀다. 담배의 사용과 경제적 중요성이 증가하면서 미국 식민주의를 시작한 최초 100년 동안 담배의 소비세는 영국 정부에서 거두어들인 수익의 3분의 1을 차지했을 정도였다.

초기의 담배는 주로 담뱃대를 사용하거나 씹는 담배, 코담배, 시가 형태였다. 작가 시드니 앤드루스가 1866년 노스캐롤라이나 여행 중에 관찰했듯이 남아메리카에서 담배는 흔한 약이었다. 〈사람들이 소모하는 담배의 양은 예측을 한참 넘어선다. 12세 이상의 모든 사람 가운데 최소 10분의 7이 어떤 형태로든 담배를 사용한다. 거의 모든 남성과 남자아이들이 담배를 피우거나 씹으며 두 방법을 모두 사용하는 때도 아주 많다. 반면 여성들은 일부만 피우고 씹는 형태의 담배를 사용하며, 여성 계층은 대부분 치아에 문지르는 담배를 사용한다.〉[6] 하지만 이러한 담배 소모량에도 불구하고 미국 남북 전쟁 후에 담배 판매로 거둔 이익률은 부진했다. 담배 산업계는 수익을 끌어올릴 새로운 방법을 모색했고, 말아 피는 담배의 대량 생산으로 그 방법을 찾은 인물이 등장했다.

벅 듀크로 이름을 알린 제임스 뷰캐넌 듀크는 1856년에 노스캐롤라이나주의 더럼 근방에서 태어나 24세부터 손으로 말아 피는 담배 공장을 운영했다. 당시에 말아 피는 담배는 미국인 대부분이 담뱃대나 씹는 담배, 시가를 선호하는 시대의 틈새 상품이었다. 그의 공장은 직원 1명이 하루에 200개의 담배를 생산할 수 있는 적당한 규모였다. 이러한 생산량에 만족하지 못했던 벅

듀크는 제임스 본색의 새로운 발명품이 생산량을 개선해 줄 것이라고 생각했다.[7]

듀크 외에도 말아 피는 담배 생산의 효율성 증가를 바라는 사람들이 있었다. 1875년에 버지니아주 리치먼드의 담배 회사 알렌진터는 담배를 말아주는 기계의 발명에 7만 5,000달러의 보상금을 걸었다. 대학생이었던 제임스 본색은 18세에 학교를 그만두고 상금을 얻기 위해 전념했다. 1880년에 그는 몇 년간의 작업 끝에 마침내 발명을 완성해 특허와 상금을 얻었다. 그의 기계는 손으로 담배를 마는 공장의 방식을 크게 개선시켰으며, 놀랍게도 하루에 12만 개의 담배를 생산할 수 있었다.

담배의 대량 생산을 보장하는 놀라운 능력에도 불구하고 이 장치는 기계적인 고장에 시달렸다. 게다가 손으로 말아 만든 기존의 담배는 종이를 꼬아 양쪽 끝을 막을 수 있었지만 새로운 담배는 끝이 개방된 형태라 잎이 마르곤 했다. 그런 이유로 모든 주요 담배 회사가 새로운 기계에 대한 투자를 삭감했음에도 벅 듀크는 본색과 협력을 통해 장치를 개선하기로 했다. 듀크와 본색은 기계 결함을 해결하기 위한 노력 끝에 수분이 마르지 않도록 담배 끝에 글리세린과 설탕, 당밀을 비롯한 몇 가지 화학 물질을 포함한 첨가물을 추가했다.

그들의 노력에 보상하듯 벅 듀크의 기계는 하루 10만 개가 넘는 담배를 성공적으로 쏟아내기 시작했다. 그러나 쏟아지는 담배를 판매할 시장이 없었기 때문에 듀크는 미인 선발 대회를 비롯한 여러 행사에 담배를 증정하면서 그 시장을 만들어 갔다. 그는 미국 최초의 잡지인 신간 『글로시*Glossies*』에 광고를 실었다. 또한 스포츠의 높은 인기를 활용하기 위해 담뱃갑 안에 야구 선수 카드를 넣었다. 듀크는 1889년에만 광고에 2500만 달러에 달하는 돈을 지출했다. 그의 새 담배는 변화하는 미국인의 생활 양식에도 잘 맞았다. 말아 피는 담배는 더러운 침을 뱉거나 지저분한 파이프를 들고 다닐 필요도 없어 늘어나는 도시 인구층에 알맞았다. 또한 휴대가 간편했고 현대적인 형태인 데다 빠르게 불을 붙일 수 있어 식당에서나 휴식 시간 중에 사용하기도 더 용이했다.

벅 듀크는 공격적인 광고로 성공을 거두었다. 그리고 자본과 시장 점유율을 쌓아가며 경쟁 업체 4곳을 인수해 1890년에 아메리칸 토바코 컴퍼니로 합병했다. 또한 수출의 잠재력을 노리고 브리티시 아메리칸 토바코 컴퍼니를 설립해 유럽으로 시장을 확장했다. 그는 누구나 사용하기 편리한 상품의 장점을 활용해 대중의 눈에 쉽게 각인된 〈듀크 담배〉라는 상표를 만들었다.

엄청난 부자로 거듭난 듀크는 1924년 당시에는 작은 대학이었던 노스캐롤라이나주 더럼의 트리니티 칼리지에 자산의 일부를 기부했다. 대학의 지도부는 듀크가 기증한 1억 달러에 대한 보답으로 듀크의 명성을 기리기 위해 기관의 이름을 바꾸었다. 모순적이게도 듀크는 20세기 동안 흡연으로 사망한 추산 1억 명의 목숨값으로 각각 1달러를 기부한 셈이다.[8]

벅 듀크가 성공한 사업가이자 광고주였으며 인간의 심리를 잘 이용했다는 데는 의심할 여지가 없지만, 그 외에도 그의 사업이 쉽게 성공할 수 있었던 이유가 있었다. 듀크의 손에는 인간의 전달 체계에 들어가 수초 내에 뇌로 이동하는 인류에게 가장 중독성이 강하다고 알려진 약이 있었다. 나머지는 미국 광고업계인 매디슨 애비뉴의 몫이었다.

20세기 초반에 벅 듀크는 사람들이 담배를 피우도록 만들기 위해 자신의 모든 에너지를 쏟았다. 그러나 수백 년이 지난 지금, 프랭크 리온Frank Leone은 사람들의 금연을 위해 최선을 다하고 있다. 담배는 폐 건강과 심장 건강, 뇌 건강에 영향을 주고 여러 치명적인 암의 위험성을 높인다. 또한 우울증을 악화시키고 수면의 질을 낮추며 정서에 부정적인 영향을 주어 아이들의 목숨을 위태롭게 한다. 이처럼 담배는 사람의 생명에 해로운 요소를 가지고 있기 때문에 리온은 사실 사람들이 담배를 끊도록 돕는 이상으로 훨씬 중요한 일을 하는 셈이다. 그는 신경 생물학에 대한 깊은 이해를 통해 사람들이 자유 의지, 즉 선택할 수 있는 능력과 본인의 삶 전체를 돌려받을 수 있도록 돕는다.

리온은 전도사처럼 열정적으로 흡연자들에게 금연을 해야 한다고 조언한다. 그는 뉴욕에서 자랐으며, 후에 피츠버그 의과 대학에 다녔다. 1990년에는 필라델피아로 이동했고, 토머스 제퍼슨 대학 병원에서 레지던트 과정을 마쳤다. 그곳에서 필라델피아의 흡연율이 전체 인구의 28퍼센트로 국가 평균보다 10퍼센트가 높은 만큼 심각하다는 사실을 알게 되었다.

그러나 프랭크 리온이 사람들의 금연을 위해 자신의 인생을 헌신하게 된 동기는 통계 자료 때문이 아니었다. 호흡기내과 의사들은 자신이 마주하는 질병 대다수가 담배와 다소 연관성이 있다는 사실을 알았다. 젊은 호흡기내과 의사였던 리온은 종종 환자들이 담배를 끊을 수 있도록 만들기 위해 애썼지만 큰 소득을 얻지 못했다. 그는 자신의 환자들이 담배를 끊지 못하는 이유가 환자 스스로의 문제와 약점, 혹은 무능함 때문이라고 여겼다. 하지만 그는 결국 환자들의 상황과 중독 상태를 이해하고 다른 폐질환에 그랬듯 개선을 위한 계획을 세워야 한다는 사실을 깨달았다.

프랭크 리온은 담배 중독의 비밀을 풀기 위해서는 담배 중독의 심리학과 신경 과학을 이해해야 한다고 생각했다. 그는 세상에서 가장 어려운 과제를 해결하기 위한 관련 지식이 필요했다. 당시에는 금연 제품으로 달성한 20퍼센트의 금연율이 엄청난 성공이라고 여겨질 정도로 금연 성공률이 최악이었다.

리온이 자신의 금연 수업에서 주기적으로 하는 질문 하나가 있다. 「밝고 지적이고 의욕적인 성인들이 담배를 끊어야 할 100만 가지 이유를 가지고 100만 번쯤 시도했음에도 아직도 금연에 성공하지 못하는 이유가 무엇일까요?」 그리고 이어서 이렇게 강조한다. 「주변에서는 〈그냥 끊으면 되지 않아?〉라고 말하곤 하죠. 하지만 흡연자에게 그 말은 제3의 눈을 뜨라는 말과 같습니다.」

이것이 바로 담배의 힘이자 니코틴의 지배력이다. 그런데도 흡연의 중독성은 설명하기가 쉽지 않다. 담배는 다른 약물과는 중독의 성질이 다르기 때문이다. 우리는 코카인을 흡입하거나 헤로인을 주입할 때, 혹은 위스키 한잔을 마시거나 필로폰을 할 때 약물이 황홀경을 불러온다는 사실을 알고 있다. 니코틴은 그런 황홀경과 〈몽롱함〉을 비롯한 감각의 유입을 일으키거나 경험에 중대한 변화를 일으키지 않는다. 흡연자들은 담배로 세상에서 도피하거나 슬픔을 날려버리지 않기에 담배의 중독성이 어디에서 오는지에 대한 의문이 생길 수 있다.

해답은 두개골 기저 근처에 자리한 뇌의 오래된 영역, 뇌간 깊은 곳에서 찾을 수 있다. 뇌간 안에 자리한 복측 피개 영역VTA*은 우리 머리에 들어오는 모든 위험과 생존 신호를 위한 중계소로 알려져 있다.[9] VTA는 위험 신호를 처리해 위협 수준을 검토한다. 이빨을 드러내고 짓는 개가 다가올 때, VTA는 유입된 신호를 통해 중요한 우선순위를 정한다. 그리고 신호를 중뇌와 중격의지핵의 다른 부분으로 보내 증폭시킨 다음 어떤 행동을 수행할 동기를 만들어 낸다. 이때에는 아마 빠르게 달려 개에게서 도망치는 행동일 것이다.

개를 피해 안전한 장소로 도망치는 데 성공했다면 뇌는 VTA를 진정시켜 중격의지핵으로 보내는 위험 신호를 중단하기 위해 신호를 꺼야 한다. 이 기능은 VTA에 달라붙어 진정 작용을 하는 신호 전달 물질 아세틸콜린이 수행한다. VTA에 있는 수용체는 당연하게도 대부분 아세틸콜린 수용체다. 그 외에도 여러 종류의 수용체가 있는데, 그중 일부는 니코틴과 결합해 안전하다는

---

* Ventral Tegmental Area.

가짜 신호를 보내기 때문에 니코틴성 아세틸콜린 수용체라고 불린다.

니코틴은 황홀경 대신에 세상 모든 일이 안전하고 잘 굴러가고 있다는 행복감을 만들어 낸다. 이때 만들어지는 감정은 굉장히 강력하기 때문에 흡연자들은 담배가 건강에 해롭다는 합리적인 생각을 쉽게 무시하게 된다. 니코틴은 흡연자들이 안정과 행복감을 느끼도록 안내하는 〈보이지 않는 손〉이다. 담배는 깊은 신경 생물학적 수준에서 정신을 조종해 우리의 건강뿐만 아니라 무언가를 선택할 수 있는 능력도 함께 앗아간다. 그리고 이 모든 과정은 출입구인 폐에서 시작된다.

담배에 불을 붙이면 종이와 담뱃잎이 밝은 주황색으로 불타며 열을 낸다. 불타는 담배 끝의 연소 온도는 놀랍게도 480도가 넘는데, 깊게 한 모금을 빨아들이면 불에 산소가 공급되어 주황색 불꽃이 터지면서 온도가 약 650도까지 상승한다.[10] 이때 흡연자가 들이마시는 공기에는 질소와 산소, 이산화 탄소, 부유하는 나노 입자와 치명적인 일산화 탄소, 시안화 수소가 섞인 독성 혼합물이 들어 있다.

연기 속 입자는 살충제로 쓰이는 니코틴뿐만 아니라 대략 7,000가지의 다양한 성분을 함유하고 있다. 담배 연기는 고무 접착제의 재료인 벤젠과 배터리 산성의 재료인 카드뮴을 비롯해 쥐약에 들어가는 비소도 함유하고 있다. 그 외 지금까지 알려진 독소와 발암원으로는 아세톤과 톨루엔, DDT, 부탄, 나프탈렌이 있다.[11] 소위 천연 담배로 불리는 담배도 첨가물의 일부가 빠져있지만 마른 담뱃잎 자체가 독성 제품이기 때문에 안전하다고 볼 수 없다.

독성 기체와 독성 나노 입자 혼합물은 폐의 가장 깊은 곳으로 내려가 폐포의 방대한 그물망을 통해 빠르게 퍼져 나간다. 독성 물질은 손쉽게 혈액을 통해 심장으로 흘러 들어가 들숨을 들이마신 후 10초 내로 뇌의 VTA에 있는 아세틸콜린 수용체에 달라붙는다. 담배 연기만큼 폐를 통한 전달 체계를 효율적으로 이용하는 약물은 없다. 불꽃이 일어나고 들이마신 뒤 몇 초만 기다리면 휘몰아치는 진정 작용을 느낄 수 있다.

니코틴은 VTA에 아주 강하게 달라붙기 때문에 한번 니코틴에 익숙해지면 뇌는 계속해서 니코틴 수치를 일정하게 유지하고 싶어 한다. 니코틴의 반감기는 약 2시간이기 때문에 흡연자들은 종일 안정 수치를 유지하기 위해 투쟁해야 한다. 담배 없이 8시간을 보낸 뒤의 아침에는 더욱 절박해진다. 이 때문에 아침에 일어난 애연가들은 종종 전략적으로 침대 옆에 둔 담배 한 갑을 집어 들고 급히 담배를 한 번 들이마신 후 하루를 시작하기도 한다.

담배는 단기적인 행복감을 만들어 낼 뿐만 아니라 특정 유전자의 비활성화를 포함해 뇌에 좀 더 영구적인 여러 변화를 일으킨다. 이러한 유전자 중 일부는 금연한 후에도 수년간 다시 활성화되지 못한다. 그래서 흡연자들은 금연을 할 때 수용체 민감도나 니코틴 수치를 유지하려는 지속적인 욕구와 같은 단기적인 변화뿐만 아니라 유전적 변화나 수용체 배선 변경과 같은 장기적인 변화와 싸워야 한다. 우리는 금연이 한 번의 사건이며, 한 번 담배를 끊으면 이미 치료가 끝났다고 생각하려는 경향이 있다. 하지만 이러한 장기적인 변화 때문에 금연은 남은 평생을 계속해서 주의를 기울여야 하는 만성 질환과의 싸움에 가깝다.

니코틴 중독에 대한 신경 생물학적 측면에서 보면 누군가가 담배를 끊을 수 있다는 사실이 놀라울 정도다. 하지만 프랭크 리온은 금연을 효과적이며 고통스럽지 않게 이룰 수 있다고 확신하며 의사들 대부분이 흡연자들에게 권하는 방법과 정반대의 시도로 금연에 성공할 수 있도록 돕는다. 흡연자들은 계속 행복감을 만들어 내기 위해 니코틴을 사용해야 한다고 느끼기 때문에 리온은 상당히 의도적으로 금연이 아니라 의존에 중점을 둔다.

또한 리온은 그를 찾아온 모든 흡연자의 뇌에서 금연을 원하는 사고 중추와 금연을 방해하려는 원시 뇌 부위 사이에 갈등이 일어나고 있다고 말한다. 리온의 설명에 따르면 흡연자들은 심리학적이면서 생물학적인 극도로 양가적인 깊은 갈등에 놓여 있다.

리온은 이러한 양가성을 세심히 다루어야 한다고 믿는다. 만약 금연을 원하는 뇌 부위를 너무 강하게 끌어당기면 후퇴한 중뇌 VTA의 부메랑 효과가 효력을 발휘할 것이다. 그는 뇌가 절대 니코틴의 부재를 참고 견딜 수 없다고 생각하기 때문에 양가성과 싸우기 위해 공격적인 니코틴 대체제를 주요 무기로 사용한다. 흡연자의 뇌 화학 작용은 언제나 승리할 수밖에 없다. 화학 작용의 통제 체계는 진화적으로 수백 년 전부터 인간의 생존 회로 안에 내장되었으며 그 중심부에는 VTA가 있다. 금연 수업에서는 이러한 어려움에서 기인한 농담을 일상적으로 던지곤 한다. 「담배를 끊는 건 쉽지. 나는 이미 100번은 끊었거든.」

미국의 총흡연자 중에 약 70퍼센트는 담배를 완전히 끊고 싶어 한다. 물론 약 절반은 과거에 금연을 하려 애써 본 적이 있다고 보고했지만 성공률은 저조하다. 니코틴 대체제를 사용하지 않는 사람들은 겨우 약 7퍼센트만이 6개월째까지 금연 상태를 유지한 반면 다양한 종류의 니코틴 대체제를 사용한 사람들은 평균 15~20퍼센트의 금연율을 보였다.[12] 바레니클린은 뇌에서 니코틴 효과를 모방하는 방식으로 작용하는 새로운 약품이다. 바레니클린은 1년에 전 세계적으로 7억 5500만 달러의 판매 수익을 거둘 정도로 대성공을 거둔 약이지만 마찬가지로 15~20퍼센트 수준으로 낮은 금연 성공률을 기록했을 뿐이다.

프랭크 리온은 이러한 통계를 가슴 깊이 새기고 있다. 그는 환자들에게 치료를 위해 다수의 선택지를 사용하라고 권하며 필요하고 견딜 수 있다면 모두를 한 번에 사용해도 좋다고 상담한다. 그는 대체품이 가진 니코틴 독성에 대한 두려움이 과장되었다고 믿는다. 많은 사람이 수십 년간 하루 두 갑의 담배를 피우면서도 문제를 일으키지 않았기 때문에 단기간 추가로 흡입한 니코틴에 금연 효과가 있다면 쓸 가치가 있다고 주장한다. 리온이 말하는 금연의 비결은 뇌에 여전히 니코틴이 공급된다고 믿도록 속이다가 천천히 대체품에 대한 욕구를 끊게 하는 것이다.

폐는 스스로 고칠 수 있는 놀라운 능력이 있지만 수년간 흡연을 지속하여 만성 폐쇄 폐 질환으로 발전하면 폐의 대부분이 망가져 재생할 수 없다. 이에 대항하는 줄기세포 치료법은 이미 형성된 구멍들을 채우고 폐를 건강한 상태로 되돌릴 수 있는 엄청난 잠재력을 가지고 있다. 줄기세포는 언젠가 의학계를 새롭게 바꿀 장기 재생 기술이라는 거대한 계획의 일부로써 의사들이 환자의 손상 부위를 다루고 폐를 비롯한 인체 전체를 치료하는 방법에 변화를 일으킬 것이다.

보스턴 대학교 의과 대학의 재생 의학 센터 책임자인 대럴 코튼Darrell Kotton은 폐 재생을 위한 노력의 선두에 있는 과학자다. 1997년에 그는 전임의 과정을 마친 후부터 손상된 폐를 재건하는 방법에 온 힘을 쏟았다. 코튼 박사는 연구를 시작하면서 만성 폐쇄 폐 질환을 포함한 폐 질환에 사용하는 거의 모든 치료법에서 소위 〈무엇보다 해를 가하지 않아야 한다〉라는 유서 깊은 라틴어 구절을 최우선으로 따르도록 권고한다는 사실에 주목했다. 재생 의학을 연구하면서 코튼 박사는 이 문구를 〈무엇보다 서둘러 도와야 한다〉로 바꾸어야 한다고 주장했다. 후자는 간단하지만 예측에 엄청난 변화를 야기한다.

정자와 난자는 결합한 후 잠깐 단세포로 존재한다. 그러나 이 단세포는 빠르게 분열을 시작해 약 5일 차에 배반포라고 불리는 형태를 이를 때까지 계속해서 나누어진다. 배반포는 1밀리미터보다 작은 크기의 원형 구조이며 약 200개의 세포로 구성된다. 배반포의 외부에는 세포 영양막이라고 하는 원형의 세포가 있고, 내부에는 속 세포덩이라고 하는 세포 뭉치가 있다.

이 속 세포덩이는 기능적으로 다분화 특성을 가진 줄기세포로 구성되기 때문에 굉장히 중요하다. 이 세포들은 폐나 뇌, 심장, 피부 어디로 가든 체내의 모든 세포로 발달할 수 있는 능력이 있다. 다시 말해, 아직 어떤 세포 종류가 될지 결정되지 않은 완전한 미분화 상태다.

발달 과정에서 미분화 세포의 속 세포덩이는 몇 시간이 채 되지 않는 잠깐만 존재한다. 미분화 세포는 빠르게 세포주로 분화를 시작해 다양한 장기가 될 운명이기 때문에 미분화 상태의 줄기세포는 연구가 거의 불가능했다. 그러나 1981년에 샌프란시스코 캘리포니아 대학교의 게일 마틴Gail Martin 박사와 런던 대학교의 마틴 에반스Martin Evans, 매튜 카우프먼Matthew Kaufman이 연구를 위한 미분화 세포를 분리해 유지하는 법을 발견하여 연구의 돌파구를 마련했다.[13,14] 이 연구는 인체가 본능적으로 깨우친 분화 방법을 모방해 다능 세포를 우리가 선택한 장기의 세포로 분화시킬 수 있는 가능성을 보여 주었다.

재생 의학에서 성공의 열쇠는 해당 분야의 과학자들이 〈직접 분화〉라고 칭하는 현상에 달려 있다. 연구원들은 각 세포를 마지막 목적지로 안내하기 위해 속 세포덩이 내에서 생산하는 다양하고 복잡한 화학 신호를 해독해야만 했다. 쉽지 않은 이 과제는 2006년에 일본 교토 대학교의 야마나카 신야(山中伸弥)가 성인의 피부 세포를 배반포의 다능 세포와 비슷한 방식으로 재설계해 다능 세포로 변화시키는 데 성공하면서 좀 더 수월해졌다.[15]

야마나카 박사는 이 업적으로 노벨 의학상을 받았고, 기존의 연구에서 줄기세포 공급원인 배아를 이용할 때 제기되는 윤리적 문제를 해소해 주었다. 그와 더불어 이 새로운 방법은 과학자들이 후에 거부 반응에 대한 걱정 없이 세포를 더욱 쉽게 도입할 수 있고, 환자의 세포를 직접 사용해 연구할 수 있게 해주었다는 점에서도 중요하다. 2006년부터는 다른 다양한 세포 역시 다능성 상태로 되돌리는 데 성공했다.

다시 보스턴 대학교로 돌아가서 코튼 박사는 다능 세포를 폐세포의 최종 분화로 이끌었다. 2017년에 발표한 논문에서 그는 환자의 혈액 세포에서 정확히 어떤 요소를 채취해야 하는지 명시했고, 세포를 조작해 다능성 상태로 되돌린 후 가장 흔한 폐 세포인 제2형 폐포 상피 세포로 분화시켰다. (이 세포는 계면 활성제를 분비하며 나머지 폐포 세포의 줄기세포로도 알려져 있다.)[16]

코튼 박사는 유전병으로 불완전한 계면 활성제를 생산하는 상피 세포를 가진 환자의 혈액에서 세포들을 성공적으로 변형시키는 과정을 설명했다. 우선 그는 환자의 혈액 세포에서 다능 세포를 조작했다. 그 후 유전자 가위라고도 하는 크리스퍼CRISPR라는 최첨단 기술을 사용해 계면 활성제 결함을 유전적으로 수정했다. 마지막으로 그는 재조작된 혈액 세포를 성숙한 제2형 세포로 만드는 놀라운 성과를 거두었고, 환자는 일생 유전 결함 없이 살 수 있게 되었다.

재생 의학이라는 여정에서 다음으로 넘어야 할 큰 산은 세포를 다시 환자의 몸속으로 집어넣는, 이른바 생착이라는 절차가

될 것이다. 폐는 진화 과정 내내 엄청난 면역 방어 기제를 쌓아왔기 때문에 큰 난관이 예상된다. 그래도 만약 성공한다면 이 절차를 통해 재생 기술의 시작과 끝을 완성하는 셈이다. 폐 재생은 혈액 세포를 추출해서 다능성 상태로 만들고 결함을 수정한 뒤 폐 세포로 변화시킨 다음 다시 자리로 되돌리며 끝이 난다. 폐 질환을 비롯한 다른 질병들을 호전시키고 치료까지 할 수 있을 만큼 활용 범위 역시 방대하다.

그러나 대럴 코튼은 효과적으로 폐를 재생하려면 아직 수년이 더 필요할 것이라고 경고한다. 상대적으로 눈과 같은 일부 기관은 생착을 좀 더 쉽게 성공할 수 있으므로 폐보다 훨씬 빠른 결과를 보일 듯하다. 코튼 박사는 본인의 연구를 모두가 이용할 수 있어야 한다고 강하게 믿고 있다. 그는 다양한 폐 질환에서 조작한 다능 세포주를 세계의 모든 연구자가 사용할 수 있도록 허가했으며, 연구 결과를 거의 모두가 항상 무료로 이용할 수 있는 자유 열람 방식의 논문으로 발표한다. 그는 연구자들 간에 의견 교환과 상호 작용이 〈해를 가하지 말라〉는 신조를 〈서둘러 도와라〉로 바꿀 수 있는 가장 좋은 방법이라고 주장한다.

다행히 한 세기 동안 널리 퍼진 담배 중독에서 우리는 적지 않은 교훈을 얻었으며, 현재는 호흡 건강과 관련한 수많은 긍정적인 신호가 나타나고 있다. 특히 미국은 놀랍게도 2018년에 13.7퍼센트로 낮은 흡연율을 기록했다.[17] 1960년대에 40퍼센트 이상이었던 흡연율을 고려할 때 엄청난 발전이라고 할 수 있다.

하지만 프랭크 리온은 이러한 낙관론에 대해 신중한 자세를 취하고 있다. 1950년대에는 약물과 알코올 중독을 품성의 문제라는 일차적인 질문으로 판단했다. 그 후에 우리는 생물학적 의존성이 중독 행동을 야기한다는 사실을 확인했다. 1970년대와 1980년대에는 중독을 신경 전달 물질과 수용체가 관여하는 문제로 인식했고 아편 중독은 메타돈을, 담배에는 니코틴 대체제와 같은 약물을 이용해 수용체들을 방해하는 방법을 해결책으로 삼았다.

현재 리온 박사는 사람들이 담배를 끊도록 돕기 위해 니코틴 대체제를 사용하는 수용체 생물학을 차용한다. 하지만 리온은 사람들이 담배에 의존하는 이유에 집중하면서 내심 담배를 비롯한 모든 중독은 왜곡된 학습의 성격을 가진다고 굳게 믿고 있다. 또한 그는 사회에서 우리를 여러 중독 행동에 빠져들게 만드는 왜곡된 학습이 지나치게 많이 이루어진다고 주장한다.

인간의 중독 행동에 끝이 보이지 않는다는 리온의 의견을 뒷받침하는 근거는 많다. 가장 분명한 신호는 특히 10대 사이에서 유행하는 전자 담배 사용률이다. 2019년에 미국 질병 통제 예방 센터에서 발표한 설문 조사에 따르면 고등학생은 31.2퍼센트(470만 명)가, 중학생은 12.5퍼센트(120만 명)가 현재 흡연을 하고 있으며, 전자 담배를 사용하는 것이 압도적으로 많았다.[18] 10대의 다수는 금연을 위해 노력한다고 보고했지만, 그 외에 많은 학생은 어쩌다 한 번씩은 피워도 무해하다고 생각한다고 답했다. 18~24세의 젊은 성인들 사이에 담배의 유행 역시 2014년에 5.1퍼센트에서 2018년에는 7.6퍼센트로 증가했다.[19] 이 수치는 최근에 감소하던 청년층의 흡연율 곡선이 완전히 무너졌음을 보여 준다.

이러한 새롭고 완전히 규제를 벗어난 전자 담배 산업으로 인해 폐 건강에도 위기가 닥쳐오고 있다. 2019년 3월 초에 센터는 입원이 필요한 소수의 폐 손상 환자들이 전자 담배로 인해 병을 얻었다고 추정된다는 보고를 받았다. 2019년 7월에는 모든 주에서 빠짐없이 비슷한 사례가 보고되었고 사례가 총 수백 건에 달하며 환자 수가 치솟았다. 새로운 질병에는 〈전자 담배에 의한 폐 손상EVALI〉*이라는 용어가 붙었고, 보고된 사례의 77퍼센트는 35세 이하의 환자였다. 2019년 12월 사망 수는 48건으로 기록되었는데, 이 수치는 과소평가된 것으로 보인다.[20] 비타민 E 첨가물이 원인일 수 있다고 하지만 안전을 보장할 수 있는 유일한 방법은 이러한 제품들을 완전히 피하는 것뿐이다.

우리는 니코틴 외에도 미국에서 폭발적으로 발생하는 약물 과다 복용 사망률에 대해 인지하고 있다. 이 사태는 마약성 진통제 펜타닐로 잘 알려진 아편 제제의 사용 가능성 증가로 불이 붙었지만 사실 펜타닐은 원인의 일부일 뿐이다. 전반적으로 미국에서 불법 약물의 사용은 2002년에 성인의 8.3퍼센트에서, 2017년에는 11.2퍼센트로 증가하는 추세다.[21,22] 프랭크 리온은 현재 불법으로든 합법으로든 모든 종류의 약에 쉽게 접근할 수 있기 때문에 우리 사회에서 중독 현상의 끝에 대해 낙관할 수 없

* E-cigarette or Vaping Associated Lung Injury.

다고 말한다. 대마초 역시 다른 약물들과 마찬가지로 우리 뇌에 부적절한 보상을 갈망하게 가르칠 수 있어서 오락적인 용도를 위한 대마초의 대량 합법화 역시 분명 좋지 않은 영향을 미칠 것으로 보인다.

문제에 대한 해결책이 중독의 개인적, 사회적 원인에 달려 있음은 분명해졌지만 이 쟁점들이 해결되기 전까지 아편과 담배를 비롯해 전자 담배로 인한 위기는 어떠한 형태로든 우리와 함께할 것이다. 그리고 이러한 중독은 계속해서 폐 건강에 아주 거대한 위협으로 남을 것이다.

8장
질병 없는 세상의 폐 건강(기후 변화와 건강)

수십만 년 전 인간 사회에서 불의 출현은 거대한 돌파구였다. 불은 온기와 빛, 보호, 요리를 위한 연료를 제공해 주었다. 불에 대한 지식으로 개선된 식단에는 세균 수가 훨씬 줄어들었고, 인간은 영양 상태가 크게 향상된 덕분에 뇌가 발달하면서 행성을 식민지화할 능력을 얻을 수 있었다. 언제든지 에너지를 만들어 낼 수 있는 능력은 인류에게 헤아릴 수 없는 혜택이었다.[1]

하지만 그 과정에서 생산된 스트레스 에너지가 폐에 가해지면서 우리 건강과 관련한 한 가지 부정적인 효과가 발생했다. 우리는 굴뚝에서 피어 나오는 자욱한 매연과 독성 공기로 뒤덮인 도시, 일상에서 호흡기 마스크를 착용하는 사람들의 모습에서 폐가 마주한 현실을 느낄 수 있다. 영국의 한 자전거 선수는 도시 중심가에서 며칠간 자전거를 타며 본인이 착용한 마스크에서 나온 시커먼 필터 사진을 인터넷에 올리기도 했다.

우리가 느끼는 현실을 뒷받침하는 자료들도 등장하고 있다.

저명한 공해 보건 위원회를 비롯해 WHO는 이러한 문제를 적나라하게 서술해 왔다. 공기 오염으로 인해 연평균 650만 명이 조기 사망에 이르고 있으며, 그중 90퍼센트 이상은 개발 도상국에서 발생한다.[2, 3] 각종 오염 물질이 전 세계 사망자 6명 중 1명의 사망 원인으로 기여하는데, 가장 영향을 많이 받는 나라에서는 그 비율이 4명당 1명으로 치솟는다. 앞에서 살펴보았듯이 건강과 기대 수명의 측면에서 지역 번호는 종종 유전 부호보다도 중요한 역할을 하는 듯하다.

가난한 국가의 걱정스러운 통계 자료는 좀 더 부유한 국가에 사는 사람들에게 그릇된 안도감을 주는 경향이 있다. 그러나 실상은 부유한 국가에 사는 여러 도시 거주자들을 포함해 세계 인구의 91퍼센트가 수준 이하의 공기에 노출되고 있으니 영향을 받지 않는 국가는 없는 셈이다. 게다가 폐 질환으로 인한 사망률은 5세 이하와 60세 이상의 인구에 집중되는 만큼 모든 공동체 안에서 가장 약하고 연약한 계층에 매우 큰 고통을 주고 있다. 2018년 학술지 『란셋』에 발표된 공해 보건 위원회의 보고에 따르면 이러한 사망률은 상당히 과소평가되었을 가능성이 있다. 우리는 공기 오염이 건강에 미치는 악영향에 무지하다.

사실 전 세계의 유해 공기 문제는 점점 심각해질 뿐 나아지지 않고 있다. 위원회의 논문은 이 암울한 현실을 냉정한 어투로 요약한다. 〈오염은 생존과 관련된 인류세 시대의 거대한 도전이다.…… (오염은) 지구 유지 체계의 안정화를 위태롭게 하며 계속되는 인간 사회의 생존을 위협한다.〉[4]

나는 남아프리카 공화국 케이프타운의 적십자 어린이 병원 소아 호흡기내과에서 근무했던 2009년에 공기 오염의 영향력을 처음으로 경험했다. 당시에 나는 매일 아침 동료들과 소아과 중환자실을 회진했다. 그날 아침에도 우리는 밤사이 폐렴으로 병원에 입원한 현지 흑인 거주구의 18개월 된 여아를 살폈다. 리세디라는 이름의 아이는 병실의 작은 침대에 누워 코에 산소마스크를 매단 채 떨리는 눈빛으로 우리를 올려보고 있었다. 아이의 어머니는 불안해 보였지만 리세디가 감염과 싸우기 위해 강력한 항생제를 받아들이고 있다는 담당 의사의 설명을 차분히 들었다. 「꼬마가 걱정이네요.」병원의 다른 환자들을 살피러 가는 중에 담당 의사인 맥스 클라인이 말했다. 「이미 항생제를 몇 회분이나 투여했는데도 호흡이 좋지 않아요.」

　나는 단순히 리세디의 폐가 최근에 감염된 세균과 싸우고 있다고 여기며 고개를 끄덕였다. 그러나 실제로 아이의 고통은 이미 수년 전부터 시작된 상태였고, 이제 우리는 저임금 지역에 사는 사람 중에서도 특히 리세디와 같은 아이들이 독성 공기에 노출될 때 호흡기 감염체에 감염될 가능성이 매우 증가한다는 사실을 알고 있다. 아이들은 성장 중이기 때문에 기도로 더 많은 입자를 투과시키는 데 반해 이러한 입자를 성인만큼 소화하고 해독할 능력이 없다. 그 밖에도 여러 가지 이유로 아이들은 실내외 공기 오염의 효과에 예민하게 반응한다. 최종 결과로 하기도 감염으로 인한 어린이 사망 수는 매년 약 57만 명으로 집계되고 있으며, 5세 이하 어린이의 사망 원인 1위를 차지하고 있다. 리세디가 병에 걸린 직접적인 원인은 세균 감염이었지만 세균이 아이의 폐로 침투하게 된 원인은 아이가 호흡한 공기였던 셈이다.

소아과 중환자실에서 리세디를 살핀 후 맥스 클라인과 나는 오전 중에 적십자 어린이 병원의 주간 방사선 회의에 참석했다. 화면을 보기에 적절하도록 조명을 어둡게 한 회의실에서 방사선 전문의들은 검토가 필요한 당일 오전의 엑스선 사진을 차례로 띄우기 시작했다. 경과가 괜찮은 사진이 모두 지나간 후 화면에는 어린아이의 상당히 비정상적인 가슴 엑스선 사진이 비추어졌다. 이름을 언급한 사람은 없었지만 환자의 나이와 이력을 통해 우리는 리세디의 사진임을 알 수 있었다. 사진에는 평범한 폐 조직 대신 거대한 기포 구조가 보였다. 맥스는 급히 방사선 전문의에게 하루 전에 찍은 엑스선 사진을 띄워 달라고 부탁했는데, 그 사진에는 기포가 보이지 않았다. 원인에 대한 토론이 오가고 있을 때 맥스가 말했다. 「흉막강에 감염이 발생한 게 틀림없어요. 짧은 시간 안에 이렇게 큰 변화를 일으킬 원인은 그것뿐입니다. 폐 안에 발생한 감염으로는 이렇게 될 리가 없어요.」

흉막강은 흉벽과 폐의 사이 공간이며, 보통 적은 양의 윤활제(흉수)로 채워져 있다. 리세디는 그 공간 안에 윤활제 대신 세균이 가득해 극심한 염증을 일으킬 뿐만 아니라 기포를 만들어 폐를 압박하는 기체를 생산하고 있었다. 이어서 맥스는 시행할 수 있는 조치가 오직 하나뿐이라고 말했다. 「배액을 위해 흉관 두 개를 삽입해야 해요. 지금 당장이요.」미생물에 의한 질병을 치료하는 원칙은 감염원을 배출할 공간을 확보하는 것이다. 흉막강은 닫혀 있으므로 관을 삽입해 열어 줄 필요가 있었다.

연배가 높은 의사 한 명이 서둘러 중환자실로 갔고, 나는 젊은 의사 중 한 명을 뒤따라갔다. 위층에서 우리는 힘겹게 호흡과 싸우고 있는 작은 리세디를 만났다. 이제 리세디는 충분한 산소를 들이마시지 못하고 있었으며, 모니터에서는 경고음이 간헐적으로 꺼졌다가 켜졌다. 두 명의 의사가 흉관을 삽입하자 관마다 세균이 만들어 낸 엄청난 양의 기체가 뿜어져 나왔다.

그러나 두 번째 관을 삽입한 후로 리세디의 상태가 나빠지기 시작했다. 불가피한 조치를 하는 중에 흉관이 리세디의 몸 안에 존재하는 섬세한 균형을 어떤 식으로든 망쳐놓은 듯했다. 곧이어 심장 박동이 정지했고 돌이킬 수 없이 아이는 세상을 떠났다. 아이의 사망 원인으로 기록되는 병명은 세균 폐렴이었지만 아이가 자라 온 환경을 고려할 때 폐렴만으로는 모든 상황을 설명할 수 없었다.

공기 오염과 그로 인해 수반된 폐 질환의 역사는 인간 사회가 처음으로 만들어진 약 4만 년 전으로 거슬러 올라간다고 추정된다. 초기에 공기 오염의 원인은 불을 얻기 위해 태우는 목재로 한정되어 있어 기후 변화 면에서 우리 환경에 끼친 영향력이 소소했지만, 목재 연소와 관련된 장단기적 문제는 당시에도 존재했고 현재까지도 여전히 쟁점으로 남았다.

목재 연소는 잠재적으로 일산화 탄소와 시안화 수소, 암모니아 같은 유독한 기체뿐 아니라 미세 먼지까지 배출할 수 있다. 모든 종류의 공기 오염을 통틀어 미세 먼지는 우리의 호흡 기관에 굉장히 파괴적인 요인으로 손꼽을 수 있다. 미세 먼지는 마이크로미터로 측정하며 크기에 따라 세 종류로 나뉜다. 10마이크로미터(PM10)보다 작은 조대 입자와 2.5마이크로미터(PM2.5)보다 작은 미세 입자, 0.1마이크로미터보다 작은 초미세 입자다. 비교하자면 해변의 고운 모래는 직경이 약 90마이크로미터이며, 사람의 머리카락은 약 70마이크로미터다.[5]

모든 미세 먼지는 잠재적으로 해롭지만 미세 입자와 초미세 입자는 건강에 더욱 심각한 문제를 일으킨다고 알려져 있다. 주로 흙과 해염과 같은 천연자원에서 유래하는 PM10의 조대 입자는 작지만 일반적으로 코와 폐 윗부분의 방어 체계에서 감당하기에 충분할 정도로 커서 폐포 깊은 곳까지 도달하기 전에 재채기나 기침으로 내보낼 수 있다. 반면에 PM2.5를 비롯해 그보다 작은 입자는 폐 깊은 곳에 박혀 해로운 염증 반응을 일으킬 수 있다.

목재를 연소하면 PM2.5의 미세 먼지가 배출되는데, 배출된 미세 먼지가 일부만 연소된 탄소 형태라는 점에서 아주 심각하다. 고대 이집트나 영국, 페루에서 발견된 미라의 폐 조직에서도 목재 연소가 원인으로 보이는 까만 자국으로 그 증거를 확인할 수 있다. 고대 로마에서 미세 먼지는 작가들이 도시를 둘러싼 오염된 연기구름을 표현하기 위해 무거운 공기나 악명 높은 공기라는 용어를 만들었을 정도로 심각한 문제였다. 서기 61년에 로마를 떠난 후 건강이 호전된 루키우스 안나이우스 세네카는 이렇게 기록했다. 〈연기를 내뿜는 화덕…… 재 구름…… (그리고) 독성 매연…… 답답한 도시의 공기를 벗어나고 얼마 지나지 않아나는 내 몸 상태의 변화를 알아차렸다.〉⁶

공기 오염은 수 세기 동안 수그러들지 않은 채 지속되었다. 이와 관련된 한 가지 극적인 예는 20세기에 들어서 국가에 나무가 부족해지며 사람들이 석탄을 태우기 시작했던 영국에서 확인할 수 있다. 당시 사용된 석탄은 조류에 의해 침식된 수중 자원에서 떨어져 나와 영국의 해변으로 쓸려온 해탄sea coal이었다. 해탄은 북쪽 지방의 해안가에서 가장 풍부했기에 과거에는 해탄을 런던으로 운송해 대량으로 태웠다. 그리고 새로운 에너지원인 석탄을 태운 연기가 안개와 섞이며 도시를 뒤덮었다.

해탄은 석탄 중에서도 특히나 해로운 형태로 연소 시에 많은 유황 연기를 내뿜는다. 수 세기 동안 영국의 여러 왕은 석탄 연소를 제한하려 노력했지만 큰 성과를 거두지 못했다. 1306년에 에드워드 1세는 해탄 연소를 금지했고, 금지법을 강화하기 위해 다양한 처벌을 시도했다. 엄청난 벌금을 부과했고 화로를 파괴했으며, 심지어 사형 선고로 위협하기도 했다. 몇 사람이 고문을 당하고 1명이 처형당했지만 영국 시민들은 방대한 양의 석탄 연소를 멈추지 않았다. 1661년 찰스 2세는 저자 존 이블린을 고용해 석탄을 비롯한 물질 연소의 영향에 대한 책을 쓰게 하는 좀 더 영리한 접근법을 시도했다. 그의 책 『매연 보고서 Fumifugium』에서 이블린은 호흡의 힘에 대한 오래된 격언에 호소하면서 이렇게 기술했다. 〈철학자들은 공기를 자연뿐만 아니라 영혼의 매개체로 칭했으며, 그 안에 포함된 우리의 그릇은 몹시 손상되기 쉽다. 우리는 모두 공기에서 기원한 혜택을 추구한다.〉 그는 계속해서 다음과 같이 설명한다. 〈런던 거주자들은 거무튀튀하고 더러운 증기를 담은 불결하고 탁한 안개를 들이마시고 있다. 이 안개는 폐를 망가트리고 신체 장애를 일으켜 주민들에게 수많은 불편함을 일으킨다.〉 그는 책 1부를 〈런던은 지옥이다〉라고 기록했고, 2부와 3부에서는 도시에서 오염원을 내보내거나 도시 경계 내에 꽃을 비롯한 식물을 심어 정원을 조성하는 등 권장할 만한 해결책을 제시했다.[7]

물론 이블린의 주장은 무시당했다. 18세기 후반에 산업 혁명의 출현으로 사람들은 수천 개의 공장과 증기차에 전원을 공급하기 위해 어마어마한 양의 석탄을 연소했다. 공장들은 도시 지역에 있었기에 공장에서 연기를 내뿜는 화로는 산업 도시의 공기와 물을 모두 새까맣게 물들였다. 1814년 영국의 공장에 대한 보고서를 작성한 유럽의 관찰자 J.G.는 맨체스터의 상황에 대해 생생한 기록을 남겼다. 〈맨체스터에는 5~6층 높이의 공장 수백 개가 있다. 각 공장 한편에는 강력한 증기 기관의 존재를 알리듯 검은 연기를 멀리 내뿜는 거대한 굴뚝이 보인다. 굴뚝에서 나온 연기는 도시 근방의 수 킬로미터 거리에서도 볼 수 있는 거대한 구름을 만든다. 연기는 주택을 검게 물들인다.〉[8]

이따금 제기되는 반대 의견과 명확한 공기 질의 저하에도 불구하고 석탄 연소는 수 세기 동안 유럽 전역을 비롯해 후에 미국에서도 억제되지 않은 채로 지속되었다. 영국의 공기 오염 문제는

1952년 12월에 런던 스모그 사건으로 정점을 찍었다. 당시 런던에서는 5일간 두꺼운 독성 구름이 공기를 뒤덮었고, 도시는 이전의 〈오줌 색 안개〉와는 차원이 다른 공기 오염을 견뎌야 했다. 부분적인 원인은 추운 날씨 탓에 사람들이 더 많은 석탄을 태웠기 때문이었다. 석탄 화력 발전소와 매연을 내뿜는 운송 기관, 디젤 버스, 증기 기관차 역시 오염에 기여했다.

하지만 생명을 위협하는 비극으로 균형이 완전히 기울어진 원인은 바로 기온 역전이라고 불리는 기후 현상이었다. 일반적으로 태양열은 우리 주변에서 흡수되어 공기를 데우기 때문에 지면에 가까울수록 공기가 따뜻하다. 따뜻한 공기는 자연적으로 위로 올라가면서 위에 있는 찬 공기를 아래로 끌어내리고 이 과정을 통해 바람이 형성되며 공기 오염 물질이 희석된다. 하지만 1952년 런던처럼 바람이 부족한 특정 기상학적 현상이 발생하면 따뜻한 공기층이 차가운 공기층 위로 올라간 뒤, 찬 공기를 움직이거나 올라가게 만들지 못해 모든 공기 오염원과 스모그가 차가운 공기층에 갇히게 된다.

며칠 동안 오염된 공기가 도시 상공에 내려앉으면서 런던은 혼란에 빠졌다. 가시거리가 현저히 줄어 운전이 불가능했고, 개인의 운송 기관뿐만 아니라 버스와 택시도 마찬가지로 운전이 중지되었다. 일부 시민들은 폐 질환 때문이 아니라 앞을 제대로 보지 못해 템스강에 빠져 익사했다. (연기와 안개가 결합된) 스모그는 건물 안으로 스며들었다. 새들러즈 웰즈 극장은 푸치니의 「라 트라비아타」 초연 후에 형편없는 가시거리와 공기 질 때문에 문을 닫아야 했다. 웸블리는 축구 경기를 연기했고, 사육장에서 소가 질식사했다는 뉴스 보도가 들려왔다. 상황은 더욱 심각해져 즉각적인 여파로 인해 4,000명이 사망했고, 뒤이은 1월과 2월에 관련 원인으로 8,000명이 추가로 사망했다. 장례식장에서는 관이 부족했고, 꽃집에서는 꽃이 떨어질 지경이었다. 파괴적인 이 사건으로 인해 추가 수천 명이 질병을 얻어 고통받았고 영국 사람들은 충격에 빠졌다. 영국 사람들은 이렇게 극적인 방식으로 마실 공기를 잃었다.[9]

미국은 영국의 사건이 있기 수년 전에 공기 오염으로 인한 비슷한 재앙을 겪었다. 펜실베이니아주의 도노라는 피츠버그에서 남쪽으로 약 50킬로미터 떨어진 머농거힐라강이 굽이치는 골짜기에 자리한 마을이다. 1940년대에 도노라에는 도노라 징크 웍스와 아메리칸 스틸앤와이어의 주요 산업 공장이 있었는데, 모두 미국 대표 철강사인 US스틸의 소유였다. 1948년 10월 27~31일 사이에 도노라에서는 탁한 스모그와 오염된 공기가 도시를 가둔 런던의 대기 현상과 비슷한 역전 현상이 발생했다.

도노라 시민들은 폐에 황산과 이산화 질소, 불소를 포함한 심각한 수준의 오염 물질이 쌓이고 치명적인 기체와 그에 따른 염증이 목을 조르며 일제히 병에 걸리기 시작했다. 병원 전화기에 불이 날 지경이 되자 시청에 응급 콜센터가 세워졌다. 제강소에서 일하던 간호사 아일린 로프터스는 처음으로 피해를 당한 작업자들을 직접 치료했던 비극적인 당시 상황을 이렇게 설명했다. 「환자가 숨을 헐떡거리고 있었어요. 저는 환자를 눕히고 산소를 투입했습니다. 그러자 다른 환자가 들어오고, 이어서 또 다른 환자가 들어왔어요.」[10] 가시거리가 줄어들어 운전이 거의 불가능했기에 환자에게 다가가기도 어려웠다. 헬러윈 거리 행진은 정말 유령의 축제로 변했고, 축구팀은 형편없는 가시거리 때문에 패싱 게임을 단념했다. 즉각적인 영향으로 총 20명이 사망했고, 다음 달에 추가 50명이 사망했다. 그리고 1만 4,000명의 주민 중 거의 절반이 병에 걸렸다. 사망자 중에는 야구 명예의 전당에 오른 스탠 뮤지얼의 아버지, 58세의 루카스 뮤지얼도 있었다. 그 후 10년 동안 도노라의 사망자 수는 과도하게 높은 상태로 유지되었다.

위에 언급한 두 참사는 인류가 좀 더 깨끗한 공기를 추구하기 시작한 전환점을 상징한다. 도노라에서는 소송 사건이 쌓여감과 동시에 인식도 개선되었다. 그리고 도노라의 비극은 헤리 S. 트루먼 대통령의 관심을 끌었다. 그는 1950년에 공기 오염에 관한 미국 기술 학회를 개최했고, 학회 축사에서 도노라에 대해 언급했다. 이 사건은 1955년 공기 오염 방지법과 1970년 대기 오염 방지법의 토대가 되었다. 그 후로 미국은 주와 연방 수준에서 산업, 자동차(자가용과 트럭) 오염 배출량을 제한하는 엄격한 규정을 세웠다. 영국 역시 자체적으로 1956년에 대기 오염 방지법을 제정하며 그 뒤를 따랐고, 국가의 1차 에너지원에서 석탄을 제외했다.

변화의 움직임이 합법적으로 힘을 얻으며 수천 명의 목숨을 살렸다는 사실에는 의심할 여지가 없지만, 현재까지도 미국을 비롯한 전 세계의 모든 사람은 여전히 예측할 수 없는 규모의 형편없는 공기 질에 고통받고 있다. 석탄과 목재를 태우던 시기부터 우리는 기름이나 휘발유와 같은 연료원에 의존하고 있으며, 이 연료들은 고유한 독성 오염 물질을 분비한다. 미국 환경 보호국은 인간의 건강에 심각한 영향을 미치는 오염 물질 여섯 가지를 미세 먼지와 오존, 황산화물, 질소 산화물, 일산화 탄소, 납으로 분류했다.

여섯 가지 오염 물질의 주요 생산원은 발전소와 자동차 엔진이다. 그러나 농업을 포함한 그 외의 중요한 오염 원인은 그만큼 자주 논의되지 않는다. 2015년 『네이처』에서 발표한 논문에 따르면 미국에서 연평균 1만 6,929명의 사망 원인이 발전소에서 나온 오염된 공기에서 기인하며, 농업의 오염으로 인한 사망자 수는 1만 6,221명이다.[11] 현대 농업은 엄청난 독성 미세 먼지 생산원으로 작용하고 있으며, 그 원인은 주로 비료와 동물 배설물에서 나오는 암모니아다. 암모니아는 자동차의 배기가스에서 온 질소나 발전소의 황산염과 결합해 치명적인 PM2.5 미세 먼지를 만든다. 덕분에 캘리포니아주의 프레즈노-마데라시 지역은 주기적으로 미국에서 가장 오염된 도시 상위 5위에 이름을 올린다. 작물의 크기와 길이가 성장하는 시기에는 미국 서부에 있는 캘리포니아의 농장이 오염원 배출 목록의 상단으로 올라가지만, 여름철에는 미국 중부의 농장들이 주에서 측정한 총배출량의 최대 40퍼센트를 생산한다.[12]

고소한 가을 냄새를 맡을 수 있는 화목 난로는 일반적으로 가정에서 무해한 난방 방법으로 여겨진다. 하지만 화목 난로는 수 킬로미터 거리를 이동할 수 있는 엄청난 양의 미세 먼지와 벤젠, 포름알데하이드를 공기 중으로 내뿜는다. 난로의 배출 물질은 담배 흡연보다 별로 나을 바가 없고, 크게 다르지도 않은데 화목 난로 대부분이 불완전하고 비효율적으로 연료를 연소하기 때문이다. 화목 난로는 미국의 일부 주에서 아주 보편적으로 사용되고 있으며, 종종 미세 먼지 오염에 주요 기여 원인으로 작용하기도 한다. 워싱턴주는 주 내에서 가정식 화목 난로가 매년 겨울 미세 입자로 인한 총 오염원의 35퍼센트를 차지한다고 추산하고 있다. 단일 기여 원인으로 농업 먼지보다 10퍼센트가 높고, 자동차나 트럭에서 배출된 매연보다 거의 2배가 높다.[13] 화목 난로가 자동차로 인한 PM2.5 미세 먼지의 2배 이상으로 오염에 기여하는 영국의 상황 역시 비슷하다. (자동차의 독성 효과는 질소 산화물이나 일산화 탄소, 이산화 탄소, 이산화 황과 같은 기체 배출이 더 큰 비중을 차지한다.)[14]

2019년 미국 폐 협회의 공기 상태 보고서에 따르면 우리가 오늘날 에너지를 목적으로 태우고 소모하는 모든 물질로 인해 미국 전체 인구의 약 43퍼센트인 1억 4100만 미국인이 건강을 해치는 수준의 공기 오염에 노출되어 고통받고 있다.[15] 이 수치는 지난 2년 내에 보고된 기록을 넘어선 증가율이며, 공기가 개선된 후 수십 년 만에 우리가 잘못된 방향을 향하고 있음을 뜻하는 경고다. 야외 활동과 건강한 생활 양식으로 유명한 서부, 특히 캘리포니아주에 있는 미국 도시들 또한 가장 오염된 도시 목록을 장악하고 있다. 미국에서 로스앤젤레스는 오존 오염도에서 1위를 차지했고, 베이커스필드는 단기 미세 먼지 오염도에서 1위였으며, 프레즈노 - 마데라 - 핸퍼드는 연중 미세 먼지 오염 지수 1위에 이름을 올렸다. 정상적인 기체 분산을 가로막곤 하는 산맥 지형이 서부의 공기 문제에 일부 원인을 제공하고 있다. 로키산맥으로 둘러싸인 솔트레이크시티와 같은 장소는 비정상적일 만큼 많은 미세 먼지와 오존, 이산화 질소를 만들어 내는 겨우내 빈번하게 기온 역전 현상을 경험한다. 이 현상은 화덕이나 화롯대, 모닥불과 함께 목재와 석탄 난로를 사용하지 않는 〈의무 시행의 날〉을 촉발시켰다. 이날 주민들은 카풀을 하거나 대중교통을 이용하는 방식으로 가능한 이동 수단을 통합하라는 권고를 받는다.

전 세계적인 연구 결과는 좀 더 염려스러운 수준이다. 이미 언급했듯이 WHO는 국제 인구의 91퍼센트가 공기 질 지침을 만족하지 않는 장소에 거주한다고 추정했다. 동유럽 일부 지역을 비롯해 러시아, 개발 도상국 전체에는 1970년의 대기 오염 방지법과 같은 규제가 존재하지 않는다. 굴뚝 위에 제거 장치, 여과 장치와 같은 간단한 보호 장치를 설치하거나 자동차와 트럭에서 나온 배기가스를 통제하는 등의 기본적인 법 역시 전무하다. 이러한 이유로 사람들은 자동차 배기가스와 도로 분진, 굴뚝에서 나온 독성 기체와 고체의 복잡한 혼합물에 노출되고 있다. 그로 인해 폐렴과 천식, 암과 같은 폐 질환뿐만 아니라 뇌졸중, 심장 질환 증가에 크게 기여하고 있다. 나아가 이전까지는 영향을 받지 않는다고 알려졌던 신체 기관에 대한 오염의 영향력에 대해서도 연구가 시작되었다. 2017년 컬럼비아 대학교는 연구를 통해 공기 질이 골다공증에 크게 관여한다는 사실을 보여 주었으며, 서던 캘리포니아 대학교는 2019년 연구를 통해 미세 먼지 노출과 알츠하이머병 사이에 연관성이 있다고 지적했다.[16,17]

현재 PM2.5 미세 먼지의 안전 범위 최대 수치는 30mcg/m^3(마이크로그램 퍼 세제곱미터)임에도 베이징과 델리와 같은 도시는 주기적으로 300mcg/m^3 이상의 수치를 기록하고 있다. 런던의 스모그 사건과 1948년 펜실베이니아주 도노라의 비극을 연상시키는 사건 역시 연 단위로 발생한다. 2017년 11월에 델리에서는 PM2.5 미세 먼지 수치가 900mcg/m^3를 초과했으며, 거의 일주일 동안 4,000개의 학교가 강제로 문을 닫아야 했다. 델리의 주총리 알윈드 케제리왈은 도시가 〈가스실〉과 같다고 표현했다. 한 흉부외과 의사는 『뉴욕 타임스』에서 이렇게 발언했다. 「담배를 피우지 않는 젊고 건강한 사람들 사이에서도 선명한 분홍색 폐를 찾아볼 수 없습니다.」 델리로 들어가는 유나이티드 항공의 비행이 중지되었고, 건설 계획 역시 중단되었다.[18] 슬프게도 델리에서는 이러한 사건이 심심치 않게 발생하고 있으며, 2019년 11월에도 학교들이 독성 공기 때문에 또다시 문을 닫아야 했다.[19] 당연한 수순으로 건강에 치명적인 장기적 악영향 역시 뒤를 이었다.

(전 세계 모든 사망자 수의 11.6퍼센트인) 650만 명이 매년 공기 오염으로 인해 사망하며, 그중 55퍼센트가 중국과 인도와 같

은 크고 인구가 밀집하여 빠르게 경제가 성장하는 국가에서 발생한다는 사실은 놀랄 일도 아니다.[20] 문제는 실외뿐만 아니라 실내에서 발생하는 공기 오염이다. 개발 도상국의 가정에서는 주기적으로 요리나 난방을 위해 연료를 태우면서 실내에 독성 기체와 미세 먼지를 생산하는데, 이러한 오염 물질은 열악한 환기 체계로 인해 오랫동안 밖으로 배출되지 않은 채 남는다. 원인은 주로 바이오매스 연료로 일컫는 목재와 배설물, 석탄, 폐기 작물이다. 아프리카와 인도, 중국에 집중된 인구 약 30억 명은 바이오매스 연료의 연소에 의존한다. 해당 지역에서는 매년 추산 400만 명이 실내 공기 오염으로 사망하며, 그중 많은 사례가 5세 이하의 어린이 환자다.[21]

해로운 공기로 인한 피해자는 인간뿐만이 아니다. 공기는 바다와 나무를 오염시키고 국제적인 기후 변화에도 기여한다. 두 가지 문제는 서로를 강화시키면서 문제 해결을 더욱 어렵게 만들고 있다.

의사로서 우리는 담배 사용이나 공기 질의 악화와 같은 사회의 위험한 경향성에 뒤따르는 후속 효과를 알릴 임무가 있다. 케이프타운의 적십자 어린이 병원 교수진인 헤더 자르Heather Zar는 혁신적인 연구를 통해 대중 정책과 의사의 역할 사이에서 넓은 간극에 다리를 놓을 뿐만 아니라 부자와 가난한 사람, 선진국과 개발 도상국 사이의 공백을 채우고 있다.[22]

2012년에 시작된 〈드라켄슈타인 아동 건강 연구〉는 자르 박사의 가장 야심 찬 최신 과제며, 오염이 우리 폐뿐만 아니라 뇌와 면역 체계를 비롯해 인체에 군집을 이루는 세균에 어떤 영향을 주는지 집중 조명한다.[23] 연구진은 폐렴이 전 세계적으로 어린이들의 질병과 사망에 주요 원인으로 작용하는 이유와 문제의 해결법을 주요 목표로 삼고 있다. 자르 박사의 연구가 성공한다면 우리는 어린 리세디를 죽음에 이르게 한 어린이 폐렴의 발발을 방지할 방법을 밝혀낼 수 있을 것이다.

드라켄슈타인은 남아프리카 공화국 케이프타운의 한 내륙 지역이다. 국가의 상당 지역 주민들과 마찬가지로 이 지역 주민들은 준도시 환경에서 가난하게 살면서 다수의 실내 오염 물질과 감염원에 노출되고 있다. 자르 박사와 동료들은 드라켄슈타인을 선택했지만 사실 남아프리카 공화국의 거의 모든 지역과 다른 아프리카 국가에서도 실정은 다르지 않다. 아프리카 대륙은 전 세계에서 5세 이하 인구의 단 18퍼센트를 차지하고 있을 뿐이지만 매년 총 어린이 사망률의 42퍼센트를 기록하고 있다.

자르 박사와 동료들은 아이들이 태어나기 전부터 연구를 시작하기로 했다. 아이들의 폐에 대한 잠재적인 효과는 자궁 내에서 시작한다고 알려져 있기 때문에 자르 박사와 연구진은 임신 20~28주에 들어선 산모를 연구 계획에 참여시켜 최대 5세까지 아이의 행동뿐만 아니라 엄마의 행동과 가족 전체를 연구했다.

아이들의 건강을 해친 유력한 원인으로는 드라켄슈타인 가정 내에서 담배를 피우거나 바이오매스 연료를 사용해 요리를 할 때 발생하는 실내 오염 물질의 증가가 용의 선상에 올랐다. 더불어 자르 박사는 엄마와 아기의 영양 상태와 아기와 부모의 유전자, 가족마다 가지고 있는 심리적 문제를 연구했다. 마지막으로 연구진들은 어린이 폐렴 연구에서 새롭게 떠오르고 있는 연구 분야로 아이의 미생물군을 분석했다.

미생물군은 1990년대 후반에 등장한 용어로 인간의 몸속과 피부를 포함한 특정 환경에서 사는 미생물 군락으로 정의된다. 지금까지 과학자들은 인간의 장과 피부에 세균이 살고 있다는 사실은 인지하고 있었지만 새로운 분자 기술 덕분에 인체의 모든 장기에 살고 있는 방대한 양과 규모의 유기체를 분류할 수 있게 되었다. 모든 사람의 몸에는 전반적으로 약 1만 조 개의 유기체가 살고 있다. 우리의 몸속, 혹은 몸 위에 미생물 균체가 세포 하나당 하나꼴로 존재하는 셈이다.[24] 미생물들은 대장에 엄청난 양으로 존재하며, 이전까지 무균 상태라고 알려졌던 방광이나 폐와 같은 장기에도 살고 있다.

현재는 칸디다나 사카로미세스와 같은 진균류와 함께 프레보텔라, 푸소박테리움, 연쇄 구균을 포함한 수백 가지 세균 종이 인간의 폐에 대량 서식하고 있다는 사실이 알려져 있다. 이러한 세균과 진균류 중 다수는 주로 침입한 세균을 죽이고 폐 세포가 세균과 싸우는 단백질을 생산하도록 유도하는 방식으로 다른 해로운 세균을 쫓아내는 명확히 중요한 기능을 수행한다.[25]

연구진은 미생물군에 대한 지식을 이용해 폐 질환이 왜 발생하고, 발생한 질병을 어떻게 치료해야 하는지에 대해 재검토했다. 만성 폐쇄 폐 질환이나 낭섬유증, 천식에 걸린 환자들은 모두 폐 질환이 없는 사람과 비교할 때 다양한 폐 세균에 감염되고 여러 계절성 감염을 일으키기 쉬워진다. 실내 공기 오염에 노출된 인간의 폐는 세균 수가 크게 변화하며 흡연을 하면 폐와 코, 목의 미생물군이 변화한다는 사실도 밝혀졌다. 자르 박사와 동료들은 오염 물질 노출로 인해 폐 미생물군에 문제가 생기는 1차 기제 때문에 아이들이 해로운 폐렴 세균에 감염되는지를 밝히고자 했다. 연구진은 목표를 달성하기 위해 아이 실험 대상의 코와 폐에 있는 세균을 배양한 후 그 결과를 거주 환경의 오염 물질 수치와 대조했다.

연구자들은 2016년 1년 동안 1,140쌍의 엄마와 아이에 대한 연구를 완료하여 드라켄슈타인 어린이 건강 연구의 최종 결과 일부를 보고했다. 연구진은 많은 어린이가 독성 환경에서 자라고 있으며, 실험에 참여한 여성의 3분의 1이 임신 중에 담배를 피웠고, 신생아 56퍼센트의 소변 검사에서 (니코틴의 부산물인) 코틴이 검출되었다고 보고했다. 가정에서 바이오매스 연료의 노출도 역시 높았다. 모든 아기에게 적절히 예방 접종을 했음에도 전반적으로 폐렴 발생률 또한 집단으로 증가했다. 1세에 폐 기능을 측정한 후 폐에 감염이 발생한 아기들은 감염되지 않은 채로 자란 아이보다 폐 기능이 나빴다. (폐렴에 걸린 성인은 일반적으로 아주 심각한 감염을 제외하고는 예전의 폐 기능을 회복한다.)[26]

폐 기능이 감소한 아이들은 다시 폐렴에 걸리거나 천식으로 발전시킬 위험성이 높다. 하지만 이러한 아이들에게는 폐 외에도 다른 기관에 문제가 발생한다. 연구 결과에 따르면 성인의 폐 기능 감소는 말년에 치매와 인지 장애로 이어질 가능성이 명확히 크다고 한다. 아이들도 이러한 악영향과 관련된 보고가 등장하고 있으며, 드라켄슈타인 연구진은 일부 실험 대상의 MRI 뇌 스캔 사진을 조사한 정보를 더해 호흡기 감염과 오염이 뇌 발달에 어떤 영향을 주는지 알아볼 계획이다. 만약 이 가설이 사실로 밝혀진다면 모두가 호흡하는 공기를 깨끗하게 만들어야 할 또 다른 중요한 이유가 생기는 것이다.

우리가 실내외 공기 오염으로 접하고 있는 위험도는 해로운 공기에 노출되는 엄청난 인구수를 고려할 때 가히 충격적이다. 좋은 소식은 우리가 지금 당장 행동에 옮기면 현 상황을 어마어마하게 개선시킬 수 있는 조치가 남았다는 것이다. 여기에는 친환경적인 차를 만들고, 깨끗한 발전소를 짓고, 그을음을 최소화하기 위해 석탄이나 목재와 같은 탄소 기반 연료를 완전히 연소하는 노력이 포함된다.

미국에서는 이러한 여러 가지 계획을 이미 시작했으며 여전히 시행 중이다. 지난 몇 년간 공기 질이 후퇴하고 인구와 경제, 에너지 사용량이 모두 심각하게 증가하긴 했지만 1970년 이후로 가장 흔한 여섯 가지 오염 물질의 배출량은 70퍼센트 감소했다. 공기 정화가 인간의 폐 기능과 발달에 미치는 영향에 대한 기록 역시 주목할 만하다. 2015년 『뉴잉글랜드 저널 오브 메디슨』에는 로스앤젤레스의 어린이를 세 집단으로 나누어 11세부터 시작해 4년의 기간 동안 매년 폐 기능을 확인한 연구가 발표되었다.

첫 집단은 1994년에 관찰을 시작했고, 다음 집단은 1997년에, 세 번째 집단은 2007년에 그 뒤를 이어 관찰했다. 이 기간에 로스앤젤레스의 공기 질은 크게 개선되었다. 연구 결과에 따르면 후에 연구한 어린이 집단은 4년 동안 폐 수용 능력이 평균적으로 많이 증가했다. 해로운 화학 물질이 줄어들면서 아이들의 폐는 더 크게 성장할 수 있었으며, 그로 인해 아이들의 미래 수명은 의심할 여지 없이 증가할 것이다.[27]

현지 오염 수치와 건강 사이에 아주 밀접한 상관관계를 입증한 다른 연구들도 있다. 센트럴 유타주의 유타 밸리는 표준적으로 낮은 흡연율을 보이는 지역이다. 하지만 제네바 제강소가 개업한 1944년부터 폐업한 2001년까지 수십 년간 해당 지역에는 상당한 양의 PM10 미세 먼지가 유입되었다. 1986~1987년 겨울에 파업이 발생하자 연구자들은 파업을 기회 삼아 PM10 미세 먼지가 현지인들의 건강에 미치는 효과를 측정했다. 연구 결과 파업 동안 천식과 기관지염, 폐렴에 걸린 어린이의 병원 입원율은 크게 줄어들었다. 1985~1986년의 겨울과 1987~1988년의 겨울 동안 천식과 기관지염으로 인한 입원 건수는 78건이었으며, 파업한 해 동안 총입원 건수는 23건뿐이었다.[28] 사우스웨스트에서도 마찬가지로 1967년 7월부터 1968년 4월까지 이어진 구리 제련소의 파업이 뉴멕시코주와 애리조나주, 유타주, 네바다주 주민들의 건강에 미친 영향을 분석하는 비슷한 연구를 시행했다. 해당 지역에서는 파업으로 사망률이 2.5퍼센트 감소했다.[29]

아이작 뉴턴의 운동 제3 법칙에 따르면 모든 행동에는 크기가 같고 방향이 반대인 반응이 발생한다. 우리의 폐 건강은 오랫동안 오염된 공기를 호흡하며 악화되었다. 이제 우리는 공기를 정화하는 똑똑한 시도로 폐와 전반적인 건강에 폭넓은 긍정적 효과를 일으키며 그 방정식을 되돌릴 수 있음을 증명하고 있다.

전문가들은 오랫동안 오염을 효과적으로 통제하기 위해서 집을 데우고 차를 몰고 재화와 용역을 생산하는 방법을 바꾸어야 한다고 경고한다. 우리는 바이오매스와 지열 발전원을 청정 사용하는 한편 태양광과 풍력, 수력 전기와 같은 재생 가능한 청정 에너지원을 수용해야 한다. 너무 많은 돈이 든다거나 경제 발전을 저해한다며 청정에너지에 대한 접근법에 반하는 주장이 모두 거짓으로 밝혀지고 있다. 미국을 비롯한 여러 나라는 오염된 공기를 정화하기 위한 합동의 노력으로 상당히 긍정적인 경제적 보상을 얻어 왔다.

최근 들어 세계는 기후 변화와 탄소 배출 감소에 초점을 맞추고 있다. 1997년 교토 협정으로 이와 같은 쟁점에 대한 국제적인 협력이 시작되었으며, 국제 협력은 2015년 파리 협정으로 이어졌다. 2019년에는 미국이 협정에 처음 동의한 후 194개 국가가 서명했다. 그러나 2019년 11월에 미국 연방 정부가 환경 재해가 찾아오고 있다는 사실에 의문을 표하며 국제 협력의 잠재적인 성공 가능성을 내던졌다. 미국 정부는 1년간의 대기 기간 후에 이러한 계획을 철회하려는 의사를 비쳤고, 그로 인해 국제 협력에도 변화가 일어났다.

전통적으로 공기 오염은 명확하게 각 국가 수준으로 다루어 왔다. 유럽에서는 유럽 환경 보건국이 기준을 설정해 왔고, 미국에서는 환경 보건국이 다수의 쟁점을 다루어 왔다. 두 지역은 수십 년간 공기 질이 개선되었지만, 이미 언급했듯이 그 외 많은 지역은 여전히 열악한 공기 질에 노출되어 있다. 공기 오염은 농업이나 도로 교통, 에너지 발전, 자연 현상, 지역 사업, 가정 등 너무 많은 다양한 원인이 기여하기 때문에 한 기관이나 협정으로 규제하기 어렵다. 그런데도 1987년에 오존층을 파괴하는 염화 불화 탄소CFCs를 제한하기 위한 계획을 제시해 크게 성공한 몬트리올 의정서의 사례가 보여 주듯이 환경 문제에 대한 성공적인 국제 협력의 선례가 아예 없지는 않다.[30] 그 이후로 국제 협력에 전 세계가 참여하며 오존층은 매년 회복되고 있다.

미국과 유럽 외의 다른 국가들은 공기 질과 관련한 사안에서 들쑥날쑥한 성적을 거두었다. 2013년 중국은 공기 오염 방지법과 통제법 계획을 공표해 74개 도시의 PM2.5, PM10 미세 먼지와 독성 기체를 성공적으로 감소시키며, 2013년과 2017년 사이에 추산 4만 7,240명의 목숨을 구했다.[31] 중국에서 공기 질과 관련한 중대한 사안은 여전히 존재하지만 이러한 시작은 고무적이라 할 수 있다. 인도는 1981년에 공기 (보호와 오염 통제)법을 통과시켰지만 법 제정에도 불구하고 공기 질이 수십 년간 꾸준히 악화되며 세계에서 가장 오염된 도시 30곳 중 22위에 오르게 되었고, 추산 1억 4100만 명이 호흡하는 인도의 공기는 WHO 한도보다 10배나 유해하다.[32, 33]

최근 미국 내에서는 연방 수준의 지도력 부재를 보여 주고 있지만 여러 주 정부가 앞서가는 정책을 펼치고 있다. 청정에너지 생산에 관한 결과는 특히 인상적이다. 캔자스주와 아이오와주, 오클라호마주는 솔선해 풍력 에너지를 생산하고 있는데, 2018년에 각각 총효율 발전 비율의 36퍼센트와 34퍼센트, 32퍼센트를 풍력에서 얻고 있다.[34] 총전력 생산량이 국가 1위인 텍사스주는 현재 석탄 화력보다 풍력 수용력이 더 크다. 캘리포니아주에서는 2018년 사용된 전력의 34퍼센트를 재생 가능한 에너지로 생산했으며, 태양 발전은 총전력의 10퍼센트를 차지했다.[35] 미시시피주는 2017년에 매년 2만 5,000가구에 전력을 공급하기에 충분한 태양 에너지를 추가했다.[36]

그러나 현존하는 청정에너지원으로는 화석 연료를 완전히 교체하기에 충분하지 않을 것으로 예상되기 때문에 새로운 기술을 발전시킬 필요성이 있다. 현재 이러한 새로운 기술의 일종으로 가축 배설물 분해로 바이오가스를 생산하고 바다에서 에너지를 채취하는 연구를 함께 진행하고 있다. (핵분열 에너지와는 반대로) 가벼운 원자핵 2개를 하나로 결합하여 후에 에너지 방출을 일으키는 핵융합 기술도 개선 중이다.

잠재력을 보이는 혁신적인 기술에도 불구하고 여전히 발생하고 있는 공기 오염 문제를 개선하기 위해서는 오염 물질을 계속해서 추적할 필요가 있다. 이와 관련해 미국 폐 협회는 「2019년 공기 현황」 보고서를 통해 무시할 수 없는 경고를 던졌다. 보고서에 따르면 지난 수년간 미국에서는 인간이 만든 특정 오염원이 아니라 극심한 산불 피해의 증가로 인해 공기 질이 변질되었다고 한다. 미국에서는 2017년과 2018년에 주 역사상 가장 치명적이고 파괴적인 산불이 캘리포니아주에 집중적으로 발생하며 수천 가구의 주택이 파괴되고 많은 사람이 대피했다.[37] 아마존 열대 우림과 호주의 산불은 2019년과 2020년에 전 세계 사람들을 두려움에 떨게 했으며, 사람들은 두 사건으로 인한 건강의 악영향을 수년간 실감했다. 기후 변화가 이러한 산불을 부추겼다는 점을 고려할 때 이런 사건의 빈도와 치명성은 앞으로도 증가할 것으로 예상된다.

최근의 역행 후에 공기 질을 개선하기 위한 노력은 주로 기후 변화를 주시하고 청정에너지원을 수용하는 방식으로 이루어져야 할 것이다. 거대한 도전을 마주하는 지금, 청정에너지라는 목표는 누군가에게 굉장히 이질적으로 들릴 수 있다. 하지만 우리가 청정에너지원에 온 힘을 다한다면 인간 문명이 존재한 이후 수천 년 만에 처음으로 어떤 성과를 거둘 수 있을지도 모른다. 바로 우리가 호흡하는 공기를 오염시키지 않으면서 개선된 생활양식을 향유하는 삶이다. 더불어 그러한 목표를 통해 우리는 오랫동안 폐와 신체를 건강하게 유지할 수 있을 것이다.

9장

불필요한 폭로: 시간이 모든 상처를
치유해 주지는 않는다

폐 기능은 상당 부분이 수수께끼로 남아 있으며, 들숨 후에 시작되는 호흡 반응은 더욱 그렇다. 폐는 이중의 목표를 수행해야 하는데 불행하게도 두 목표는 서로 완전히 충돌한다. 산소를 들이마시는 동시에 그 외 다른 모든 것을 내보내야 하기 때문이다. 특히 인간은 하루에 1만 5,000번 숨을 들이마시기에 후자의 목표는 거의 불가능하다고 할 수 있다.

폐는 해로운 입자를 들어오지 못하게 막으면서 원치 않는 입자가 들어왔을 때 내보낼 수 있도록 진화한 체계다. 폐의 방어 체계는 코털이 공기를 걸러 주는 코에서부터 시작한다. 기관지와 세기관지를 포함한 기도에도 역시 〈섬모〉라고 하는 미세한 털이 있어 초기 방어막을 통과한 원치 않는 입자를 계속해서 밀어낸다. 그 밖에 인간이 가진 보호막으로는 기침과 재채기, 헛기침이 있으며 모두 수동으로 해로운 물질을 강제로 내보내는 역할을 한다.

우리 폐의 방어 체계는 완벽하지 않기 때문에 간혹 먼지가 기도로 들어오기도 한다. 여기서 먼지의 크기가 중요하게 작용하는데, 입자가 작을수록 깊게 침투할 수 있으며 5마이크로미터보다 크기가 작은 입자는 폐포까지 도달할 수 있다. 해당 크기의 호흡 가능한 먼지 입자는 일반적인 공간에서 1세제곱피트(약 28리터)당 약 2만~3만 개가 들어 있다. 공사 현장에서는 같은 부피당 호흡 가능한 먼지 입자가 약 80만 개다. 이 입자들을 모두 내보내기란 불가능하다.

일반적인 가정의 먼지는 쓸려 들어온 흙과 그을음, 재, 요리에서 나온 입자성 물질, 집먼지진드기의 잔해, 사람 피부의 각질, 옷이나 침구류에서 나온 보푸라기와 같은 혼합물로 이루어진다. 실외 공기의 구성은 사는 장소에 따라 달라질 수 있지만 보통 흙 입자와 꽃가루, 배기가스 입자가 섞여 있고 바닷가 지역이라면 염분, 사막이라면 모래 입자가 포함되어 있을 것이다. 그러나 직장의 공기 구성 성분은 작업장의 위치와 종류에 따라 아주 크게 달라진다.

우리는 먼지와 함께 살도록 진화했으며 먼지 대부분은 해롭지 않다. 먼지는 자연에 많은 도움을 주는데 예를 들어, 수증기를 흡수해 생물권을 지나치게 질척하지 않도록 한다. 곰팡이 포자는 먼지를 타고 이동해 착륙한 곳에서 죽은 물질을 분해하는 아주 중요한 기능을 수행한다. 꽃과 식물을 수정시키는 필수적인 역할을 맡는 꽃가루 역시 벌의 도움뿐만 아니라 자유롭게 부유하는 먼지 형태로 그 역할을 한다.[1] 농가의 먼지는 우리 면역 체계와 먼지 사이에 유익한 상호 작용을 일으켜 아이들이 나중에 알레르기나 천식에 걸리지 않도록 막아 준다고 알려져 있다.

하지만 이렇게 유용한 먼지와 더불어 나쁜 먼지도 많은데, 우리가 거의 통제할 수 없는 작업 공간이 그렇다. 작업 공간은 지난 2세기 동안 아주 급격하게 변화했으며, 특히 지난 20년간 크게 변화하면서 잠재적인 공기 오염의 위협이 따라잡기 힘든 수준으로 증가했다. 체내의 모든 장기 중에서도 이러한 작업 공간의 독성에 가장 큰 영향을 받는 장기는 최전선에서 환경과 상호 작용하고 있는 폐다.

미국의 영웅 4만 명 중 1명인 경찰관 세자르 보르자는 9.11 테러 이후 복구 작업을 돕기 위해 기꺼이 뉴욕시 대재앙의 현장으로 향했다. 그는 그곳에서 하루에 16시간을 일하고 땀에 찌들어 지친 채로 집에 돌아갔다. 그는 밥을 먹고, 씻고, 불과 몇 시간 수면하는 동안만 집에 머물렀다가 다시 현장으로 돌아가 온 힘을 다해 작업을 도왔다.

재해 장소의 피해 정도는 극심했고, 약 2만 평이 넘는 공간에 18만 톤가량의 철강과 약 5만 6,000제곱미터의 유리가 불타는 독성 잔햇더미 속에 흩어져 있었다. 작업 중에 마스크 착용은 선택 사항이었다. 일부 작업자들은 마스크를 착용했지만 세자르를 포함한 다수는 착용하지 않았다. 세자르와 마찬가지로 많은 작업자는 자신들이 들이마시는 공기가 석면과 수은, 납, 카드뮴과 같은 독성 먼지 입자로 오염되었다는 사실을 거의 알지 못했다. 수개월간 현장에서는 화재가 진화되지 않아 발암 물질로 알려진 다이옥신과 다환 방향족 탄화수소가 발생했다. 녹아내린 귀금속에서 나온 금 입자 역시 공기 중에 떠다녔다.[2]

세자르는 재해 현장에서 3개월간 작업했다. 그리고 5년 뒤 폐에 반흔을 일으키는 지독한 특발 폐 섬유증으로 입원 중 사망했다. 그 후 그의 가족들은 모두가 머릿속에 떠올릴 법한 의문을 품기 시작했다. 〈세자르가 마스크 없이 현장에서 일하면서 병을 얻은 것은 아닐까? 세자르 보르자 스스로가 독성 발암 물질로 이루어진 혼합물을 들이마시고 있다는 사실을 알지 못했다면 누가 알 수 있었을까?〉

9.11 테러 현장의 호흡기 마스크 착용 문제는 어마어마한 규모의 복구 작업이라는 특수성을 고려할 때 당연히 복잡한 사안이었다. 복구 현장에 도착했던 최초의 소방대원은 본인의 마스크를 착용했고, 얼굴을 완전히 가린 채 장치로 호흡했지만 필터는 겨우 하루 동안만 사용 가능한 수준이었다. 브루클린의 소방대원 파머 도일은 첫날 현장에서 작업했고, 9월 15일에 다시 50명의 다른 소방관과 함께 돌아왔다. 그는 산소 호흡기가 집단에 하나씩 지급되었다고 기억했다. 소방대원들은 산소 호흡기를 가장 어린 동료에게 전달하고 그대로 작업을 시작했다. 소방서는 9월 28일에 1개당 약 50달러인 마스크 5,000개와 1만 개의 교체 필터를 주문했다. 그러나 물품은 두 달 동안 채워지지 않았다.[3]

약 15만 개의 마스크가 복구 작업 동안 배부되었지만, 작업자들은 간헐적으로 마스크를 사용했고 마스크가 잘 맞지 않는 일도 있었다. 사건 현장에서 국방성 작업자들은 마스크를 착용하지 않으면 현장에 있을 수 없었으나 뉴욕시와 주의 작업자들은 마스크 없이도 작업할 수 있었다. 일부는 종이 마스크나 수술용 마스크를 꼈지만 후에 이런 마스크들은 효과가 없다고 알려졌다. P100 마스크는 거의 모든 입자성 물질을 막는 필터가 장착되어 효과적이나 불편할 만큼 답답했고 작업자들 간의 대화를 어렵게 만들었다. 여러 가지 이유로 작업자들은 마스크 없이 작업을 진행했다.

이러한 심리는 당시 환경 보호청장이었던 크리스틴 토드 휘트먼의 발언으로 더욱 강해졌다. 테러 이후 3일째에 그녀는 이렇게 말했다. 「채취한 공기 표본이 모두 문제를 일으키지 않는 수준이라는 좋은 소식이 계속해서 들려오고 있습니다.」[4] 그녀는 재해 현장 한가운데에서 일하는 사람들은 예방 조치를 해야 하지만 그 이상 경계할 필요는 없다고도 말했다. 뉴욕 시장 루돌프 줄리아니는 이 발언을 몇 번이고 반복해서 언급했다.[5]

당시에 마스크와 관련한 논쟁은 복잡한 사안이었다. 세계 무역 센터는 단순한 복구 현장이 아니라 애초에 화재로 인한 통제가 필요했던 거대한 구조 현장이면서 동시에 사건 현장이었다. 자연스럽게 여러 소방대원과 구급대원은 마스크 착용이 구조가 필요한 사람들보다 자신의 건강을 위에 두는 이기적인 행동이라고 느꼈다. 또한 작업자들은 전 세계의 무엇도 미국을 단념시킬 수 없다는 의지를 보여 주고 싶어 했다.

하지만 현재의 시점에서 세계 무역 센터 복구 사례는 통제되지 않은 과학 실험처럼 느껴진다. 수만 명의 사람을 갖가지 독성 먼지에 노출시켜 질병과 고통을 일으켰음은 물론이고 차후의 의학 치료와 소송에 수십억 달러가 소모되었다. 환경 건강 전문가이자 뉴저지 환경과 직업 건강 과학 기관의 과학자인 폴 J. 리오이Paul J. Lioy 박사는 집에서 TV로 무너지는 건물을 보자마자 즉시 건강 관련 재앙의 등장을 예측했다. 먼지로 인한 질병과 관련해 세상에서 가장 많은 지식을 가진 전문가들로 손꼽히는 마운트 시나이 의과 대학의 직업 관련 의사들 역시 엄청난 건강 문제의 발생 가능성을 재빠르게 인식했다.

9.11 테러 폐기물을 처리한 스태튼 아일랜드의 프레시킬스 폐기장에서는 준수율 90퍼센트 이상의 엄격한 마스크 정책이 시행되었다. 반면에 재앙 현장에서는 작업자들이 하루도 30퍼센트 이상 마스크를 쓴 적이 없었다. 후에도 많은 독성 먼지가 여전히 현지 거주지와 사업장 안 책장과 탁자, 침대와 책상 밑에 존재했지만 가족들은 집으로, 작업자들은 사무실로 돌아갔다. 이러한 노출로 인해 오늘날 우리는 다양한 폐 질환의 발발이라는 비극을 마주하고 있다.

세자르 보르자는 9.11 복구 작업을 끝마치고 뉴욕 경찰 교통 부서의 본업으로 돌아갔다. 처음에는 문제가 없어 보였지만 2003년 은퇴 후에 머지않아 평온이 깨지고 말았다. 2005년 초부터 세자르는 쉴 새 없이 마른기침을 하기 시작했다. 그는 병원에서 진료를 받고 흉부 엑스선과 CT 촬영을 했다. 진단 결과 폐 섬유증에 걸려 이미 돌이킬 수 없는 상태였다. 섬유 조직이 빠른 속도로 만들어지고 있었으며, 수개월에서 수년간에 걸쳐 부드러운 스펀지 같았던 폐는 빽빽한 돌처럼 변했다.

세자르는 몇 달간 병을 잘 이겨 내고 있었지만 어느 날 아침에 깨어났을 때 숨을 쉴 수 없었다. 아내는 구급차를 불렀다. 세자르는 뉴욕시의 마운트 시나이 병원에서 인공호흡기를 달고 약을 먹었지만 효과가 없었다. 이 기간에 아들 세자르 보르자 주니어는 폐 이식을 위해 여론의 지지를 받을 수 있길 바라며 지역 신문에 아버지에 대한 글을 썼다. 보통 인공호흡기를 단 환자는 폐 이식을 받지 못하지만 세자르 주니어는 아버지의 사례가 특별하다고 주장했다.

세자르의 강렬한 이야기는 일간지 『뉴욕 데일리 뉴스*New York Daily News*』의 1면을 장식했다.[6] 그사이 세자르는 마운트 시나이 병원에서 인공호흡기를 단 채 쇠약해져 갔고, 가족들은 현지와 국가 신문사와 TV 방송사에서 쉴 새 없이 전화를 받았다. 그러던 중 당시 뉴욕시의 상원 의원이었던 힐러리 클린턴이 관심을 보였다. 세자르 주니어는 재해 현장에서 힐러리를 비롯한 사람들과 나란히 서서 긴급 구조원들에게 영향을 주었다고 여겨지는 건강 문제에 대해 이야기를 나누었다. 세자르 주니어는 힐러리의 손님 자격으로 국정 연설에 참석하기 위해 워싱턴으로 날아갔고, 후에 조지 W. 부시 대통령을 만나 그의 아버지와 병에 걸린 다른 작업자들의 발병 원인을 알렸다. 그러나 안타깝게도 아들이 참석한 국정 연설이 시작하기 2시간 전에 세자르가 세상을 떠나면서 폐 이식은 이루어지지 않았다.

　세자르 보르자는 9.11 테러 이후 복구 작업으로 인한 질병에 걸린 많은 사람 중 한 명이었다. 마운트 시나이 병원의 로빈 허버트Robin Herbert 박사는 엄청난 먼지에 노출된 후에 빈번하게 발생한 세 가지 뚜렷한 파장에 대해 기술했다. 첫 번째는 흡입으로 인한 급성 효과로 환자가 화상과 비슷한 효과를 보이는 특징이 있다. 두번째는 수개월 내로 일어났으며, 반흔을 일으키는 폐 질환이나 천식과 같은 질병과 함께 이어진 염증으로 특징지을 수 있다. 세 번째는 먼지에 노출된 후 수년에서 수십 년이 지나 발생할 수 있으며, 암을 비롯한 생명을 위협하는 질환을 수반한다.[7]

　9.11 사건 이후에 곧바로 등장하기 시작한 첫 번째 파장에서 환자들은 기도가 세제에 버금가는 심한 부식성 먼지에 화상을 입어 비강이 붉게 달아올랐고 안구 염증과 심한 마른기침을 얻었다. 화상으로 인한 기침이 아주 극심하고 독특해서 허버트 박사는 자신의 진료 대기실로 들어가자마자 누가 9.11 환자인지 알아볼 수 있을 정도였다. 초기부터 재해 현장에서 작업을 시작한 파머 도일은 심각한 기관지염을 얻었는데, 상태가 너무 심각해서 전화 통화를 할 때 부모조차도 그의 목소리를 전혀 알아듣지 못했다.[8]

　이런 기침 증상은 대부분 쉽게 해결되지 않는다. 건물이 무너지던 첫날 복구 작업에 참여한 소방대원들은 8퍼센트(1,636명 중 128명)의 아주 높은 비율로 기침 증상을 일으킨 반면 이틀째에 도착한 소방대원들은 3퍼센트(6,958명 중 187명)로 발생 빈도가 다소 낮았다. 기침 증상을 보이는 사람 중 63퍼센트는 폐 기능에 이상 흔적이 있었다.[9] 호흡 부족과 위산 역류, 쌕쌕거림, 부비강 이상의 증상 역시 이와 같은 환자들에게 높은 비율로 발생했다.

두 번째 파장은 수년 내로 발생하기 시작했다. 9.11 테러 이전에 세계 무역 센터에서 일하던 사람들 사이에 천식 발생 빈도는 2.9퍼센트였다. 그러나 2002년에는 12.8퍼센트로, 2007년에는 19.4퍼센트로 증가했다.[10] 2011년에 발표한 한 연구 결과는 9년간의 자료를 검토해 27.6퍼센트의 천식 발생률과 함께 부비강 염증과 위산 역류 질병 발생률이 현저하게 증가했다는 사실을 보여 주었다.[11] 더불어 해가 흐르면서 반흔을 일으킬 수 있는 염증성 폐 질환과 호흡 기능 상실이 함께 증가했고 육종, 호산구 폐렴과 같은 특이 질병이 비정상적으로 만연했다. 2015년의 자료 리뷰 논문에 따르면 다수의 연구에서 일관적으로 발견되는 결과를 종합할 때 세계 무역 센터의 먼지와 천식, 만성 폐쇄 폐 질환, 위산 역류, 반흔성 폐 질환과 같은 질병의 인과 관계는 과학적으로 확실하게 입증되었다.[12] 우울증과 공황 장애 역시 긴급 구조원들 사이에서 높은 비율로 기록되었다.

2007년, 허버트 박사는 『뉴잉글랜드 저널 오브 메디슨』과의 인터뷰를 통해 자신이 관찰한 질병에 대해 간략히 설명하면서 그 뒤를 이을, 이른바 암이라는 훨씬 더 치명적인 질병의 세 번째 파장에 대한 주의를 촉구했다.[13] 환자들에게는 불행한 일이지만

이 인터뷰로부터 10여 년 후에 실제로 피부암과 갑상샘암, 다발 골수종과 같은 특정 혈액암이 평균보다 높은 비율로 발생했다. 2018년 10월, 『저널 오브 더 아메리칸 메디컬 어소시에이션 온콜로지*Journal of the American Medical Association Oncology*』에는 앞으로 다가올 2031년에 총 암 발생률이 전체적으로 상승하면서 세계 무역 센터 작업자들이 평균보다 높은 비율로 전립샘과 갑상샘, 흑색 종에 걸릴 것이라고 예측한 소름 끼치는 리뷰 논문이 발표되었다.[14] 질병의 세 번째 파장에서는 지속적인 외상 후 스트레스 장애와 함께 심장 질환과 뇌졸중 위험도가 증가했다. 먼지가 단순히 폐뿐만 아니라 몸 전체로 퍼져 염증을 일으킨 것으로 보인다. 2019년 9월에 미국 질병 관리 센터는 종합적으로 1만 5,543건의 암 발병 사례가 9.11 복구 작업과 관련이 있다고 추정했다.[15]

구급대원들은 9.11 현장의 영웅이라는 영예를 얻으며 3개의 화강암 벽에 이름을 올렸다. 이 벽은 뉴욕 시내의 프리덤 타워 근처가 아닌 서쪽으로 약 80킬로미터 떨어진 롱아일랜드 네스콘센트의 한 공원에 자리 잡았다. 〈9.11 구조원 추모 공원〉이라고 알려진 이 공원 안에는 9.11의 테러가 아니라 사건 후 복구 작업으로 사망한 사람들에게 존경을 표하기 위해 〈용기와 존경, 희생〉이라는 이름의 벽 3개가 고요히 서 있다.

공원의 관리인이자 설계자인 존 필은 부지를 기부받고 조성한 자금에 개인 돈 13만 달러를 더해 자본을 마련했다. 그는 지원자가 재단에서 혜택을 받거나 벽에 이름을 올릴 수 있을지를 결정하는 심사를 위해 하루 10시간을 무급으로 일한다. 필은 벽에 이름을 올리거나 혜택받을 사람을 선정해야 하는 쉽지 않은 결정을 내리기 위해 사망 기사를 읽고 가족들과 대화를 나누며 가끔은 곤란한 질문을 던지기도 한다. 그는 그날의 사건으로 인해 계속해서 사망하고 있는 희생자들을 잊지 않고 존경을 표하기 위해 재단이 존재한다는 사실을 늘 강조한다.

존은 세계 무역 센터가 무너진 후부터 9월 17일, 약 3.6톤의 철재가 떨어져 그의 왼발을 짓이기고 척추와 무릎에 부상을 일으키기 전까지 온종일 사건 장소에 머무르며 복구 작업을 수행했다. 그는 현재 만성 통증에 시달리면서 살아가고 있지만 모순적으로 자신이 운이 좋다고 생각한다. 현장에서 더 오래 작업을 했다면 그 역시 추모 벽에 이름을 올렸을지도 모른다는 사실을 알고 있기 때문이다.

존의 필굿 재단은 의약품과 처방 약부터 화학 요법 진료를 비롯한 그밖에 의료 치료를 위한 교통 지원, 영양 지원과 공공 비용에 대한 도움과 같이 9.11 사건으로 인한 질병에 고통받는 사람들의 모든 요구 사항을 지원한다. 또한 재단은 전문 의사와 변호사를 소개해 주거나 그 외 요청을 사례별로 고려한다. 필은 전사한 사람들의 명예를 기리는 동시에 더는 벽에 이름을 올리는 사람이 없도록 방지하려 노력하고 있다. 그의 활동은 국가가 주와 연방 수준의 법을 제정하여 도움이 절실한 시기에 손을 보태기 위해 달려온 셀 수 없이 많은 사람을 보살피는 국가의 의무를 확실히 이행하기 위한 기반이 되었다.

직업 관련 질병이라는 주제는 거대 재해나 소송을 제외하고는 거의 의학계나 언론의 시선을 끌기 힘들다. 우리는 대부분 일을 하는 공간이 깨끗한 공기와 물을 공급받는 안전하고 건강한 환경이라는 사실을 당연하게 받아들인다. 우리는 질병을 바이러스나 유전자, 생활 양식 때문에 발생하는 무언가로 여길 뿐 작업 공간에서 병이 걸릴 수 있다고 생각하지 않는다.

그중 직업 관련 폐 질환은 다른 직업 재해보다도 잘 알려져 있지 않은 질병이다. 독성 먼지의 흡입 여부는 감지하기 어려울 정도로 미묘할 때가 많은데, 입자들이 반드시 기침을 비롯한 즉각적인 호흡 증상을 일으키지는 않기 때문이다. 단 몇 달 동안 독성 성분에 노출된 작업자가 30년 후에 온몸에 암이 퍼진 채로 의사를 찾아올 수도 있다. 다시 말해, 원인과 영향 정도를 확실히 입증하기가 상당히 어려울 가능성이 크다.

독성 먼지가 흡입된 후에도 입자성 물질에 대한 염증 반응은 예측하기가 쉽지 않은데, 노출 정도가 심한 작업자라도 아예 병에 걸리지 않을 수 있는 반면 한정적으로 독성 먼지에 노출된 사람들이 파괴적인 질병을 발전시킬 수도 있다. 게다가 똑같이 입자를 흡입하더라도 사람에 따라 완전히 다른 질병을 일으킬 수 있다. 일부 환자들은 천식에 걸리지만 폐 섬유증이나 폐암을 비롯한 염증성 질환에 걸리는 환자들도 있다. 같은 입자가 사람에 따라 다른 질병을 일으키는 원인은 거의 밝혀지지 않았지만 흡입의 정도나 폐가 입자를 다루는 방식, 개인의 독특한 유전자에 따라 달라지는 것으로 보인다.

직업 관련 폐 질환은 1,000년 동안 우리 곁에 함께 했다. 최근에 조사한 고대 이집트 미라 15구의 폐에서는 놀랍게도 현대 도시에 살고 있는 사람의 폐에서 발견된 입자성 물질과 그리 다르지 않은 물질이 일부 발견되었다. 고대 이집트는 금속 세공업이나 광업과 같은 위험한 산업을 개발했고, 시민들은 주기적으로 모래 폭풍에 노출되곤 했다. 1970년대 초기에 조사한 넥트 앙크라는 이름의 3,800년 전 미라는 60세 가까이 살았던 것으로 알려졌는데, 폐에서 엄청난 양의 입자성 물질과 함께 섬유증이 발견되었다.[16]

유럽의 르네상스와 근대화는 새로운 직업 관련 폐 질환을 불러왔다. 1473년에 독일의 의사 울리히 엘렌보그Ulrich Ellenbog는 일찍이 『유독한 매연과 금속의 연기에 대해 *On the Poisonous Wicked Fumes and Smokes of Metals*』라는 책에서 이러한 질병의 등장에 대해 인지했다. 1700년에 직업 의학의 아버지인 베르나르디노 라마치니Bernardino Ramazzini는 「작업자들의 질병에 대한 논문De Morbis Arttificum Diatriba」을 발표했다. 라마치니는 200여 가지의 직업 관련 질병을 기술했는데 그중 다수가 폐와 관련한 병이었다. 오늘날 직업 관련 폐 질환에 걸릴 위험에 처한 작업자의 종류는 놀라울 만큼 많다. 딸기와 같이 무해해 보이는 식물을 다루는 사람들부터 밀가루를 다루는 제빵사, 그보다는 뻔하지만 시멘트 작업자나 고무 작업자, 크롬 금속판공, 석탄 광부, 소방대원처럼 흡입성 질환의 진정한 위험을 접하고 있는 작업자들이 있다.

다행히 환기 활동과 개인적인 보호 장비 착용으로 직업 관련 흡입 질환의 발생 빈도는 줄어들고 있다. 그러나 이러한 경향성에 한 가지 예외로 작용하는 석면은 다수의 치명적인 징후를 보이는 아주 특이한 흡입성 질병을 일으킨다. 미국 역사상 미세 섬유성 광물 석면이 일으킨 질병만큼 치명적인 질병은 없었다.

석면은 토양이나 암석에서 발견되며 자연적으로 길고 가느다란 결정을 만드는 아름다운 섬유다. 굉장히 강한 데다 내화성을 띠고 자연에서 밝은 갈색, 무지갯빛 청색, 선명한 녹색, 밝은 백색의 아름다운 색깔로 발견된다. 일반적으로 현대에 들어 사용한 물질로 알려져 있지만 문명권에서 석면을 사용한 역사는 수천 년으로 거슬러 올라갈 정도로 길다. 2,500년 전에 고대 이집트인들은 보존을 위해 석면으로 강화한 천을 사용해 파라오의 몸을 감쌌다.

고대 그리스와 로마 역시 현지 채석장에서 석면을 채굴해 사용했다. 석면은 불꽃에 견디는 특성이 알려지면서 기적의 섬유로 이름을 알렸다. 그리스 역사가 헤로도토스는 기원전 456년에 시신을 태우기 전에 유해가 불과 섞이지 않도록 석면 수의로 감쌌다고 적었다. 로마인들 역시 냅킨을 석면으로 만들었는데, 냅킨을 씻기 위해 불 속에 던진 뒤 회수했을 때 망가진 곳 없이 하얀색 그대로였다고 기록했다.[17]

그리스와 로마인들이 석면의 독특한 회복력을 알아차렸다면 석면이 해로울 수 있다는 사실도 인지했을 것이다. 실제로도 서기 1세기에 그리스 역사가 스트라보는 석면이 함유된 천을 제작하던 노예들에게서 〈폐병〉이 발견되었다고 서술했다. 플라이니

디 엘더 역시 비슷한 시기에 어린 양이나 염소의 방광으로 만든 마스크만 쓰고 석면 광산에서 일을 하다 폐 질환을 얻은 노예에 대해 기록했다.[18]

석면 광산은 그 후 1,000년 동안 유럽에서 사라져 갔지만 석면 소비는 완전히 근절되지 않았다. 샤를마뉴 대제는 손님에게 석면 천을 불 속에 던져 넣고 아무 탈 없이 꺼냄으로써 자신의 힘을 과시하는 속임수를 선보였다. 보따리장수들은 석면 십자가를 판매하며 석면이 불에 타지 않는 특성을 이용해 자신들의 제품이 신성한 예수의 십자가에서 유래했다고 꾸며냈다. 그 후 19세기에 들어서 산업 혁명이 발발하며 석면의 소비와 광산 채굴이 널리 퍼지기 시작했다.

석면 섬유는 건물 단열 재료부터 차의 브레이크 라이너, 방화용 모포, 누수 방지 재료, 비닐 바닥 타일, 파이프 단열재, 담배 필터까지 놀라울 만큼 많은 제품과 함께 뻗어 나갔다. 영화 「오즈의 마법사」에서는 하늘에서 내리는 눈 대신 사용하기도 했다. 석면의 소비는 약 50년 전부터 알려진 위험성에 대한 시끄러운 경고에도 불구하고 1970년대 내내 조금도 수그러들지 않았다.

영국 로치데일의 터너 브라더스 석면 회사의 섬유 조방공이었던 넬리 커쇼는 석면 원재료에서 실을 뽑는 일을 했다. 그녀는 1917년에 27세의 나이로 일을 시작했고, 29세부터 호흡기 증상을 보이기 시작했다. 그 후로도 2년간 몸을 움직이기 힘들 때까지 공장에서 일했다. 일을 쉬며 호흡으로 괴로워하던 커쇼는 회사로부터 보상을 받기 위해 터너 브라더스에 편지를 썼다. 〈제

보상 처리는 어떻게 진행되는 건가요? 저는 현재 9주 동안 일을 쉬었고 한 푼도 받지 못했어요. 국민 건강 보험에서 저에게 모든 지급을 거절했으니 귀사에서 무언가를 해주셔야 한다고 생각합니다. 저는 음식과 돈이 필요해요. 그리고 제 잘못이 아닌 사유로 쉬었기 때문에 9주간의 임금을 받아야겠어요.〉[19]

1924년, 넬리는 33세의 나이에 호흡 기능 상실로 사망했다. 그녀의 가족은 회사를 상대로 고소를 진행했다. 재판에서 현지의 병리학자 윌리엄 쿡William Cooke은 넬리의 폐는 광범위한 섬유증의 증거며, 섬유 조직 안에서 분명하게 〈다양한 모양의…… 광물질 입자가 발견되었지만 주로 끝이 뾰족한 모양이었습니다〉라고 증언했다.[20] 입자를 석면 표본과 비교한 쿡 박사는 삐죽삐죽한 섬유가 〈석면에서 유래했으며, 석면이 폐 섬유증과 그로 인한 죽음의 일차적 원인이라고 합리적으로 추론할 수 있습니다〉라고 분명하게 결론을 내렸다.[21]

넬리의 사례가 1927년 『브리티시 메디컬 저널British Medical Journal』에서 다루어지며 1930년에 영국 국회가 조사에 박차를 가했다. 조사는 『저널 오브 인더스트리얼 하이진 The Journal of Industrial Hygiene』에 발표된 논문 「석면 작업자들에게 나타난 폐 섬유증과 그 외 폐 질환의 발현」*으로 막을 내렸다. 저자는 석면과 폐 섬유증 사이의 연관성을 분명히 확인했으며, 넬리 커쇼가 일했던 로치데일 공장의 작업자 중 66퍼센트가 폐 섬유증에 걸렸다고 설

* Occurrence of Pulmonary Fibrosis and Other Pulmonary Affections in Asbestos Workers.

명했다.

1931년에 영국 정부는 논문에 대응하기 위해 먼지 배출을 통제하는 법을 제정했고, 석면으로 인해 폐 섬유증에 걸린 사람들에게 보상금을 지급했다. 1934년 전 수석 의료 검사관인 토마스 레게Thomas Legge는 이렇게 말했다. 「현재의 지식에 비추어 돌이켜보면 석면 관련 질병을 발견하고 예방할 기회를 형편없이 놓쳤음을 인정할 수밖에 없습니다.」[22]

넬리의 사례와 레게의 유감 표명에도 불구하고 이후 40년간 먼지 노출을 통제하려는 시도는 거의 없었으며, 전 세계에서 석면의 소비와 광산 채굴은 걷잡을 수 없이 지속되었다. 오스트레일리아 서부 지역의 한 광산 마을은 땅속에서 아름답지만 치명적인 청색 석면을 캐냈다. 캐나다 퀘벡은 석면의 도시라는 명성에 걸맞게 석면 생산 분야에서 세계를 선도하고 있다. 미국과 러시아, 유럽 역시 기적의 섬유를 수확하기 위해 거대한 광산을 파헤쳤다.

석면이 그토록 치명적인 이유는 석면의 강도와 탄성을 가능하게 하는 특성에서 찾을 수 있다. 숨을 들이마실 때 석면은 보호 기침 반사를 거의 일으키지 않아 폐의 조직 안에 그대로 박힐 수 있다. 우리 몸은 일반적으로 외래 물질과 미생물을 잡아먹고 소화하는 대식 세포와 같은 세포 청소부를 배치하지만 석면의 섬유는 너무 크고 강해서 우리 몸의 청소부들이 소화할 수 없다. 따라서 석면은 폐 안에 영원히 그대로 남는다.

석면의 사용률이 증가하며 폐암과 폐 섬유증과 같은 질병이 크게 유행했고, 특이하고 새로운 암이 등장하기 시작했다. 바로 중피종이다. 일반적으로 폐나 복부와 같이 체내 공간의 내벽에 생기는 중피종은 기대 수명을 수개월로 볼 정도로 아주 치명적인 암 중 하나다. 폐암과는 달리 중피종은 흡연과 연관성이 없고, 거의 예외 없이 석면에 의해서만 발생한다고 알려져 있다. 몸속에서 석면은 천천히 장기를 감싸고 숨을 조이는 비단뱀처럼 자라난다. 화학 요법은 일반적으로 효과보다 부작용이 더 크기 때문에 소용이 없다. 수술로 수명을 수개월 연장할 수 있지만, 그 이상은 거의 불가능하다.

연구 결과 중피종은 일반적으로 석면에 노출된 후부터 증상이 나타나기까지 30~40년이 걸린다. 이 병은 주로 작업자들이 걸리는 질병이지만 남편의 옷을 세탁하면서 석면에 노출된 작업자의 아내가 걸리는 질병이기도 하다. 56세의 가수 워런 제본과 50세의 배우 스티브 맥퀸을 비롯한 소수의 유명인 역시 중피종으로 사망했다. 또 다른 유명한 피해자는 NFL에서 14번 프로볼 수비수를 맡았고 후에「초원의 집」의 배우로 활동했던 멀린 올슨이다. 멀린은 유타주의 시골 지역에서 자랐는데, 여름 방학 동안 공사장에서 일했던 1950년대의 10대 시절 석면에 노출된 것으로 추정된다.[23] 미국에서 석면의 사용률은 극적으로 줄어들어 왔다. 하지만 노출 시기부터 잠재적인 결과가 나오기까지 지연 시간이 길었고, 1970년대에 석면이 널리 사용되었기 때문에 중피종의 발생률은 매해 평균 약 3,000건의 사례로 줄어들지 않고 있었다.[24]

석면은 그 유해성에 대한 근거가 취합되며 1970년대 초반부터 금지되기 시작했고, 현재는 유럽 연합 국가 28개국 모두 완전히 사용을 금지했다. 미국은 1989년부터 이르게 완전한 금지법을 도입했지만, 1991년에 순회 재판소에서 이를 번복한 후로 아직 소량의 석면이 포함된 제품의 수입과 유통, 분배를 허용하고 있다. 이러한 제품에는 디스크 브레이크 패드와 라이너, 개스킷, 지붕 재료, 내화성 물질과 같은 제품들이 포함된다. 미국의 석면 제품 생산은 2002년에 중단되었지만, 미국은 2014~2018년을 통틀어 매해 주로 러시아와 브라질에서 평균 약 500톤의 석면을 수입했다.[25]

러시아는 여전히 대규모로 석면을 채취하고 사용한다. 특히 우랄산맥 아래에 자리한 아스베스트시에서는 거대 석면 광산이 도시 곳곳으로 석면 먼지를 퍼트리고 있다. 2013년 7월에 『뉴욕타임스』 기사에서 거주자 중 1명인 타마르 비세로바는 이렇게 말했다. 「정원에서 일할 때 라즈베리 위에 쌓인 먼지가 보일 정도예요.」 그녀는 창문으로 너무 많은 먼지가 들어와서 〈오전에 집을 나서기 전에 먼지를 치워야만 해요〉라고 말했다. 또 다른 주민인 니나 주브코바는 얼굴을 찌푸리며 진정한 러시아인다운 태도로 이렇게 말했다. 「당연히 우리 도시에는 석면 먼지가 많죠. 이름이 왜 아스베스트*겠어요?」[26]

러시아에서는 아직도 수십만 작업자들이 일생을 석면 산업에 의존하고 있으며, 매년 약 수백만 톤의 석면을 채취한다.[27] 세계

* 도시에서 발견된 광물 석면asbestos에서 유래한 이름.

적으로는 매년 약 200만 톤의 석면이 채취된다. 우리는 고작 몇 년 전에 넬리 커쇼의 사망 100주년을 기념했지만, 여전히 폐는 이 치명적인 섬유를 소화할 방법을 깨닫지 못하고 있다.

3부
미래: 폐, 미래를 보여 주는 창

10장
불치병의 치료

20년 전, 혹은 불과 10년 전과 비교하더라도 현재 우리가 폐에 대해 알고 있는 정보는 상당하다. 그러나 역설적으로 새로운 지식이 밝혀질 때마다 우리는 인류가 지나온 길보다 아직 가야 할 길이 멀다는 사실을 실감하고 있다. 폐에서 일어나는 일들을 표현하기 위해 사용했던 과거의 모형들이 지나치게 단순화된 구조였다는 사실이 밝혀졌고, 늘 그렇듯이 자연과 인체가 과거의 예측보다 훨씬 더 복잡하고 불가사의한 방식으로 설계되었음이 입증되고 있다.

폐의 체계적인 조사는 기원전 3세기 그리스의 알렉산드리아 시대에 해부 실험이 처음 등장했던 1,000년 전부터 시작되었다. 그 후로 서구권 국가들은 전반적으로 해부 행위를 금지했고, 14세기 초반에 이르러서야 이탈리아에서 다시 해부를 재개하기 시작했다. 시간이 흐르며 과학자들은 직사각형 모양에 짙은 분홍색을 띤 폐의 흉한 생김새에 익숙해졌다. 과학자들은 심장을 위한 공간을 확보하기 위해 왼쪽 폐가 오른쪽보다 약간 작고, 양쪽 폐는 모두 여러 개의 분명한 엽으로 나누어져 있다고 기록했다. 폐는 스펀지 같은 질감을 가졌으며, 기체 교환 단위인 폐포로 향하는 기도를 또렷이 관찰할 수 있었다.

17세기에 연구자들은 현미경을 사용해 폐가 몇 가지 종류의 세포로 구성되어 있다는 사실을 발견했다. 기도와 기관지에 있는 세포들은 좀 더 깊은 곳에 있는 폐포의 세포와 생김새가 아주 다르다. 기도와 기관지에는 조직 보호에 도움을 주는 편평 상피 세포를 비롯해 세균을 방어해 주는 점액 분비 세포가 있다. 폐포에는 기체 교환을 돕는 길고 가느다란 제1형 폐포 세포와 함께 제2형 폐포 세포가 줄지어 있어 윤활유 역할을 하는 계면 활성제를 분비한다. 과학자들은 폐 조직을 조심스럽게 분리해 인간의 몸속에 있는 기도의 총 길이를 측정했는데, 아주 작은 공간 안에 2,400킬로미터가 넘는 엄청난 길이의 조직이 담겨 있었다. 더욱 놀랍게도 평균적으로 폐 안에 존재하는 총 폐포의 수는 약 5억 개였다.

1930년대에는 200배 배율의 기존 현미경과 비교해 100만 배 축소가 가능한 전자 현미경이 출현하며 폐내에서 더 많은 종류의 세포를 발견할 수 있었다. 그 뒤를 이어 과학자들은 DNA 분석과 유전자 발현을 활용해 훨씬 많은 세포를 밝혀냈다. 2018년 8월에 연구자들이 발견한 〈이온 세포ionocyte〉라고 하는 폐 세포는 폐가 스스로 점액을 만드는 방법에 대한 우리의 지식을 바꿔 놓았다.[1]

새로운 세포들이 발견되면서 세포들이 서로, 혹은 환경과 어떻게 상호 작용하고 있는지에 대한 그림은 좀 더 복잡해졌다. 폐에는 폐 조직 내에 자리한 세포들뿐만 아니라 여러 많은 세포가 드나들고 있다. 예를 들면, 특이하게도 백혈구 트래피킹이라는 경로에서는 다양한 백혈구가 서로 다른 세균과 바이러스, 물리적 공격에 반응하며 폐 안팎을 드나든다. 폐내에 있는 일부 세포들은 줄기세포의 특성이 있어 다른 세포로 분화한 후 손상된 폐를 재건할 수 있다. 그 예로는 흡연 후에 폐의 내벽을 되살리는 기관지의 기도 기저 세포와 여러 종류의 손상이 일어난 후에 폐포의 내벽을 되살리는 제2형 폐포 상피 세포가 있다. 세포들은 모두 고정되어 있지 않고 상황에 따라 서로 다른 단백질과 호르몬을 표현하기 때문에 폐 안에 있는 모든 세포가 실시간으로 어떻게 상호 작용하는지 이해하기란 매우 어렵다.

폐의 작동 원리는 갈수록 점점 더 낯설고, 가끔은 불가사의하게 느껴지지만 의사들은 통찰의 순간들을 통해 폐라는 우주의 본질을 이해하기 시작했다는 희망을 얻고 있다. 우리는 폐가 언제 상처를 입고 어떻게 스스로 치료하는지, 이 과정이 잘못 흘러가면 어떤 일이 발생하는지와 같은 기본적인 의문들을 해결해 나가고 있다. 이러한 해답들을 통해 이전까지 치료할 수 없었던 질병의 치료를 가속화하는 중이다.

그레고리 할리건Gregory Halligan 박사는 40년간 매일 아침 직접 차를 몰아 필라델피아에 있는 세인트 크리스토퍼 어린이 병원으로 출근했다. 소아 종양학자인 그레고리 박사는 그동안 아주 안타까운 질병에 걸린 아이들을 지켜봐 왔다. 특별한 영혼을 가진 특별한 의사들만이 암에 걸린 아이들을 돌볼 수 있는데, 할리건 박사는 그중 1명이었다.

그러나 2013년 12월 말부터 할리건 박사는 기력이 떨어지며 처음으로 건강에 변화를 느꼈다. 2월부터는 호흡 곤란에 시달렸고, 오래지 않아 호흡이 거칠어지기 시작했다. 그는 병원에서 산소 측정 검사를 통해 혈중 산소 포화도를 확인했다. 포화도는 70퍼센트대였다. 정상 수치는 최소 95퍼센트 이상이며, 88퍼센트 이하는 위험한 상황으로 판단한다. 할리건 박사는 필라델피아 시내의 한네만 병원에 스스로 입원하는 현명한 판단을 내렸다.

그 무렵, 나는 할리건 박사를 치료하던 폐 관련 전임의에게 호출을 받았다. 전임의가 말했다. 「와서 이 엑스선 사진 좀 봐주세요. 저는 처음 보는 양상이라서요.」 나는 엑스선 사진을 확인하기 위해 병동으로 향했고, 오래지 않아 문제의 원인을 밝혀냈다. 폐의 양상은 명확했다. 할리건 박사의 양쪽 하엽에는 공기가 가득한 부분(엑스선 상에 검게 나타난다)과 하얀색의 방추형 관 몇 개가 아니라 집중적으로 짙은 백색이 침투해 있었다. 폐 자체도 작아지고 바위처럼 흉터가 아주 많았다. 특발 폐 섬유증, 혹은 그와 비슷한 종류의 병이 한동안 지속된 상태임이 분명했다. 우리는 CT 스캔 화면으로 넘어가 좀 더 자세한 흉부 엑스선 사진으로 앞에서 관찰한 내용을 다시 한번 확인했다. 양쪽 폐 전체에는 엄청난 양의 반흔이 있었다.

　나는 진찰실에서 할리건 박사에게 인사를 한 후 언제 증상이 시작되었고, 진행된 다른 증상은 없었는지 질문하며 그의 병력을 확인했다. 그는 증상이 시작된 정확한 날짜를 언급했고, 폐를 되살리기 위해 어떤 노력을 했는지 설명했다. 우리는 그의 병에 대해 이야기를 나누었다. 나는 마음 한구석에서는 끈질긴 병의 특성 때문에 의료 조치에 한계가 있다고 생각하면서도 희망을 꺼트리지 않길 바라며 생체 조직 검사와 함께 항생제와 스테로이드 요법 치료를 병행해 보자고 권했다.

　1주일간의 치료 후에 할리건 박사는 조금 상태가 좋아진 듯 보였다. 여전히 산소가 많이 부족했지만 운동 부하 능력이 향상되었고 밤에 수면도 잘 취하고 있었다. 우리는 스테로이드를 조금 줄이고 폐 조직 검사를 하기로 했다. (환자에게 너무 오랫동안 스테로이드를 처방하면 부분적으로 질병이 치료되어 생체 조직 검사의 수율이 떨어질 수 있기 때문에 진단을 위한 조직 조각을 얻을 확률이 줄어든다.) 할리건 박사는 시술을 잘 견뎠지만, 다음 날 아침에 나를 만났을 때 간밤에 몸 상태가 좋지 않았다고 말했다. 그는 아침에 샤워를 하다가 2분쯤 지나 호흡 부족으로 샤워실에서 나와야 했다. 다시 산소마스크를 쓴 후에도 할리건 박사의 호흡은 쉽게 돌아오지 않았다. 병리학 실험실에서 폐를 현미경으로 조사했을 때 염증이 아닌 섬유증 층이 발견되었다. 그의 병은 사라지지 않았다.

　우리는 마지막 남은 의료 조치에 대해 상의해야 했다. 나는 도시 주변의 병원에 전화를 돌려 박사를 이송한 후 긴급 폐 이식을 진행할 수 있는지 알아보자고 권했다. 처음에 할리건 박사는 망설였지만 마침내 나의 의견에 동의했다. 내가 상의했던 이식 전문의 역시 마찬가지였다. 폐 이식 병원은 진료실로 찾아올 수 있을 만큼 건강한 환자를 원하며, 폐는 귀중한 장기이기에 아주 많은 환자가 대기 목록에 이름을 올리고 있었다. 그래서 나는 폐 이식 전문 의사가 일단 할리건 박사를 퇴원시키고 1~2주 안에 진료 약속을 잡겠다고 제안했을 때 놀라지 않았다. 그러나 나는 환자가 퇴원은 물론이고 산소를 공급받을 수 없는 환경에서는 버틸 수 없을 것이라고 반박했다. 이식 전문의는 동의하면서도 이미 이식 목록에 이름을 올린 사람들을 제치고 할리건 박사를 수술할 수는 없다고 강조했다.

할리건 박사를 이식 병원으로 보내고 2주 후에 나는 장기 이식 코디네이터에게 그의 평가가 성공적으로 끝났고 이식을 허가받았다는 이메일을 받았다. 몇 주 후에 박사는 자신을 위한 새로운 폐가 준비되었다는 연락을 받았다. 그는 이식을 받은 후 잘 회복해 의학계의 여러 동료를 안심시켰고, 그렇게 이야기는 해피엔딩으로 끝났다. 새로운 폐를 받고 몇 달이 지나 할리건 박사는 암에 걸린 어린아이들을 돌보기 위해 다시 병원으로 돌아갔다.

특발 폐 섬유증 치료는 성공하기가 드물다. 특발 폐 섬유증은 약 4년 동안 생존율이 50퍼센트며, 기대 수명도 암울한 수준이다.[2] 폐를 돌처럼 굳게 하는 무자비한 질병으로 기대 수명을 확실히 늘릴 치료법도 전무하다. 특발 폐 섬유증이 폐 의학계 전체에 가장 좌절과 실망감을 안긴 이유가 바로 여기에 있다. 폐 이식은 그 자체로도 문제를 일으킬 수 있으며, 질병을 본질적으로 치료할 수 없는 구제법이다. 그러나 다행히도 스트레스 환경에서 폐세포가 상호 작용을 시작할 때 발생하는 일들에 대한 이해도가 증가하며 해당 질병에 대한 지식 역시 향상되고 있다.

로스앤젤레스 세다스-시나이 병원의 병원장인 폴 W. 노블 Paul W. Noble 박사는 특발 폐 섬유증을 이해하기 위해 30년간 헌신했다. 노블 박사는 샌프란시스코의 캘리포니아 대학교에서 전공의 과정을 수련하던 도중 처음 폐 섬유증에 관심을 가지기 시작했다. 그가 전공의 마지막 해를 보내고 있을 때쯤 골수 이식 부서가 설립되었고 부서의 다수 환자는 호흡 기능 상실을 경험했다. 최선을 다했음에도 환자들은 종종 죽음에 이르렀는데, 부검에서 모두 폐 섬유증이 발견되었고 폐가 돌처럼 딱딱했다.

너무도 갑작스럽게 사망에 이르는 환자들을 지켜보며 노블 박사는 충격에 빠졌다. 또한 그때부터 그의 이력 전체를 헌신할 거대한 의문이 시작되었다. 〈폐에 반흔 조직이 발생하는 원인은 무엇일까?〉 그의 관심사는 당시 미국에서 폐 섬유증 환자 수가 가장 많은 곳으로 손꼽혔던 콜로라도주의 국제 유대 병원 전임의 과정 수련 기간까지도 이어졌다. 이 병원에서 노블 박사는 종종 상당히 병세가 진행되어 의사들이 취할 수 있는 조치가 얼마 없는 전형적인 특발 폐 섬유증 환자를 관찰했다.

문제의 규모를 파악한 노블 박사는 불현듯 특발 폐 섬유증이라는 질병에 자신의 모든 경력을 바치게 되리라는 사실을 깨달 았다. 섬유증은 이해할 수 없을 만큼 너무도 불가사의한 질병이 었기 때문에 폐 의학계 전체에서 큰 수수께끼로 남았다. 노블 박 사는 치료할 수 없는 이 질병의 치료를 위해 최대한 노력해 보기 로 했다.

폐 섬유증에 대한 기술은 고대 그리스 시대로 거슬러 올라 가지만 증상이 대부분 모호했기 때문에 거의 수 세기 동안 호 흡 기능 상실을 일으키는 불확실한 원인으로만 알려졌다. 그 러나 19세기에 질병의 연구 방법으로 부검이 인기를 끌면서 상 황은 달라졌다. 1838년 아일랜드의 의사 도미닉 코리건Dominic Corrigan은 병든 폐의 모습이 간경변증과 비슷한 데서 착안해 낭 성 폐경변cirrhosis cystica pulmonum이라는 용어를 사용했다. 1893년 윌리엄 오슬러William Osler는 자신의 책『의료 행위와 원칙Principles and Practice of Medicine』에서 이 증상을 만성 사이질 폐렴chronic interstitial pneumonia으로 칭했다. 하지만 폐 섬유증에 대한 조직적인 조사 는 1944년 존스 홉킨스의 루이스 함만Louis Hamman과 아널드 리 치Arnold Rich가 급사 환자 4명에게서 폐의 빽빽한 섬유 조직을 발 견한 후 이에 대한 논문을 발표하고서야 이루어졌다.[3] 1969년에 좀 더 공식적인 분류 체계가 세워졌지만 수년간 치료에는 진전 이 없었다. 환자들은 프리드니손과 같은 스테로이드를 비롯한 면역 억제성 약물을 투여받았는데, 의사들은 이러한 약물이 질 병의 경과에 거의 영향을 미치지 못한다고 의심하고 있었다.

노블 박사가 1980년대에 콜로라도 대학교의 섬유성 폐 질환 프로그램에서 환자들을 보살피기 시작했을 당시에도 상황은 여전했다. 폐 의학계에서 비감염성 질병에 프리드니손과 같은 항염증성 약물이 효과를 보이지 않는 일은 처음이었다. 당시에 의학계 전반에서는 여러 질병이 염증에 의해 발생한다는 이론이 우세했다. (골수에서 만들어지는 호중구, 림프구, 대식 세포 등의 세포와 같이) 감염을 일으키고 전파하는 세포들은 실제 위협과 감지된 위협을 바탕으로 해당 지역으로 이동해 좋든 나쁘든 맡은 일을 수행한다. 이 세포들은 여러 질병의 도화선이지만 특발 폐 섬유증에서는 그렇지 않은 듯했다.[4]

1990년대에 엄격한 연구를 통해 프리드니손과 같은 약물이 특발 폐 섬유증의 치료에 효과가 없다는 사실이 확실해지면서 전 세계의 폐 관련 의사들은 특발 폐 섬유증 분야 전반을 재검토할 필요성을 느꼈다. 과학자들은 2002년 피츠버그 국제 폐 학술회를 통해 그 한 걸음을 내디뎠다. 폐포에는 폐포 제1형과 제2형이라는 두 종류의 세포가 줄지어 있다. 길고 가느다란 제1형 세포는 산소를 흡수하고 이산화 탄소를 내보내는 작업을 용이하게 하는 기체 교환의 일꾼이다. 폐포 벽은 95퍼센트가 제1형 세포로 이루어져 있다. 제2형 세포는 좀 더 작은 직육면체 형태를 하고 있으며, 폐가 확장과 수축을 할 수 있도록 윤활유 역할을 하는 계면 활성제를 생산한다. 또한 폐의 줄기세포이기 때문에 폐가 손상을 입으면 제1형 세포로 분화한다. 또 다른 세포인 섬유 아세포는 폐포와 혈관 사이의 공간인 폐 사이질에 존재한다. 섬유 아세포는 섬유 조직의 주요 성분인 콜라겐의 1차 생산자다.

피츠버그 폐 학술회 이후에 노블 박사는 요약 논문을 통해 현대 과학의 관점에서 특발 폐 섬유증을 일으키는 주된 원인은 제2형 폐포 세포의 파괴라고 보고했다.[5] 또한 앞서 염증이 발생하지 않기 때문에 분명 들숨의 형태로 들이마신 무언가로 인해 폐 구조의 깊숙한 곳에 존재하는 제2형 세포가 손상을 일으켰을 것이라고 주장했다. 이때 발생한 극심한 손상이 유전적 소인과 결합한다거나 그 밖에 특정한 이유로 제2형 폐포 세포가 사멸했음에도 폐가 빈자리를 채우는 데 실패한다는 것이다. 제2형 폐포 세포는 섬유 아세포와 상호 작용하여 콜라겐 생산량을 관리하기 때문에 제2형 폐포 세포가 없으면 섬유 아세포는 콜라겐 생산량을 증가시켜 섬유 조직을 증식시킨다. 이 과정은 보통 환자가 어떤 기능의 저하를 느끼기 전까지 천천히 수년에 걸쳐 발생한다.

치료법의 목표는 명확하게 제2형 폐포 세포가 죽지 않도록 보호하고 지키거나, 혹은 섬유 아세포가 너무 많은 콜라겐을 생산하지 못하도록 막는 방향으로 진행되었다. 그러나 프리드니손을 비롯해 비슷한 약물들은 호중구와 림프구 같은 세포들을 중단시키는 효과는 크지만 섬유 아세포에는 효과가 미미했다. 폐 의학계는 제약 회사 제넨테크와 협업해 〈인터페론 - 감마〉라고 불리는 독특한 약을 시험하기 시작했다. 인터페론 - 감마는 미국 식품 의약국FDA의 허가를 받지 못했지만 연구실에서 명확하게 섬유증을 방해하는 특성을 보였다. 2004년 1월 8일에 『뉴잉글랜드 저널 오브 메디슨』에 발표된 이 임상 시험은 하나의 분수령이었다.[6] 안타깝게도 임상 시험 결과는 부정적으로 끝났지만, 그로 인해 연구는 크나큰 발전을 이룰 수 있었다. 이전까지는 폐 섬유증을 위해 제대로 설계된 시험이 없었다. 긴 시간을 전념해야 하고 큰돈을 받을 수도 없는 연구에 사람들을 참여시키려면 상당한 어려움이 따르기 때문이다. 게다가 제약 회사는 1상, 2상은 물론이고 마지막 3상에서만도 약 2000만 달러라는 아주 많은 돈을 써야 했다. 그러므로 특발 폐 섬유증과 같이 일반적으로 무시당하는 질병과 관련에 그만큼 많은 돈이 드는 대규모 임상 시험을 완료했다는 사실만으로도 엄청난 위업에 가까웠다.

공식적인 결과는 부정적으로 끝났지만 임상 시험의 연구 내용은 긍정적이었다. 연구가 통계적으로 유효하려면 우연에 의해 결과를 얻었을 가능성이 5퍼센트 미만이어야 한다. 연구 결과는 그 경계치에서 겨우 3퍼센트를 초과한 8퍼센트였기 때문에 노블을 비롯한 연구자들은 섬유 아세포를 목표로 한 연구가 올바른 방향으로 진행되고 있다는 확신을 얻을 수 있었다.

1972년 화학자 슈리크리슈나 가데카르Shreekrishna Gadekar 박사는 특발 폐 섬유증 치료 절차에 변화를 일으킬 약에 대한 특허를 신청했다. 그는 AMR-69라고 이름 지은 약의 특허에 이렇게 기술했다. 〈이 약은 뛰어난 진통 효과를 가지고 있으며, 항염증 작용의 특징이 있고, 동물 실험에서 뛰어난 해열 작용을 보여 주었다.〉 또한 그는 〈AMR-69로 치료한 후 개의 폐 조직 현미경 검사와 쥐의 폐 조직을 이용한 전체 실험에서 (점상 출혈이나 부종,

출혈, 병소 감염 등) 해로운 호흡 기관 병리에 대한 예방 효과가 나타났다〉라고 언급했다.

AMR-69는 1989년에 텍사스의 제약 회사 마르낙의 대표이자 설립자인 과학자 사무엘 마골린이 약의 항섬유화 효과에 대한 연구 권리를 얻고 나서야 관심을 받기 시작했다. 마골린은 이 약의 이름을 피르페니돈으로 바꾸었고, 미래를 내다본 듯 갱신된 특허에서 새로운 약의 목표가 〈신체의 다양한 조직과 장기에 있는 결합 조직, 혹은 콜라겐성 반흔의 과도한 병리적 축적을 막는 것〉이라고 기록했다. 그는 특별히 폐를 언급했다.[8]

1990년대에도 폐를 대상으로 한 피르페니돈의 연구가 뒤를 이었고, 1995년에는 〈피르페니돈의 섭취로 인한 햄스터 폐 섬유증 개선〉*이라는 주제의 첫 번째 임상 시험이 시행되었다.[9] 그 외에도 뒤이어 진행된 또 다른 연구들로 피르페니돈은 인간의 임상 시험을 진행할 충분한 자력이 있는 훨씬 거대한 제약 회사 인터뮨의 눈길을 사로잡았다.

첫 번째 성공은 2010년 일본의 연구였다. 연구 결과 275명의 특발 폐 섬유증 환자들은 위약을 복용했을 때보다 피르페니돈을 복용한 후에 폐 기능이 좀 더 천천히 감소했다.[10] 이 결과는 노블 박사가 공저자로 참여한 2011년 약의 효능 연구로 이어졌는데, 환자 779명은 마찬가지로 위약보다 피르페니돈을 복용했을 때 폐 기능 감소가 훨씬 천천히 약하게 진행되었다.[11] 연구의 결론에서 노블 박사와 그의 동료는 피르페니돈이 특발 폐 섬유증 환

* Dietary intake of prifenidone ameliorates lung fibrosis in hamsters.

자를 위한 〈적절한 치료 선택지〉라고 언급했다. 그의 발언은 이전까지는 한 번도 사용된 적이 없었던 표현을 담고 있었기 때문에 아주 큰 중요성을 가진다. 하지만 FDA는 노블의 결론에 찬성하지 않았다. FDA는 임상적으로 효과가 있을지라도 통계적으로 효과가 미미하다고 평가했다. FDA는 좀 더 규모가 큰 또 다른 임상 시험을 요구했다.

또다시 노블 박사가 공저자로 참여한 특발 폐 섬유증에 대한 피르페니돈의 네 번째 임상 시험이 2014년 10월에 『뉴잉글랜드 저널 오브 메디슨』에 발표되었다.[12] 마찬가지로 항섬유화 경로에 작용하는 닌테다닙이라는 또 다른 약에 대한 연구 역시 함께 발표되었다.[13] 여러 임상의와 환자들을 비롯해 노블 박사와 그의 동료들에게는 다행으로 피르페니돈과 닌테다닙은 약간이지만 실질적인 효과를 보였고, 후에 두 약 모두 FDA의 승인을 받을 수 있었다. 물론 잠재적인 부작용을 안고 있는 데다 약간의 개선을 위해 연간 약 10만 달러를 써야 하는 약의 특성상 논란의 여지가 없지 않았다. 하지만 두 약으로 인해 인류는 최초로 특발 폐 섬유증에 맞서는 미약한 한 걸음을 내디딜 수 있었다.

폴 노블은 피르페니돈과 같은 약을 제초제에 비유한다. 증상을 완화해 줄 수는 있지만 질병을 뿌리 뽑지는 못하기 때문이다. 늦든 빠르든 병은 진행될 것이다. 노블 박사는 우리가 특발 폐 섬유증 환자를 완전히 치료하기 위해서는 궁극적으로 두 가지의 약이 필요하다고 믿는다. 첫 번째는 피르페니돈과 같이 섬유 아세포를 목표로 하는 약이며, 두 번째는 제2형 폐포 세포를 복구하는 약이다. 제2형 폐포 세포의 사멸로 인해 섬유 아세포가 통제 불가능할 정도로 성장할 수 있기 때문이다.

노블 박사가 수년간 뼈를 깎는 실험을 통해 기록한 바에 따르면 그 해답은 몸 전체에서 발견되는 젤을 닮은 어떤 물질에 담겨 있다. 그동안 폐 관련 의사 대부분은 이 물질이 폐내에 존재하는 지조차 알지 못했다. 히알루로난이라고 하는 이 물질은 체내의 다양한 장소에서 보호막으로 기능하며 특히 관절 부분에서 마모를 막는 완충 작용을 한다. 뛰어난 점탄성과 높은 수분 유지 능력을 가진 히알루로난은 피부와 눈 안에 엄청난 양으로 존재한다. 또한 폐의 제2형 폐포 세포에서 생산되어 폐포 안에서 보호 체계를 형성한다.

노블 박사는 히알루로난에 오랫동안 관심을 가져왔으며, 유명 학술지 『네이처 메디슨Nature Medicine』에 일련의 실험 내용을 발표해 히알루로난이 폐 섬유증을 치료할 수 있고 폐 건강에 중대한 역할을 한다고 기록했다.[14,15] 그는 생쥐 실험으로 제2형 상피 세포가 히알루로난과 적절히 상호 작용하는 능력이 손상되었을 때 세포사와 폐 손상 증가 현상이 뒤따른다는 사실을 밝혔다. 또한 그는 폐 조직에 여분의 히알루로난을 추가하면 독성 흡입 물질로부터 손상을 막을 수 있다는 사실을 관찰했다. 추가 실험에 의하면 특발 폐 섬유증 환자의 폐는 폐 세포 성장에 도움이 되는 환경에서도 제2형 폐포 세포의 재생 능력이 감소했고, 표면 히알루로난을 생산하는 능력 역시 감소했다.

연구의 흐름은 아주 유망하다. 폐 관련 의사들이 특발 폐 섬유증 환자들에게 덮어놓고 프리드니손을 처방했던 20년 전보다 유의한 결과를 만들어 냈다는 점만 놓고 보더라도 어마어마한 성과다. 20세기에 신생아의 급성 호흡 곤란 증후군을 치료한 계면 활성제와 같이 히알루로난이 21세기에 특발 폐 섬유증 환자를 치료할 수 있을지는 아직 확실하지 않지만 그 잠재력은 무궁무진하다. 폴 노블은 폐에서 제2형 폐포 세포를 보호하는 역할을 하는 히알루로난을 증가시키는 약을 개발하는 목표를 이루기 위해 노력하고 있다.

빌 빅은 본인의 호흡 기능이 언제부터 떨어지기 시작했는지 정확한 날짜를 기억하지 못한다. 스스로 괜찮을 거라고 되뇌는 동안 호흡은 천천히 떨어지는 수준을 넘어섰다. 하지만 돌이켜 보면 그는 마음속 깊이 무언가 잘못되었다는 사실을 알고 있었다고 느낀다. 그는 72세였음에도 체력과 건강이 특출한 편이었다. 그러나 마침내 숨 가쁨과 기침으로 인한 괴로움이 무시할 수 없는 수준으로 심해지자 1차 진료 의사를 찾아갔고, 의사는 빌에게 전문가를 소개해 주었다. 2011년 9월에 폐 조직 검사를 통한 마지막 진단 결과, 현미경으로 본 그의 폐에는 숨이 넘어갈 정도로 많은 섬유 조직이 명확히 관찰되었다.[16]

그는 특발 폐 섬유증을 〈닌자의 질병〉이라고 불렀는데, 빌의 묘사는 내가 들어본 표현 중에 가장 적절하다. 특발 폐 섬유증은 경고도 없이 우리 몸에 숨어들어 임무를 처리한다. 잠입을 알아차릴 방법은 없으며, 한 번 우리 몸에 자리를 잡은 후에는 아직 폐 이식 외에 제거할 수 있는 치료법이 없다. 빌은 분노부터 비탄, 슬픔, 인정까지 예상치 못한 치명적인 진단을 받았을 때 보이는 환자의 일반적인 반응 단계를 모두 거쳤지만, 아직도 의학계가 특발 폐 섬유증에 대해 알고 있는 사실이 미흡하고 대중에게 질병을 알리기 위해 별다른 노력을 하지 않는다는 점에서 분노하고 있다. 미국만 해도 20만 명이 넘는 사람이 특발 폐 섬유증에 걸린다. 그리고 매년 4만 명이 사망한다. 이 수치는 연간 유방암으로 인한 사망자 수와 비슷하지만 특발 폐 섬유증 환자들을 위한 거대 재단이나 분홍 리본 캠페인, 걷기 대회 등은 존재하지 않는다. 특발 폐 섬유증은 사람들이 거의 돌보지 않는 닌자의 질병이다.

빌은 특발 폐 섬유증을 알리기 위해 직접 행동에 나서기로 했다. 그는 〈PF 워리어〉라는 모임을 만들어 특발 폐 섬유증 환자들의 어려움을 알리고 피해자들에게 조언과 위안을 제공하고 있다. 빌은 모임에서 새롭게 진단을 받아 슬픔과 우울 단계에 빠져 있는 한 남성에게 이전과 같이 충만한 삶을 살 수 있다고 장담했다. 빌은 매일 운동을 하고 가족과 손주들과 함께하는 매 순간을 즐기면서 질병과 싸우고 있으며, 아침부터 저녁까지 일한다. 다시 말해, 그는 폐와 호흡 능력이 떨어졌음에도 본인의 삶을 살고 있다. PF 워리어는 구성원이 75명으로 늘었다. 질병에 대한 연구가 진행되는 동안 구성원들은 새롭게 진단받은 환자와 함께하기 위해 주기적으로 모여 희망을 나누고 있다.

연구가 발전하기 위해서는 폐 환경에 대한 새로운 지식을 반영하여 특발 폐 섬유증에 대한 이론을 확장하고 개선해 나가야 한다. 목표는 특정 순간에 관찰할 수 있는 폐의 모습을 분석하는 수준을 넘어서 여러 종류의 세포들이 서로 다양한 환경 조건에서 어떻게 상호 작용하는지 조사하기 위한 실시간 3D 체계를 세우는 것이다.[17] 세포들의 상호 작용은 복잡하고 복합적이며, 세포마다 존재하는 서로 다른 여러 유전자는 상상도 할 수 없을 만큼 다양한 환경 조건에서 활성화된다. 우리는 이 세계를 이제 막 이해하기 시작했지만 마침내 서로 다른 환경 조건에서 어떤 일이 일어날 수 있고, 일어날 것인지 어렴풋이 밝혀내기 시작했다. 이러한 지식을 통해 폐의 섬유 조직 생산 과정을 반전시킬 효과적인 약을 개발할 날이 머지않았다는 예측은 그리 지나치지 않을 것이다.

11장
폐를 만나다

폐는 세포들의 협력과 움직임이 만든 불가사의다. 정교한 상호 작용 체계에 동참하는 폐 세포들은 그물처럼 갈라지는 기관을 통해 자유롭게 공기를 이동시키면서 해로운 물질을 기관 밖으로 내보내야 하는 이중적인 임무를 수행한다. 폐의 복잡한 방어 체계는 점액을 분비해 침입자를 가두는 술잔 세포와 미세한 털이 달려 있어 점액을 뒤집어쓴 침입자를 털로 쓸어 내보내는 섬모 세포로 구성되어 있다. 여기서 환영받지 못하는 먼지와 세균, 바이러스는 일종의 운반 장치에 실려 폐 밖으로 제거되는데, 운반 장치가 원치 않는 물질을 대체로 무해한 대기 중으로 이동시켜 잔해를 없애는 방식으로 설계되어 있다.

점액 섬모 에스컬레이터로 알려진 우리의 방어 체계는 어마어마하게 많은 일을 하고 있는데 모두 수많은 〈세포 교체〉, 즉 세포사와 재생 과정을 수반한다. 세포 교체는 모든 장기에서 이루어지지만 교체 속도는 체내의 위치에 따라 다양하다. 골수나 유방,

위장관과 같이 세포의 교체 속도가 아주 빠른 장기가 있는 반면 뇌와 심장과 같이 아주 느린 장기도 있다. 세포사와 재생 속도가 적당한 폐는 세포 교체 속도의 척도에서 정확히 중간 지점에 자리하고 있다.

일반적으로 세포 교체 속도가 높을수록 세포가 오류를 일으켜 돌연변이가 발생할 확률이 증가한다. 유방이나 대장, 골수에서 암이 꽤 흔한 반면 심장과 뇌는 드문 이유가 바로 그 때문이다. 역사적으로 20세기 이전까지 폐는 적당한 세포 교체 속도를 가졌음에도 암에 특히 저항성을 보였기 때문에 이러한 양상을 따르지 않았다.

하지만 불행히도 20세기 초부터 암의 경향성에 변화가 발생했는데, 알톤 옥스너Alton Ochsner의 일화는 이러한 양상을 잘 보여 준다. 1919년 훗날 흉부외과 의사로 성장할 알톤 옥스너는 세인트루이스의 워싱턴 대학교 의과 대학생이었다. 심장과 폐에 관심이 깊었던 옥스너는 학부생 전체가 희귀한 폐 질환으로 사망한 환자의 부검에 초대받았을 때 기꺼이 참석했다. 병리학 의 국장 조지 독George Dock 박사는 환자의 폐 질환이 앞으로 다시 보기 힘들 희귀한 병이기에 부검에 참석할 가치가 있을 것이라 장담했다. 그날 그들은 폐암으로 사망한 환자를 부검했다.[1]

그러나 안타깝게도 이미 모두가 알다시피 상황은 달라졌다. 현재는 매년 폐암 다음으로 사망률이 높은 세 가지 암을 모두 합친 수보다 많은 환자가 폐암으로 사망에 이른다. 원인은 당연히 담배 흡연의 보편화로 인해 폐가 더는 안전하지 않은, 상당히 위험한 장기로 변화했기 때문이다. 우리는 약 100여 년간 시행된 악의적인 실험에 마침표를 찍어야 한다. 다행히도 맞춤 의약품에 대한 지식이 발전하면서 이러한 실험의 끝이 보이고 있다.

2014년의 어느 늦은 오후, 우리 의료진은 글렌다 애브니를 돌보고 있던 1차 의료진에게 전화를 받았다. 중년의 아프리카계 미국 여성인 글렌다는 가슴 통증으로 병원에 찾아왔는데 폐에 발생한 큰 종양 덩어리가 통증의 원인이었다. 나는 전임의와 함께 컴퓨터 앞에 앉아 글렌다의 엑스선 사진을 보았다. 폐 중앙에 크고 들쭉날쭉한 못생긴 흰색 덩어리가 보였다. 내 머릿속에 어떤 문구 하나가 스쳐 지나갔다. 〈암이라는 생각이 들더라도 생체 조직 검사를 해야 한다.〉 그리고 대부분 그다음은 〈결과는 암이다〉라는 문장으로 운율을 완성한다.

비슷한 상담을 수백 번 해보았음에도 나는 진찰실에 들어가기 전에 마음속으로 해야 할 말을 되새겨야 했다. 나는 글렌다에게 폐에 종양 덩어리가 보여 조직 검사를 해야 한다고 말했다. 언제나 그렇듯이 나는 환자의 반응을 예측할 수 없었다. 글렌다는 공황 상태에 빠지거나 끊임없이 질문을 던지거나 후회에 잠기지 않았다. 그저 단단하고 의연한 눈빛으로 나를 바라보며 이렇게 말했다. 「그렇군요. 선생님, 검사를 해야 하는 상황이라면 해야죠. 그렇게 하세요.」

나는 진찰실을 나온 뒤 환자용 차트에 우리의 대화 내용을 기록했다. 그 순간, 암이 거의 확실하다는 진단을 내렸을 때 모든 폐 관련 의사들이 느꼈을 좌절과 분노가 나를 엄습했다. 우리 의사들은 암 환자들에게 큰 도움을 주지 못한다. 폐암의 특성상 대개 쉬운 해결책이란 없다.

다음 날, 나는 수술복을 입고 전임의가 폐로 카메라를 집어넣어 조직 검사를 하기 위해 리도카인으로 환자의 코와 목을 마취하는 모습을 지켜보았다. 나와 대화를 나누고 24시간이 흐른 뒤에도 글렌다의 태도는 변하지 않았다. 그녀는 여전히 내 질문에 어떤 감정도 내비치지 않은 채 간결한 문장으로 답했는데, 나로서는 매우 이례적인 일이었다. 암 진단을 접한 환자 대부분은 일정 수준의 두려움이나 분노, 불신을 표현한다. 그러나 글렌다는 그러지 않았다.

가느다란 카메라가 글렌다의 콧속을 지나 목뒤로 들어가 성대 위에서 멈추었다. 우리는 그 위에 리도카인을 뿌리고 기관을 통해 카메라를 더 깊은 폐 부위로 집어넣었다. 얼마 가지 않아 카메라가 넓은 기도 안을 비추었지만 별다른 이상이 발견되지 않았다. 나는 전임의에게 CT 스캔 사진을 통해 예상되는 종양의 위치로 카메라를 이동하도록 지시한 뒤 글렌다의 폐를 밝히기 위해 엑스선 기계를 작동했다. 그러자 깜깜한 폐 속에서 들쭉날쭉 불길하게 생긴 하얀 유령 같은 종양 덩어리가 모습을 드러냈다. 우리는 조직 검사용 겸자를 꺼내 엑스선 기계에서 종양이 보인 폐의 깊은 부분으로 밀어 넣은 뒤 폐 조직을 조금 떼어 냈다.

나는 며칠 후에 다시 진료실에서 글렌다를 만났다. 글렌다는 의자에 앉아 손을 무릎 위에 가지런히 모으고 참을성 있게 내가 들어오길 기다리고 있었다. 나는 더 지체하지 않고 병리학자의 말을 전달했다. 「폐암입니다.」 글렌다의 반응은 내 예상대로 환자들 대부분과는 완전히 달랐다. 「음, 앞으로 2~3년 정도 남았겠네요. 절차대로 치료를 진행해 주세요, 선생님.」

나는 몸에 다른 질병이 없는지 살피기 위해 방사성 의약품을 체내에 투여하는 PET 스캔을 해야 한다고, 또 수술할 수 있을지는 모르겠지만 가능한 모든 선택지를 고려할 것이라고 전했다.

글렌다가 답했다. 「제 예상대로네요.」

글렌다는 진단을 받았을 때 폐암 환자들 대부분이 느낄법한 생각을 한마디로 요약했다. 환자들은 오랫동안 흡연을 해왔기에 폐에 병이 생길 위험을 각오하고 있다. 글렌다 역시 그 위험성을 명확히 이해하고 있었다. 우리는 글렌다에게 가능한 최상의 치료를 제공했고, 처음에는 그녀도 잘 이겨 내는 듯 보였지만 결국 너무도 젊은 나이에 세상을 떠나고 말았다.

다시는 폐암 환자를 접할 수 없을 것이라던 1919년 조지 독 박사의 예언은 정확히 1936년에 옥스너 박사가 두 번째 폐암 환자를 만나면서 깨졌다. 곧이어 옥스너 박사는 다음, 또 그다음 환자를 만났고 6개월 만에 9명의 환자가 병원에 찾아왔다. 대부분은 제1차 세계 대전 재향군인이었는데, 해당 기간 군인들에게 담배가 대량 공급되었던 결과였다. 따분함과 스트레스를 완화하는 힘을 가진 담배가 제1차 세계 대전 동안 미국에서 무기의 일부로 활용되면서 1917년 미국의 육군 장교 존 퍼싱은 다음과 같은 발언을 남겼다. 「전투에서 이기기 위해 필요한 것이 무엇이냐고 묻는다면, 저는 총알만큼이나 담배가 중요하다고 답하겠습니다.」[2]

옥스너 박사는 곧바로 흡연과 폐암 사이의 연관성을 발견했고, 1939년에 선견지명을 담아 한 동료에게 이렇게 적어 보냈다. 〈우리는 보편적인 관습으로 자리 잡은 흡연의 증가 추세가《폐암 증가에 대한》원인 요소일 것으로 보고 있습니다. 오랫동안 끊임없이 반복된 흡연이 기관지 점막층에 만성 염증을 일으키는 원인임이 틀림없어요.〉[3]

1930년에서 1964년까지 흡연과 폐암 사이의 연관성에 관한 과학과 의학계 측의 의견은 아주 분명했지만, 반대편에 선 담배 산업 측의 의견 역시 시끄러웠다. 미국인들 대부분의 마음속에서 끊이지 않던 논쟁은 마침내 런던의 두 전문가, 외과의 리처드 돌Richard Doll과 통계학자 오스틴 힐Austin Hill에 의해 해결되었다. 본인도 흡연자였던 돌 박사는 1940년대 후반에 오스틴 힐과 함께 앞선 20년간 런던 병원에서 나타난 심상치 않은 폐암의 증가 추세를 설명하기 위한 임무를 수행했다.

일부 사람들은 담배를 원인으로 삼았지만 자동차로 인한 매연, 새로운 아스팔트 도로에서 날아온 분진, 산업 공장의 연기를 탓하는 사람들도 있었다. 이전에도 흡연과 폐암을 연결하려는 연구가 발표된 적이 있었으나 정밀한 조사라고 할 만큼 통계적으로 충분한 정밀성을 획득한 연구는 없었다. 논쟁을 확실하게 해결하기 위해서 돌과 힐 박사는 위험도를 정의할 수 있는 간단하면서도 강력한 분석법으로 환자 대조군 연구를 수행했다. 두 전문가는 대조군 연구법을 최초로 활용해 담배의 효과에 대한 대중의 생각을 완전히 바꾸었다.

돌과 힐 박사는 런던을 비롯한 주변 지역의 20개 병원에 입원한 모든 폐암 환자를 설문 조사하는 방식으로 연구를 설계했다. 연구진은 환자의 이전 직업과 유해한 환경의 노출도, 흡연을 포함한 습관에 대해 인터뷰했다. 그러나 돌과 힐의 연구가 다른 연구와 달랐던 이유는 나이대와 성별이 동일하면서 다른 이유로 같은 시기에 병원에 입원한 대조군 실험 대상에게 담배의 노출도에 대한 동일한 설문 조사를 수행했기 때문이다. 이 연구로 돌과 힐은 폐암 분석 연구를 관찰의 영역에서 엄격한 역학의 영역으로 옮겨 놓았다.

1948년 4월에서 1949년 10월까지 연구팀은 709명의 폐암 환자를 인터뷰한 뒤 폐암에 걸리지 않은 709명의 환자를 대조군으로 인터뷰했다. 그리고 각 집단 내에서 사회 경제적 지위와 거주 장소, 나이를 비롯해 남녀 성비를 비교한 표를 만들었다. 모두 우연에 의해 발생할 수 있는 관찰 요소를 통제하기 위한 시도였다.

1950년 논문에서 돌과 힐이 보고한 결과는 명확했다.[4] 추적 검사 미완료로 실험 대상에서 제외된 소수의 환자를 빼고 각 집단에는 649명의 대상이 남았다. 이 중에 남성과 여성 모두 폐암에 걸린 사람들과 걸리지 않은 사람들 사이에 차이점이라고는 흡연의 유무뿐이었다. 그 외에는 나이를 비롯해 도로 분진과 산업 공장의 연기, 자동차로 인한 매연의 노출도까지 모든 요소가 비슷했다. 일탈 요소는 오직 흡연뿐이었으며, 돌과 힐은 통계학을 활용해 이러한 결과가 우연이 아니라는 사실을 증명했다. 또한 환자가 과거에 피운 담배의 총개수를 바탕으로 발생 빈도가 증가했음을 보여 주어 (담배의) 노출이 (폐암이라는) 질병으로 이어졌다는 자신들의 가설을 다시 한번 강화했다.

두 전문가의 연구 내용은 담배 산업계를 포함해 전 세계로 퍼져 나갔다. 흥미롭게도 담배 회사들은 과학계와 의사들이 높은 존경을 받고 있다는 사실을 알았기 때문에 과학적 결과 자체를 공격하지 않았다. 대신에 그들은 담배와 폐암의 연관성에 대한 주장을 반박하는 성명을 낼 수 있는 담배 전문 의사들을 고용했으며, 1953년에 담배 산업 연구 위원회를 설립해 직접 (선택적) 연구 결과를 발표하기 시작했다. 그렇게 과학계와 정부, 담배 산업계 간의 싸움이 10여 년간 이어진 후에야 돌과 힐이 밝혀낸 진실이 완전히 받아들여질 수 있었다.

19세기에 유명한 독일의 병리학자였던 루돌프 피르호Rudolf Virchow는 〈모든 세포는 세포로부터 유래한다omnis cellula e cellula〉라는 라틴어 문구를 남겼다. 이 문구는 몸속의 다른 세포들보다 오래 살면서 빠르게 분열하는 능력을 갖춘 단 하나의 세포에서 시작되는 암의 특성을 명확히 표현하고 있다. 암세포의 후손들은 공격적인 특성을 똑같이 물려받아 시간이 흐를수록 자신이 유래한 장기의 정상 기능 세포들을 밀어낸 후 종종 혈류로 이동해 다른 장기에 뿌리를 내리기도 하는데, 이러한 과정을 전이라고 부른다.

폐에서는 암세포들이 빠르게 자라고 분열할 수 있기 때문에 폐암은 아주 치명적이다. 암의 세계에서는 다른 암보다 훨씬 공격적으로 활동하는 암이 존재한다. 폐암에서 암세포들은 생물학적으로 미친 듯이 분열하고 빠른 속도로 성장하는 스테로이드와 동등하다고 할 수 있다. 그래서 환자의 80퍼센트는 초기에 암이 상당히 진행된 3기나 4기 상태로 의사를 찾아온다.[5] 새롭게 폐암 진단을 받은 후 평균 5년 내에 생존율은 약 18퍼센트로 90퍼센트인 유방암, 심지어 65퍼센트인 대장암보다 현저히 낮다. 수술이 가능한 폐암 초기 단계의 환자들조차 5년째에 생존율은 약 56퍼센트에 불과하다.[6]

폐암과 반대로 대장암 세포는 느리게 성장하며 효과적으로 추적할 수 있다. 대장암은 처음에 전암 병터의 형태를 하고 있다가 작은 국소 암으로 변한 뒤 근처의 림프샘으로 이동한다. 대장 병변은 성장 속도를 예측 가능하며 각 시점마다 감시와 중재의 기회를 잡을 수 있다. 10년마다, 혹은 위험성이 높은 환자는 5년마다 대장 내시경을 받으면 충분하다. 그러나 폐암은 완전히 다르다. 폐암은 환자의 절반 이상이 전이성 질병으로 발전한다. 첫해에 환자의 흉부 엑스선 사진이 완벽히 깨끗하더라도 12개월 후에 폐의 종양 덩어리로 인한 흉통을 경험하거나 암이 척추와 뇌로 전이될 수 있다.

이러한 생물학적 특성 때문에 폐암은 미국에서 매년 유방암의 4만 명, 전립샘암의 2만 8,000명의 사망자 수를 훨씬 넘어서는 약 16만 명의 사망자 수를 기록하고 있으며, 암으로 인한 남성과 여성 모두의 사망률에서 선두를 달리고 있다. 폐암은 매년 대장암과 유방암, 전립샘암을 합친 수보다 많은 사망자를 낳는다.[7]

인간은 감정에 영향을 받기 때문에 소아 백혈병을 연구하는 과학자의 비율이 다른 질병에 비해 아주 높다는 사실에 의문을 제기하지 않는다. 폐암 역시 사망을 일으키는 암 중 1위이기 때문에 연방 정부 수준의 연구 지원금을 받으리라 기대할 수 있다. 하지만 실상 폐암은 유방암보다 사망률이 4배나 높음에도 지원금은 대략 절반에 그친다.[8] 사실 암 분야에서 폐암은 많은 환자가 고통받지만 가장 적게 논의되고 잘 인식하지 않는 천덕꾸러기 취급을 받고 있다.

폐암의 발병률은 민족에 따라서 달라지기도 한다. 2006년의 『뉴잉글랜드 저널 오브 메디슨』에서 발표된 주요 연구에서 연구자들은 아프리카계 미국인과 하와이 원주민, 라틴계, 유럽계, 일본계 미국인의 폐암 발생률을 비교했다.[9] 하루 흡연 담배양이 20개, 혹은 그 이하인 흡연자는 전체 흡연자 중 약 80퍼센트를 차지한다. 이 가운데 아프리카계 미국인과 하와이 원주민들은 유럽인의 2배, 라틴계나 일본계 미국인의 3배만큼 폐암에 걸리기 쉬웠다. 하지만 흡연량이 그보다 더 많아지면 이와 같은 민족 간의 차이는 사라지기 시작한다.

민족 간에 차이점이 생기는 이유는 명확하지 않다. 일부 유전적 설명이나 발암 물질의 다양한 대사 이론에 대한 가능성만이 존재할 뿐 환자의 식단이나 직업, 사회 경제적 지위에는 명백한 차이가 없었다. 예를 들어, 다른 민족과 비교해 아프리카계 미국인은 같은 양의 담배를 피운 후 몸속에 더 높은 니코틴 수치를 유지하는 것으로 보이지만 이를 통해 명확한 결론을 내리기는 쉽지 않다.

다행히도 1960년대 이후로 아프리카계 미국인 흡연율은 아주 빠르게 줄어들었다. 1960년대에는 아프리카계 미국인 남성의 약 60퍼센트가 담배를 피웠지만, 현재는 약 17퍼센트만이 흡연을 한다. 아프리카계 미국인 여성은 약 13퍼센트로 현재 유럽계 남성, 여성과 비교해 낮은 흡연율을 보인다. 12~17세 연령의 아프리카계 미국인 흡연율은 같은 연령 집단의 유럽인이 보이는 흡연율보다 절반 이상 낮은 3.2퍼센트다.[10]

미국에서 전체적인 흡연율은 1960년대의 40퍼센트 이상에서 2018년에는 13.7퍼센트로 유례없이 줄어들었다.[11] 그러나 아직도 3000만 명이 넘는 미국인이 담배를 피운다. 특히 10대 사이에서 전자 담배와 시가, 물 담배 사용이 증가하면서 전체적인 흡연의 감소 속도를 늦추고 있으며, 불연성 담배로 인한 부정적 사례 역시 쌓여가고 있다. 불행히도 담배와의 전쟁은 아직 끝날 기미가 보이지 않는다.

1971년 국정 연설에서 리처드 닉슨 대통령은 암과의 전쟁을 선포했고, 다음 해에 국제 암 예방법에 서명하면서 국가가 〈치료법을 찾기 위해 노력해야 하며 암을 막기 위해 국가 전체의 헌신이 필요하다〉라고 말했다.[12] 닉슨은 여러 다양한 종류의 암을 인식하는 한편 암을 하나의 질병으로 언급했다. 그때 이후로 의사들은 장기에 특화된 암에 초점을 맞추기 시작했고, 좀 더 최근에는 잠재적으로 치료의 목표로 삼을 수 있을 만큼 독특한 특성을 보인 개별 암에 초점을 맞추고 있다. 이러한 경향성은 버락 오바마의 2015년 국정 연설에 반영되었는데, 특히 그는 각 환자의 암을 고유한 질병으로 인식하는 맞춤 의약품의 개념을 언급했다.

제임스 로키 라흐노는 암 치료에 대한 새로운 접근법을 경험한 산증인이었다. 2010년 11월, 추수 감사절에 가족을 방문한 그는 끊임없이 기침을 하기 시작했다. 이전까지 그는 거의 병에 걸린 적이 없었다. 현지의 1차 진료 의사는 그를 폐렴으로 진단하고 항생제를 처방했다. 의심할 이유가 없었기에 누구도 문제를 제기하지 않았다. 로키는 담배를 피우지 않았고 분위기를 맞출 정도로만 술을 마셨으며 어떤 약도 먹고 있지 않았다.

하지만 기침은 계속되었고, 처음 증상을 경험한 지 몇 달 뒤에 그는 선홍색 피를 토했다. 곧바로 직접 차를 몰아 지역 응급실로 향한 그는 흉부 엑스선 검사를 받았다. 사진에서 폐에 종양 덩어리가 보였기 때문에 CT 스캔과 조직 검사도 받았다. 며칠 후에 아내 제럴린과 함께 진찰실에 앉은 로키는 종양학자에게 수술할 수 없을 만큼 병이 진행되었다는 이야기를 전해 들었다. 종양학자는 아직 희망이 있고 치료 가능하다고 말하면서도 로키의 마음을 무겁게 만드는 통계 자료를 보여 주면서 더 늦기 전에 하고 싶은 일을 시작해야 한다는 암시를 담아 〈버킷 리스트〉를 작성해 보라고 권했다.

그 뒤 종양학자는 특정 유전적 변화를 보이는 폐암 환자들에게 놀라운 결과를 얻은 새로운 약물의 임상 시험에 대해 언급했다. 해당 유전적 변화는 로키와 같이 흡연을 전혀 하지 않는 환자들에게서 나타날 가능성이 컸다. 제랄린은 직접 조사를 한 후에 종양이 현미경에서는 똑같이 보이더라도 서로 다른 유전적 경로를 통해 형성된다는 사실을 알게 되었다.

각 폐암은 세포 성장을 일으키는 특정 유전적 돌연변이를 가진다. 여러 암의 암세포는 스위치 하나를 끄더라도 다른 회로를 장악하는 방식으로 계속해서 성장한다. 그러나 일부 암은 주요 전력 스위치를 가지고 있으며, 그 스위치가 무엇인지만 알면 표적 약물을 이용해 스위치를 닫을 수 있다. 그 결과 암세포는 더 분열하지 않기 때문에 효과적으로 암을 제거할 수 있다. 로키가 걸린 암이 역형성 림프종 인산화 효소ALK* 유전자나 내피세포 성장 인자EGFR**라는 두 가지 단백질 중 하나에 생긴 특정 돌연변이에서 기인한다면 그 돌연변이를 〈살해 스위치〉로 이용할 수 있었다. 하지만 폐암 환자 중 겨우 4퍼센트만이 이러한 유전적 변화를 겪는다.

두 번째 상담을 진행할 때도 종양학자는 로키의 폐암 세포가 두 가지 유전적 변화 중 하나에 해당하는지 확인하기 위한 추가 폐 조직 검사를 진행하지 않았다. 곧 로키는 전통적인 방사선 치료와 화학 요법을 시작했다. 전통적인 치료법은 세포들을 일제히 죽이는 방식으로 진행되는데, 그중 일부는 암세포지만 일부

---

* Anaplastic Lymphoma Kinase.
** Endothelial Growth Factor Receptor.

는 정상 세포다. 그로 인해 기력 감퇴나 탈모와 같은 일상적인 부작용이 나타난다. 연달아 30일간 흉부 방사선 치료를 받으며 로키의 등 피부는 부풀어 올랐고 출혈이 발생해 만지기만 해도 견딜 수 없이 아팠다. 심지어 방사선 치료는 효과가 없었다. 제랄린은 다시 의사에게 특정 돌연변이 검사를 받을 수 있는지 물었고, 의사는 마침내 동의했다. 실제로 로키는 추적 약물을 사용할 수 있는 두 돌연변이 중 하나를 가지고 있었다.

당연한 수순으로 로키와 제랄린은 담당 의사를 바꾸기로 했다. 둘은 종양학자 앨리스 쇼Alice Shaw 박사를 찾아갔는데, 앨리스 쇼는 드물게 폐암을 전공하기로 한 의사였다. 앨리스는 매사추세츠 종합 병원에서 과학과 환자 치료라는 두 세계의 경계를 아우르는 〈중개 연구가〉로 일하고 있다. 그녀는 로키에게 신속히 크리조티닙을 투여했다. 크리조티닙은 그의 암세포에 존재하는 ALK 돌연변이를 목표로 하는 약이다. 그 후에는 그야말로 놀라운 사건의 연속이었다. 로키는 즉각적으로 행복감을 되찾았으며, 기력이 향상되었고, 엑스선 사진 역시 좋았다. 로키의 암은 처음으로 크기가 줄어들기 시작했다.

이후 몇 년간 로키는 치료와 합병증의 끊임없는 롤러코스터를 타야 했다. 심장과 폐 주위에 쌓인 체액을 관으로 빼내야 했고, 새로운 암세포가 폐에 이어 전이된 뇌에서 등장했다. 그는 뇌 방사선 치료를 받았고, 다시 전통적인 화학 요법을 시작했다. 불규칙한 심장 박동으로 그의 심장 박동 수는 1분당 130회로 증가했으며 혈전 때문에 강력한 혈전 용해제를 시작해야 했다. 최악으로 크리조티닙조차 더는 효과를 보이지 않았다. ALK 돌연변이를 목표로 하는 최신 약물이 임상 개발 중이었지만 로키는 다수의 합병증 때문에 지원할 수 없었다. 쇼 박사는 동정적 사용을 위해 제약 회사를 설득하는 데 성공했다. 로키와 제럴린은 주문과도 같은 좌우명을 마음에 새기고 다시 시험대에 올랐다. 〈힘든 시간은 금세 지나가고 강인한 사람은 살아남는다!〉

합병증과 암이 진행되는 동안 로키와 제럴린은 친구들과 가족들만 읽을 수 있도록 블로그에 암에 대해 자유롭고 솔직하게 글을 올렸다. 2016년 7월 28일은 로키에게 엄청난 하루였고, 그는 블로그에 지금껏 쓴 글 중에 가장 긴 글을 올렸다. 〈끔찍한 예후로부터 정확히 5년이 지난 지금 우리는 이 자리에 섰습니다. 제 건강 상태는 대체로 좋으며 이전까지 암 4기의 환자가 상상할 수 없었던 수준의 삶을 원기 왕성하게 살고 있어요. 여러 암 환자들과 같이 저도 모든 고난이 얌전히 지나가길 바랐지만 그것은 실수였지요. 초기에는 아주 힘든 시간을 보내야 했고 시간이 흐르며 모진 후유증도 있었어요. 방사선으로 인한 화상과 혈전, 이어진 수술로 심장과 폐에 쌓인 체액까지 그 모든 고난을 겪었음에도 저는 멋진 아내의 지지와 보살핌이 있었기에 긍정적인 마음가짐으로 기력을 회복할 수 있었습니다.〉

2019년의 봄에 로키는 네 번째 ALK 억제제를 투약했고 암을 겨우 따라잡을 수 있었다. 그는 최신 의약품을 투약한 부작용으로 생생한 꿈을 꾸었다고 말하면서도 부작용 또한 자신이 견뎌야 하는 시련임을 알았기에 좌절이나 분노를 표하는 대신 웃음

지었다. 안타깝게도 그는 2019년 11월에 세상을 떠났지만, 처음 폐암 4기로 진단받은 후 9년의 생존 시간은 최근까지도 전례 없는 성과로 남았다.

폐암 치료의 미래는 추적 치료법이 사용 가능한 인구가 환자의 4퍼센트인 현 수준 이상으로 증가할 수 있으리라는 기대와 함께 진행 중인 종양의 유전적 분석에 달려 있다. 또 다른 접근법으로 과학자들은 우리 면역 체계를 활용해 종양을 공격하는 흥미로운 치료법을 연구 중이다. 이와 관련해 최근 폐암에 대해 FDA의 승인을 받은 펨브로리주맙은 그 기제가 독특하다. 펨브로리주맙은 림프구를 건드려 암세포를 공격하도록 활성화시키는 방식으로 작동한다. 한 연구에 의하면 폐암이 상당히 진행되어 일반적인 화학 요법만을 받은 환자는 1년 후 50퍼센트만이 생존하는 데 반해 펨브로리주맙을 투약한 후에는 70퍼센트가 살아남았다.[13]

흡연율을 줄이는 노력과 함께 우리는 담배 외에 무엇을 들이마셨을 때 폐암이 발생하는지 밝혀내야 한다. 로키와 같이 흡연을 하지 않은 폐암 환자는 점점 더 흔해지고 있지만 암을 일으키는 흡입 물질에 대한 연구 자료는 거의 드물며 해당 분야는 초기 단계에 머물러 있다. 새롭게 떠오르고 있는 폐암의 기여 인자로는 라돈 기체가 있다. 자연에서 무향으로 존재하는 라돈 기체는 실외에서는 해를 끼칠 만큼 많은 양이 아니지만 자연적으로 발생한 우라늄 퇴적물에 오염된 흙으로 집을 지었을 때 집 안에 축적되곤 한다. 간접흡연 역시 공기 오염과 같이 폐암에 원인을 제공할 수 있다. 비슷한 노출 조건에서도 일부 사람들은 암에 걸리는 반면 암에 걸리지 않는 사람들이 존재하는 이유는 앞에 언급했듯 유전자에 달려 있지만, 유전은 아직 이해해야 할 부분이 훨씬 많이 남아 있는 분야다. 전통적으로 폐는 세포사와 세포 교체에 있어서 굳건한 체계를 구축하고 있다. 앞으로 우리는 폐의 균형을 깨트릴 만큼 우리의 환경을 변화시키고 있는 요소가 무엇인지를 밝혀내야 한다.

12장
호흡과 목소리

　우리가 호흡을 하는 가장 중요한 이유는 대기에서 우리 몸으로 산소를 가져오는 동시에 이산화 탄소를 배출하기 위해서다. 그러나 호흡에서 거의 논의되지 않지만 그만큼이나 중요한 특징은 바로 목소리를 선사하는 능력이다. 호흡은 인간의 경험에서 근본적인 요소로 작용하는 언어 능력을 만든다. 언어 능력은 인간이 어렸을 때부터 유기적으로 시작해 일상의 상호 작용에 크게 영향을 준다. 또한 우리가 항상 소지하고 있는 천연 악기(성대)와 언어의 분명한 확장 형태인 노래는 언어만큼이나 인간의 문화에 지대한 영향을 미쳤다.

　우리는 목소리를 당연하게 사용하지만, 소리를 만들기 위해서는 복잡한 상호 작용 망이 관여하며 후두가 존재하는 밀집 구역은 잠재적으로 문제가 발생하기 쉬운 장소다. 공기의 흡입은 코나 입으로부터 시작한다. 입은 소화 기관의 일부이지만 단순히 공기가 지나가는 길 이상의 역할을 한다. 입에서 아래로 이어진

인두는 목뒤로 넘어가 두 길로 갈라진다. 앞쪽 관은 기관(숨관)이고 뒤쪽 관은 식도다. 이 갈림길의 연결 지점에 후두가 있는데, 후두는 기관 바로 위쪽에 자리하고 있다. 후두 안쪽에는 성대가 있어 폐로 공기가 지나갈 때마다 열리고 닫히면서 소리를 만들어 낸다.

1~2센티미터 길이에 수 밀리미터 폭을 가진 성대는 2개의 얇고 하얀 힘줄로 이루어져 있으며, 공기 흐름의 효과를 최대화하기 위해 기관 상단에 팽팽하게 뻗어 있다. 성대는 앞쪽이 맞닿아 있고, 뒤쪽은 서로 떨어져 있다. 성대는 우리가 뱉는 모든 음절에 따라 적절한 거리만큼 동시에 움직이며 소리를 만드는데 차 앞 유리의 와이퍼와 비슷한 방식이다. 평생 성대가 얼마나 많이 사용되는지를 생각하면 크기에 비해 성대의 작업량은 엄청난 수준이다.

목소리와 노랫소리는 폐에서 밀려나와 성대를 빠르게 지나가는 공기가 진동을 일으키며 만들어진다. 이 진동은 발성 혹은 소리를 만들어 내는데, 그 물리학적 원리는 단순하지 않다. 간단히 설명하자면, 성대 아래 폐에서 쌓인 공기압은 성대를 살짝 떨어트리면서 반복 운동하게 만든다. 이 반복 운동은 귀가 소리로 인식하는 에너지의 파동을 방출하며 공기 흐름을 짧은 숨으로 잘게 나누는 효과가 있다. 잘게 나뉜 공기에서 생성된 파동의 진폭과 주파수는 성대가 얼마나 멀리 떨어졌고, 어떤 고유 주파수에서 진동했는지에 따라 결정된다. 평균적으로 남성의 성대 길이는 17~23밀리미터로 약 125헤르츠(Hz, 1초당 파동 주기의 수)

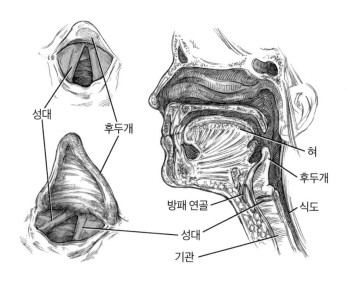

성대 후두개 혀 후두개 방패 연골 식도 성대 기관

〈위와 옆에서 본 성대의 모습〉

의 음파 주파수를 가진다. 여성의 성대 길이는 약 13~17밀리미터로 고음의 소리를 만들 수 있는 210헤르츠의 주파수를 가지고 있다. 어린이는 약 300헤르츠인 음파를 만들어 낼 수 있는 성대 진동 주파수로 목소리가 훨씬 높다.

성대는 움직임을 강화하는 근육과 손상으로부터 성대를 보호하는 연골에 의해 지탱된다(성대와 근육, 연골이 모여 후두를 구성한다). 보호를 위한 구조 중 하나인 방패 연골, 즉 목젖은 후두 앞부분을 감싸고 있다(여성도 목젖이 있지만 남성이 좀 더 두드러진다). 또 다른 구조인 윤상 연골은 기관 주위에 고리를 형성한다. 목의 방패 연골을 손으로 짚고 천천히 목 중앙선을 중심으로 훑어 내려가면 새로운 뼈 구조에 도달하기 전에 작게 움푹 파인

골이 만져지는데, 이 부분이 바로 윤상 연골이다. 음식이 기관을 막을 때 (윤상, 방패 연골 절개술을 이용해) 새로 숨구멍을 뚫어야 하는 부분이기도 하다.

또 다른 중요한 구조는 후두개다. 후두개는 혀 아래쪽에 자리한 삼각형 모양의 조직이며 음식이나 음료가 기관과 폐 안으로 흘러 내려가지 못하도록 막기 위해 무언가를 삼킬 때마다 후두 위를 덮어 보호한다. 보통 공기는 호흡마다 성대를 지나 후두 안팎으로 움직인다. 하지만 무언가를 섭취할 때는 음식과 음료가 식도라는 오직 하나의 관으로만 들어갈 수 있도록 이 흐름을 멈춰야만 하므로 후두개가 재빨리 행동을 개시해 성대 위를 덮는다.

우리는 성대를 언어와 연관된 구조로만 생각하곤 하지만 사실 성대는 음식 섭취와 호흡을 비롯해 여러 다양한 일상 기능에 중요한 역할을 하는 기관이다. 놀랍게도 성대는 차를 밀거나 무거운 물체를 들어 올리거나 볼일을 보거나 출산을 하는 등의 활동에도 참여한다. 성대가 적절히 닫히지 않으면 밀어내는 힘을 만들어 주는 흉부의 압력을 만들어 낼 수 없기 때문이다.

후두 영역에는 다양한 문제가 발생할 수 있다. 노인층이나 뇌에 장애가 있는 환자들은 후두개가 성대를 적절하게 덮는 데 실패해 음식이나 액체가 위에서부터 폐 안으로 쏟아져 내릴 수 있다. 이러한 현상을 〈흡인〉이라고 하는데, 극심한 기침을 일으킬 뿐 아니라 흡인량이 많으면 폐 감염을 불러올 수 있다. 위에서 역류한 위산과 폐에서 생성된 점액 역시 성대에 손상을 줄 가능성이 있다. 어떤 이유로든 호흡을 할 때 성대 중 하나가 열린 상태를 유지하지 못하면 공기의 흐름이 원활하지 않을 수 있다. 만약 양쪽 성대가 모두 손상을 입었다면 질식이 일어나기도 한다.

상기도의 해부 구조는 종마다 아주 다양하다. 인간처럼 호흡과 소화계 통로를 공유하는 포유류와 달리 물고기는 호흡(아가미)과 섭취(입) 영역이 분리되어 있다. 해부학적으로 두 영역이 분리되어 있어 먹는 동시에 호흡할 수 있는 물고기와 달리 인간에게는 이와 같은 능력이 없다. 또한 새는 포유류와 비교해 독특한 체계를 가지고 있다. 상당히 놀랍게도 새의 입을 열어 살펴보면 목 위에 자리하고 있는 크고 속이 빈 새의 기관을 눈으로 확인할 수 있다.

새의 후두는 기관의 맨 윗부분이 아니라 바닥 부분인 흉부 깊은 곳에 있다. 새의 후두는 인간의 가슴뼈, 즉 흉골 위치에 자리하고 있다. 새는 성대를 가지고 있지 않지만 대신에 기관 벽에 명관이라는 근육들이 있어 수축하면서 소리를 만들어 낼 수 있다. 명관은 인간의 성대보다 훨씬 더 안전한 위치에 자리해 공기를 좀 더 쉽게 이동시키고 우리에게 익숙한 조화로운 울음소리와 노래, 지저귐을 만들어 낸다.

목소리의 중요성은 덴마크의 언어학자 오토 예스페르센의 말을 인용해 설명할 수 있다. 「태초에 목소리가 있었다. 목소리는 호흡의 소리며 생명의 청각 신호다.」 목소리는 우리의 사고뿐만 아니라 감정, 기분, 의도를 전달해 준다. 목소리는 가족과 친구, 사는 장소에 좌우되는 매우 개인적인 특성이면서 우리의 사고와 바깥세상을 연결하는 출입구다.

목소리의 가치는 그것을 잃은 후에 가장 명확하게 드러나는데, 특히 목소리와 함께 종종 호흡에 문제가 생길 때는 더욱 그렇다. 이러한 증상이 심각한 이유는 목소리를 잃고 숨이 가빠지기 때문만이 아니라 목소리 장애를 효과적으로 해결할 수 있는 의학 전문가가 부족하기 때문이다. 오하이오주 클리블랜드의 클라우디오 밀스타인Claudio Milstein 박사는 이러한 목소리와 호흡 관련 문제를 해결하려 노력하는 전문가 중 한 사람이다. 그의 접근법은 의사들에게 목소리와 후두의 장애를 어떻게 진단해야 하고, 어떤 의약품을 적용해야 할지에 대한 가르침을 주었다.

클리블랜드 진료소는 1921년에 〈협동〉이라는 가치관을 실천에 옮긴 4명의 의사에 의해 설립되었다. 그중 3명은 제1차 세계대전 중에 프랑스 레이크사이드 육군 병원에 근무했던 조지 크릴, 프랭크 번츠, 윌리엄 로어였다. 그들은 육군 병원에서 외과의와 내과 전문의, 간호사 등 다양한 전문 분야의 의료진들이 부상을 입은 군인들을 돌보는 임무를 위해 기꺼이 힘을 모으며 능률적으로 일하는 모습을 지켜보았다.[2]

3명의 외과의는 효과적인 의료 서비스를 제공하는 목표를 달성하기 위해 노력하는 한편 규율과 협력이라는 원칙을 진척시키기 위해 제1차 세계 대전에서 마찬가지로 군의관으로 일했던 내과의 존 필립스John Phillips 박사를 채용했다. 사실상 이 모임의 대표였던 크릴 박사는 이런 글을 남겼다. 〈협력하는 범인이 불화와 갈등을 일삼는 천재보다 낫다.)³ 의사들이 서로를 지원하고 협력하는 집단 의료 방식은 클리블랜드의 설립 이념으로 오늘날까지 이어지고 있다.

클리블랜드 진료소는 1921년 2월 29일에 환자의 치료와 교육, 연구에 중점을 둔 엄격한 비영리 병원으로 문을 열었다. 창립 축사에서 미네소타주 로체스터의 메이요 병원 설립자인 윌리엄 J. 메이요William J. Mayo 박사는 의학계에서 협력의 중요성을 강조하며 이렇게 말했다. 「적절히 논의된 집단 의료 체계는 재정적 협의가 아니라…… 환자들의 복지를 위한 과학적인 협력으로 볼 수 있습니다.」⁴

클라우디오 밀스타인은 조지 크릴이 그린 듯한 완벽한 의사의 전형이다. 그는 매우 유능하고 협조적이며 교육과 연구에 헌신한다. 클리블랜드 진료소의 두경부 협회 음성 과학자인 그는 최근에 클리블랜드 진료소의 음성학 병원장으로 임명되었다. 그는 폐 전문의도 아니고 폐 외과의나 폐 연구자도 아니지만 폐와 밀접한 연관성이 있는 전문 분야를 연구하고 있으며, 더욱 중요하게도 호흡 문제를 가진 환자들에게 꼭 필요한 일을 하고 있다.

밀스타인 박사는 어린 시절 공연에 관심이 많아 무대 감독이 되었다. 그리고 무대 감독으로 일하면서 중요하고도 복잡한 목소리의 특성에 감탄하게 되었다. 의과 대학에 진학해 음성 과학으로 박사 학위를 얻은 그는 후두 장애에 시달리는 사람들에게 자신의 전문 지식을 헌신하기로 했다. 후두를 다루는 의사들은 환자의 섭취와 호흡을 방해하지 않으면서 후두가 소리를 낼 수 있도록 조심스럽게 치료해야 하기 때문에 섬세하게 접근해야 한다. 밀스타인 박사는 복합적인 환자의 사례를 다루었고, 수개월에서 수년까지 목소리 없이 지낸 사람들을 무수히 목격했다.

케빈 네프는 40세였던 2007년에 감염된 바이러스가 후두로 퍼진 이후에 시작된 목소리 문제를 해결하기 위해 오랫동안 해답을 찾아 헤맸다. 바이러스가 후두로 퍼지는 일은 흔하지만 케빈과 같은 사례는 드물었다. 케빈의 목소리는 가냘프고 탁해지다가 3주가 지나자 완전히 사라져 돌아오지 않았다. 당연히 그는 판매업을 그만두어야 했다. 그는 여러 의사를 만났지만 〈기능성 발성 장애〉, 즉 성대와 성대 주변의 근육이 모두 정상임에도 환자가 목소리를 잃은 영문 모를 상태를 뜻하는 쓸모없는 진단을 받았을 뿐이었다.[5]

케빈은 입 모양으로 말하거나 화이트보드에 생각을 적거나 간단한 수화를 사용했지만 더욱 효과적으로 대화를 나눌 수 있는 대체 방법을 찾지 못했다. 마침내 그는 아이패드에 설치한 문자 음성 변환 프로그램을 통해 세상으로 복귀할 수 있었다. 하지만 여전히 스스로 목소리를 낼 수 없었다.

그는 갑작스러운 장애에도 불구하고 아이오와 주립 대학교에서 금융을 공부하며 장애인들의 시각에서 세상을 보는 법을 배웠다. 그는 사람들이 항상 장애가 있는 이들에게 인내심을 보이지 않으며 대화에서 진정으로 관계를 맺기보다는 다음에 무슨 말을 할지에 더 많은 신경을 쏟는 때가 많다는 사실을 깨달았다. 이에 대응하여 케빈은 열중해서 듣는 법과 아이패드로 정확한 언어를 이용해 답하는 법, 필요할 때 도움을 요청하는 법을 익혔다. 그는 자신이 장애를 얻은 데는 이유가 있다고 믿었다. 괴로움이 스스로 더 강하고 훌륭한 사람으로 만들어 주리라 생각하면서 자신의 상태를 있는 그대로 받아들이려 애썼다. 그러던 어느 날, 케빈은 장인에게 클리블랜드 진료소 음성 병원에서 단 한 번 진료를 받은 후 목소리를 되찾은 한 여성의 기사에 대해 전해 들은 뒤 곧바로 진료 약속을 잡았다.

밀스타인 박사는 케빈의 성대 근육이 수축되어 현재는 더 수축하지 못할 만큼 꽉 닫혀 있다고 진단했다. 바이러스가 감염을 일으킨 뒤 상처 조직이 형성되면서 근육을 마비시켰기 때문이었다. 문제를 해결하기 위해 밀스타인 박사가 손으로 케빈의 목을 주무르자 케빈의 목에서는 시끄럽게 우두둑, 따닥 소리가 나며 반흔 조직이 허물어지기 시작했다. 마사지를 받은 뒤 케빈의 근육은 정상적으로 수축했고, 수축한 근육이 성대를 움직이자 성대가 제 역할을 하며 소리를 내기 시작했다. 놀랍게도 케빈은 한 글자씩 발음하더니 〈m〉과 〈e〉를 조합해 거의 4년 만에 처음으로 단어를 뱉어냈다. 이후 몇 주 동안 훈련을 통해 케빈의 목소리는 정상으로 돌아왔다.

그 후 케빈은 아이오와 주립 대학교를 수석으로 졸업했고 졸업 연설자로 선정되었다. 그는 컴퓨터를 사용해 이전의 아이패드 목소리로 연설을 시작했다. 일부 관중은 그 목소리를 케빈의 〈원래〉 목소리로 인식했다. 그러나 잠시 뒤 케빈은 놀랍게도 완전한 본인의 목소리로 적응과 학습, 회복을 겪었던 자신의 여정에 대한 연설을 이어 갔다.

케빈과는 달리 성대 장애가 숨이 차는 증상으로 나타나는 일도 아주 흔하다. 미시간주 아이론스 지역의 거주자인 로리 덴더스는 수년 동안 어떤 의사도 진단하지 못한 질병을 짊어지고 두려움과 고립 속에 살았다. 그녀는 때때로, 그리고 상당히 급작스럽게 숨이 가쁘고 목소리가 나오지 않는 증상에 시달렸다. 끔찍한 경험이었다. 그럴 때면 뇌가 굳고 몸 전체가 공황 상태로 인한 스트레스 호르몬에 압도되는 듯했다.

로리는 자신의 증상이 얼마나 오래 지속되는지 알 수 없었다. 목에 경련이 발생한 뒤에는 호흡이 멈추었고 발작을 일으킨 후에야 호흡이 돌아왔다. 가끔은 고통이 몇 분 안에 그치기도 했고 몇 시간 동안 사라지지 않기도 했다. 「저는 숨이 언제 멈출지, 무엇이 원인인지, 혹은 얼마나 발작이 오래 지속될지 전혀 알 수 없었어요. 실제로 자살을 고려할 정도로 고통이 제 삶을 통제했죠.」[6] 그녀의 남편은 언제 아내의 동료에게 전화를 받을지 알 수 없었기 때문에 항상 초 경계 태세를 유지했다. 그때마다 남편은 아내를 집으로 데려왔고 로리는 곧바로 침대에 누웠다. 로리는 말했다. 「저는 2년간 대부분을 잠을 자며 보냈어요. 발작을 멈추기 위해 할 수 있는 유일한 방법이었거든요.」

로리는 클리블랜드 진료소에 방문했고 밀스타인 박사는 성대 장애를 강하게 의심했다. 다시 말해, 성대가 들숨에 바깥으로 움직이는 대신에 안쪽으로 움직여 기도를 막으면서 숨이 가빠진다고 생각했다. 밀스타인은 아주 작은 녹화 카메라를 이용해 로리가 숨을 쉬고 목소리를 내는 동안 다양한 방법으로 성대를 살피는 검사를 시행했다.

밀스타인 박사의 접근 방식에서 로리의 성대를 검사한 다른 의사들과 달랐던 점은 바로 인내심이다. 밀스타인 박사는 단순히 빠르게 살피는 대신에 차분히 로리의 성대 위쪽에 카메라를 고정한 뒤 기다렸다. 마침내 한순간에 성대가 불규칙적으로 움직이기 시작했고, 결국 로리는 조치를 할 만한 진단을 받았다. 밀스타인 박사는 하루에 두 번 호흡 훈련을 하도록 처방했다. 모든 요가 수업 시간에 배울 수 있는 종류의 간단한 훈련법이었다. 우선 코로 5초간 편안하게 숨을 들이마시고 2초간 숨을 멈춘 뒤 편하게 숨을 내쉰다. 호흡 훈련으로 로리는 호흡을 통제할 수 있었고, 성대가 부적절하게 움직이는 순간에 공기가 흐르도록 유지하면서 성대가 진정될 때까지 시간을 벌 수 있게 되었다.

로리는 호흡 기술을 활용하며 편견 없이 경험을 받아들이는 마음 챙김과 불교의 교리도 함께 익혔다. 숨이 가쁘기 시작하면 그녀는 자신의 증상이 폐나 천식의 문제가 아니라 오히려 한낱 경험일 뿐이라고 되새긴다. 결국 한 차례씩 찾아오던 숨 가쁨과 공황 상태는 사라졌다. 로리는 후두가 〈과잉보호〉를 하고 있다고 표현했는데 정말 정확한 표현이다. 후두는 위치의 특성상 계속되는 스트레스를 겪어야 하고 인간이 무언가를 섭취하거나 숨을 쉴 때, 기침을 하거나 말을 할 때마다 자신을 보호해야 한다.

오브리 머레이는 어린 나이부터 운동선수로 활동했다. 오브리는 8세에 지역 YMCA 방과 후 운동팀에서 수영을 시작했고, 플로리다주 옌센 비치 고등학교에서 두각을 나타내기 시작했다. 당연히 디비전 I* 대학들은 운동선수 장학금을 제공하며 오브리에게 러브 콜을 보냈다.

대학에서 오브리는 그녀가 선택한 간호학과 전공과 수영 일정 사이를 바쁘게 오갔다. 그러나 3학년 가을부터 갑자기 수영 중에 극심한 숨 가쁨 증상이 나타났다. 갖은 노력을 다했음에도 오브리의 증상은 연말 선수권 대회에서 가장 중요한 200미터 자유형 경기를 펼치던 순간에 절정에 달했다. 경기 후반부터 속도가 점점 줄어들었고 마지막 바퀴를 돌 때쯤에는 더는 움직일 수 없었다. 코치와 동료들이 오브리를 물 밖으로 끌어올렸을 때 그녀는 새파랗게 질린 채 쌕쌕거리는 소리를 내고 있었다. 오브리의 부모님도 그녀를 살피기 위해 관람석에서 내려왔다. 다행히도 오브리는 10분 후쯤 상태를 회복할 수 있었다.

오브리는 호흡에 문제가 발생한 원인을 알아내기 위해 여러 의사를 만났다. 오브리를 진찰한 의사 중 1명이었던 나 역시 당황할 수밖에 없었다. 엑스선 사진과 혈액 검사 결과가 모두 완벽히 정상이었기 때문이다. 천식일 가능성을 고려하긴 했지만 처방한 흡입제는 효과가 없었다. 결국 나는 오브리의 어머니로부터 종합 검사를 위해 그녀를 오하이오주에 있는 클리블랜드 진료소로 데려가려 한다는 이메일을 받았다.

* 대학에 진학하는 운동선수들을 위한 학교 중에서 가장 높은 등급의 대학.

오브리의 어머니는 진료소에서 밀스타인 박사에게 그녀를 물 밖으로 꺼냈던 때의 수영장 녹화본을 보여 주었다. 밀스타인 박사는 전형적으로 상기도에 문제가 생겼을 때 들리는 독특한 잡음을 들었다. 그 후 오브리의 성대를 검사한 박사는 성대에는 문제가 없지만 기도를 덮고 있는 근육이 적절히 기능하지 못한다고 판단했다. 오브리가 깊고 강하게 호흡하려고 할 때마다 성대 근육은 성대를 덮으며 기도를 막았다. 이러한 증상은 오브리가 호흡으로 극단적인 음압을 만들 때만 발생했다. 다시 말해, 머리를 회전하는 시간을 최소화하기 위해 고개를 한쪽으로 돌려 가능한 한 빠르게 공기를 들이마시는 호흡법을 사용하는 수영 중에만 증상이 나타났다.

밀스타인 박사는 진료실에서 오브리가 수영을 할 때와 동일한 호흡법을 재연하게 한 후 성문 위쪽의 〈성문상 기도 허탈 supraglottic airway collapse〉이라는 진단을 내렸다. 그는 우선 호흡 훈련을 처방했지만 본질적인 해결을 위해서는 간헐적 장애를 일으키는 성대 위쪽의 여분 조직 일부를 도려내는 레이저 시술을 해야 한다고 말했다. 치료 후에 오브리는 수영장으로 돌아가 맹렬한 속도로 트랙을 돌았고 장학금을 얻었다. 4학년에 올라간 오브리는 200미터 자유형에서 수영 기록을 경신했다.

현재 클리블랜드 진료소는 이론과 실천 면에서 크릴 박사가 제안한 이상적인 진료소와 닮았으며, 오히려 훨씬 확장된 형태다. 밀스타인 박사는 귀와 코, 목 전문 의사들과 외과의, 내과의를 비롯해 전통적으로 병원의 연구 인력으로 인정하지 않았던 보조 인력들과 함께 일하고 있다. 이 보조 인력에는 청각에 집중하는 청능사와 언어 병리학자, 심지어 치과 의사까지 포함된다. 이러한 전문가들이 모두 협력하여 다양한 분야에서 발견한 내용을 효과적으로 공유하고 있다. 기관 간에 상호 작용 역시 장려하고 있으며, 밀스타인 박사는 주기적으로 천식 환자를 만나는 폐 전문의와 함께 협업한다.

숨 가쁨 증상으로 클리블랜드 진료소에 찾아온 환자들은 종종 다양한 전문가에게 검사를 받는데, 이 전문가들은 즉시 서로 결과를 공유한다. 일반적인 의료 체계에서는 다양한 전문가가 참여하는 정밀 검사가 수주에서 수개월이 걸리는 반면 클리블랜드에서는 전체 검사가 하루 이틀 내에 끝나곤 한다. 클리블랜드의 의료 체계는 환자를 위해 훌륭한 치료를 제공할 뿐만 아니라 최근에 등장해 폭발적으로 증가하는 인공 지능AI 기술을 한발 앞설 수 있는 시도다. 크릴 박사를 비롯한 동료들이 100여 년 전에 진료소를 열었을 때 의학계의 의료 지식은 150년마다 2배로 증가했다. 이 지수는 1950년에 50년으로 떨어졌고, 2010년에는 3.5년으로 줄어들었다. 매년 새로운 의학 논문이 80만 개씩 발표되는 2020년에는 의학 지식이 73일에 한 번씩 2배로 증가한다고 추산된다.[7] 그에 따라 인간은 지식의 폭발적인 증가를 따라잡아야만 하는 시험대에 놓였다.

애플과 구글, 아마존과 같은 거대 기업들은 AI 편에 서서 모든 빅 데이터를 이용해 앞다투어 진단과 치료 알고리즘을 설계하고 있다. 하지만 아직 AI를 의학 분야에 적용하려는 시도들은 실망을 안겨 주었으며 실패 사례가 쌓여가고 있다. 그 예로 이미 폐에 혈전이 생긴 환자의 진단을 돕기 위해 정교한 프로토콜이 개발되었다. 맥박과 혈압, 검사 수치를 포함해 무수한 자료를 통합한 프로토콜은 효과가 있는 듯 보였지만, 의사들이 임상적 통찰력을 활용해 혈전 위험도를 측정했을 때의 결과와 비교하면 비슷한 수준이었을 뿐 더 효과적이지는 않았다.[8] IBM이 개발한 암 전문의를 위한 컴퓨터 프로그램은 최상의 치료 요법을 계산하기 위해 AI 알고리즘을 사용한다. 그러나 의학 전문 매체『스탯 뉴스*STAT news*』는 2018년에 이와 관련해 〈안전하지 않으며 잘못된 치료 권고의 사례가 다수 나타났다〉라고 비평했다.[9]

확실히 기술의 발전으로 의학계는 변화하고 있다. 그러나 앞서가는 클리블랜드 진료소의 사례에서처럼 인간의 마음과 촉각은 앞으로도 치유와 과학적 발전에 필수적인 요소로 작용할 것이다. 인간의 사고에 내재된 유연성은 새롭고 독특한 발상의 탄생을 가능케 한다. 그리고 인간의 사고는 컴퓨터가 절대 흉내 낼 수 없는 의식의 본질로 이어진다.

의학계는 최상의 치료를 제공하기 위한 방법과 임무를 계속해서 개정해 나가야 한다. 컴퓨터의 통합과 유용한 인공 지능 탐색법은 논리를 따를 뿐이다. 하지만 클리블랜드 진료소는 인간의 마음이 가진 힘을 보여 주는데 특히 호흡과 목소리, 섭취의 교차지점에서 인간의 힘은 빛을 발한다. 밀스타인 박사는 다른 전문가들로부터 로리 덴더스와 오브리 머레이의 다른 장기들이 정상 작동하고 있다는 검사 결과를 전달받았기 때문에 환자의 성대에 초점을 맞출 수 있었다.

첫 번째 진료에서 해답을 찾지 못한 사례는 로리와 오브리뿐만이 아니다. 성대는 호흡 문제를 고려할 때 종종 무시당하는 장기이기 때문이다. 148명의 운동선수가 숨 가쁨 증상으로 검사를 받았을 때 어떤 의사도 처음부터 성대 장애를 의심하지 않았다. 그러나 다른 의사의 검사 결과를 확인한 후에 성대 장애 진단을 받은 환자는 70퍼센트로 상승했다.[10] 이러한 상황에서도 밀스타인 박사의 노력과 진료소의 협력적 접근법으로 환자를 위한 치료 체계는 점차 발전하고 있다. 2004년의 연구에 따르면 성대 문제를 가진 환자가 증상을 보인 후 정확한 진단을 받기까지 걸리는 평균 시간은 4.5년이었다.[11] 밀스타인 박사가 좀 더 최근에 수집한 자료에서는 이러한 공백이 1.5년이 조금 넘을 정도로 엄청난 성과를 보였다.

호흡의 흐름으로 만들어지는 목소리는 인간의 생존에 필수적이다. 소리는 우리가 대화를 나누고 서로를 설득하며 사랑을 나눌 수 있게 도와준다. 대중과 의학계가 후두 문제에 대해 좀 더 많은 내용을 밝혀낼수록 의사들은 모든 사람이 건강한 목소리를 가질 수 있도록 좀 더 확실한 도움을 줄 수 있을 것이다.

13장
폐 이식의 기적

대기와 끊임없이 소통하는 폐는 먼지와 곰팡이, 독성 성분, 세균, 바이러스를 계속해서 들이마시면서 상호 작용의 부담을 견디고 있다. 피부와 함께 폐는 감염 물질이 체내로 침투할 수 있는 가장 흔한 통로다. 폐에 가해지는 끈질긴 스트레스는 여러 폐 질환을 치료하기 힘든 질병으로 만들었으며, 최초의 폐 이식 역시 성공하기까지 큰 고난이 따랐다.

덕분에 폐는 가장 마지막으로 이식에 성공한 장기로 이름을 남겼다. 최초의 콩팥 이식은 1964년 보스턴의 브리검 앤 여성 병원에서 시행되었으며 환자는 8년간 살아남았다. 최초의 간 이식은 1967년 콜로라도 대학교에서 진행했고 환자는 1년 넘게 살아남았다. 폐 이식은 1963년 미시시피 대학교에서 이식 외과의 제임스 하디James Hardy의 지도하에 최초로 시도되었다. 그러나 애석하게도 수술받은 환자가 3주 만에 사망한 이후로 아무런 진전 없이 20년이 흘렀다.

현재까지도 폐 이식은 여러 가지 문제를 안고 있다. 폐 이식 결과에 대한 통계 자료 역시 다른 장기와 비교해 최악의 수준이다. 콩팥 이식 대상자의 5년과 10년 생존율은 각각 대략 80퍼센트와 60퍼센트며, 간과 심장 이식에서는 각각 약 75퍼센트와 57퍼센트의 생존율을 기록했다.[1,2,3] 그러나 폐 이식에서 5년과 10년 생존율은 각각 55퍼센트와 34퍼센트며, 최근까지 죽음을 초래할 수 있는 합병증 치료에서도 이렇다 할 발전이 없었다.[4]

폐에 부담이 되는 환경을 지속해서 접한 폐 이식 대상자는 거부 반응과 함께 감염 문제를 일으킬 수 있다. 콩팥과 간은 복강 안에서 안전히 보호받고 있으며, 심장은 흉골의 두꺼운 뼈 뒤쪽의 흉부 깊이 자리하고 있다. 그러나 폐는 최전선에서 싸우고 있다. 폐 이식에 성공하기 위해서는 여러 장애물을 극복할 필요가 있었다. 의학계에서 일어난 대부분의 발전과 마찬가지로 이러한 장애물을 극복하기 위해서는 많은 노력과 함께 약간의 운이 필요했다.

1963년에 최초의 폐 이식이 실패한 이후로 1983년까지 43번의 시도가 있었지만 환자 중 누구도 유의미한 만큼 긴 시간 동안 살아남지 못했다. 실패의 경험을 통해 의사들은 폐 이식에 성공하기 위해서 두 가지 문제를 해결해야 한다는 사실을 배웠다. 그리고 천만다행으로 한 가지 문제에 대한 해결책은 또 다른 문제를 해결하는 데 중요한 역할을 했다.[5]

폐 이식 환자들에게는 표준 스테로이드제로 사용되는 프리드니손보다 더 강력한 면역 억제제가 필요했다. 프리드니손은 너무 광범위한 효과를 일으켜 많은 부작용이 발생했기 때문에 좀 더 정밀한 억제제를 써야 했다. 또한 다수의 폐 이식 실패 환자들은 (새로 이식된 기관지를 기존에 남아 있던 기관지에 연결하는) 기도 접합에서 문제를 일으켰다. 폐 이식 수술에서 연결해야 하는 주요 구조는 세 가지가 있다. 두 가지는 폐동맥과 폐정맥으로 폐에 혈액을 공급하기 위한 연결이며, 한 가지는 기도 연결이다. 폐 이식을 시험하는 동안 처음 두 연결 부위에는 문제가 없었지만 기도는 달랐다. 초기에 폐 이식을 받은 거의 모든 환자는 외과의가 새로운 기관지를 오래된 기관지에 봉합했던 위치가 손상되곤 했다.

1960년 말에는 〈새로운 면역 억제 물질의 개발〉이라는 항목이 전 세계 제약 회사의 연구 계획표에 한 자리를 차지했다. 당시에는 새로운 약물의 개발 과정에서 〈이성적인 설계〉 방법을 사용하지 않았다. 과학자들은 실험실에서 실험을 통해서가 아니라 가능할 것 같다고 생각되는 새로운 약의 구조를 머릿속에 떠올린 다음 만들었을 뿐이었다. 과학자들은 이러한 접근법을 수업이 시도했지만 성공하지 못했다. 그러던 중 알렉산더 플레밍 Alexander Fleming이 지저분한 실험실에서 피어오른 곰팡이가 세균을 죽인다는 사실을 알아채고 1928년에 최초로 페니실린을 발견한 이후부터 과학자들은 자연에서 의약품을 발굴하기 시작했다. 그리고 지금까지도 의약품 대부분이 같은 방식으로 발견되고 있다.

시간이 흐른 뒤 제약 회사들은 의약품을 자연에서 캐내는 다양한 방법을 사용하기 시작했다. 스위스의 제약 회사인 산도즈는 직원들에게 출장이나 휴가를 보내면서 비닐봉지를 주고 현지의 토양을 가득 채워 오도록 했다. 1969년에 한 직원은 노르웨이의 하르당에르비다 지역에서 흙 한 봉지를 가지고 돌아왔다. 산도즈의 생물학자였던 한스 피터 프라이Hans Peter Fry는 흙 속에 살던 〈톨리포클라디움 인플라툼〉이라는 균류를 발견했고, 이 균류에서 항생 성분을 분리해 사이클로스포린이라고 이름 붙였다. 하지만 프라이 박사는 사이클로스포린의 살균력에 실망하고 곧 약 연구를 포기했다.[6]

산도즈는 그 외에도 주로 암에 사용하기 위한 면역 억제제에 관심이 있었는데, 이식의 역사에서 보면 다행인 일이 아닐 수 없다. 프라이 박사는 자신의 결과물을 동료에게 넘겼고, 그 동료가 사이클로스포린이 가진 림프구를 억제하는 능력을 확인한 후로 이식 분야에는 혁명이 일어났다. 림프구는 다양한 암에 개입할 뿐만 아니라 모든 종류의 장기 거부 반응을 일으키는 주요 세포였기 때문이다.

여러 혼합 물질이 림프구에 독성이 있다고 밝혔음에도 균류에서 유래한 새롭고 독특한 사이클로스포린은 이전에 확인된 약물들과는 달리 다른 장기나 골수에 독성이 없었다. 사이클로스포린은 암에 작동하진 않았지만 1980년에 발표된 간 이식 환자의 실험 결과는 이식 분야 전문가들을 깜짝 놀라게 했다. 산도즈는 기적의 약물을 손에 넣었고, 폐 이식계는 1963년부터 고대해 온 문제에 대한 해답을 찾았다. 이제 의사들에게는 기존의 기도에 새로운 기도를 효과적으로 연결하기 위한 문제를 해결하는 일만 남았다.

두 번째 문제를 해결한 조엘 쿠퍼Joel Cooper 박사는 우연히 수술실에서 발생한 사건으로 처음에는 관심이 없었던 흉부외과의 길에 발을 내디뎠다. 쿠퍼 박사는 보스턴의 매사추세츠 종합 병원에서 전공의로 일하면서 수술을 집도하던 중 노출된 혈액으로 간염에 걸렸는데, 당시에는 흔한 일이었다. 1960년대에 사용하던 장갑은 수술에 적합하지 않았고 봉합 재료는 아주 무거웠기 때문에 장갑을 뚫고 손가락에 상처를 입는 일이 깜짝 놀랄 만큼 빈번했다. 쿠퍼 박사는 회복을 위해 수술 교대 업무에서 제외되었고 병리학 실험실에서 현미경 관찰을 담당했다. 수술실에서 벗어나 그곳에서 생각할 시간을 갖게 된 쿠퍼 박사는 기도와 폐를 위한 의약품에 관심을 갖게 되었다.

전공의 과정을 마치고 한 단계 높은 전임의 과정에 들어선 뒤 그는 토론토 대학교로 자리를 옮겨 흉부외과를 이끌었다. 처음에 쿠퍼 박사는 폐암과 폐 감염 수술을 집도했지만 1978년에 실패한 폐 이식을 도운 후로 이식에 전념했다. 그는 병리학자의 보고서를 기다리지 않고 직접 이식 환자를 부검하면서 기도 연결 부위의 손상을 관찰했다. 다른 의사들은 연결 부위로 염증 세포가 유입되면서 거부 반응이 생겨 손상이 일어났을 것이라는 의견을 제시했다. 그러나 쿠퍼 박사는 새로운 기도와 기존의 기도를 연결한 봉합 부위의 겉모습에 초점을 맞추었다. 봉합 부위는 며칠 전이 아닌 1시간 전에 꿰맨 듯 번들거렸다. 그는 봉합 부위가 내피화, 즉 조직으로 통합되지 않았다는 결론을 내렸다. 일반적으로 체내의 모든 절개 부위에 자리하여 봉합 부위에서 적절히 기능하는 세포들이 조직으로 이동하지 못했기 때문이었다. 봉합의 비정상적인 겉모습은 오래된 기관지와 새로운 기관지 조직이 서로 붙지 않으려 하면서 발생한 거부 반응이 아니라 상처 치료 능력이 부족하다는 신호였다.[7]

쿠퍼 박사는 개를 이용해 폐 이식 수술을 연구하기 시작했고, 일반적인 면역 억제 약을 사용했을 때 새로운 기관지와 기존의 기관지 사이 연결 부위가 수술 후 하루 이틀이 지나면 약해진다는 사실을 발견했다. 연결 부위가 아주 얇은 데다 봉합 부위가 결합하지 않았기 때문에 결국 기관지 연결 부위가 약해져 분리된 것이다. 이러한 관찰을 통해 그는 폐 이식에서 발견한 내용을 인간에게 성공적으로 적용할 수 있으리라 확신했고 자신감을 얻었다.

쿠퍼 박사는 위대한 과학자를 비롯한 의사들과 마찬가지로 다른 분야의 수술에서 몇 가지 발상을 빌려와 이식 문제에 적용했다. 의학 논문을 통해 의사들은 보통 스테로이드를 환자에게 처방했을 때 상처 회복이 더디다는 사실을 잘 알고 있었기 때문에 무슨 일이 있어도 스테로이드를 처방하지 않으려 했다. 쿠퍼 박사는 이식 논문을 면밀히 살펴본 후 간 이식 수술에 성공한 의사들이 새로운 약물인 사이클로스포린을 사용했다는 사실을 확인했다. 이후 그는 수술 직후에 프리드니손 대신에 사이클로스포린을 사용했다.

그다음으로 쿠퍼 박사가 차용한 발상은 복부 수술에 관한 문헌이었다. 인간의 복강 내에는 잘 알려지지 않았지만 큰그물막이라고 불리는 두꺼운 조직층이 있다. 큰그물막은 주로 지방으로이루어져 있지만 면역 세포도 일부 포함하고 있다. 또한 커튼처럼 위stomach에 매달려 아래의 복부 장기들을 보호하는 보호층 역할을 한다. 큰그물막은 고정되어 있지 않기 때문에 필요에 따라복부 내 감염 부위, 혹은 염증 부위를 덮을 수 있다. 전공의 시절부터 복부 수술을 집도했던 쿠퍼 박사는 수술 도중 연결 부위가잘 봉합되었다는 확신이 들지 않을 때 수술 부위를 강화하기 위해 큰그물막 조각을 잘라 감싸주곤 한다는 사실을 알고 있었다.

쿠퍼 박사는 개에게 스테로이드를 사이클로스포린으로 대체해 투여하고 기관지 연결 부위 주변을 큰그물막으로 덮는 새로운 발상을 시도했다. 실험이 성공했을 때 그는 종에 따른 미묘한차이가 결과에 엄청난 변화를 일으킬 수 있다는 사실을 인지하고 인간 환자에게 수술법을 적용해 보기로 결정했다.

토론토 대학교의 연구진 중에는 폐 이식 전문가인 론 그로스만Ron Grossman 박사와 수술 전문 간호사인 마바 길케스Marva Gilkes가 있었다. 쿠퍼와 동료들은 부검 실험실에서 함께 폐 이식술을연습했다. 연구진은 서로 다른 연결 부위에서 묶어야 하는 봉합의 수까지 정확하게 맞추었다. 올바른 면역 억제제와 정확한 수술 기술을 갖춘 쿠퍼 박사팀은 토론토 대학교의 생명 윤리 위원회에 인간의 폐 이식 시험을 위한 제안서를 제출했고, 이 문서는 오늘날까지 적절한 지원자를 선택하기 위한 문서의 표본으로 남았다. 기준에 따르면 병에 걸렸으면서도 병이 너무 심하게 진행되지 않았으며, 질환으로 고통받고 있지만 건강이 완전히 악화되지는 않은 환자만이 이식받을 수 있다.

병원은 5건의 폐 이식을 진행한 뒤 결과를 분석하겠다는 쿠퍼의 제안서를 승인했다. 쿠퍼 박사는 엄청난 압박을 받았고 위험을 감당할 수 없었기 때문에 전체 수술 절차의 모든 세부사항을 분석하고 최적화할 필요가 있다고 생각했다. 또한 자신이 상태가 매우 나쁜 누구에게나 폐 이식을 제공하기 위한 공평성에 초점을 맞추지 못했다는 사실도 인정했다. 그는 유용성과 실용성에 집중했고, 확실한 성공을 위해 폐 질환 이외에는 다른 의학적 문제를 전혀 가지고 있지 않은 적합한 사람을 선정하는 데 초점을 맞추었다.

연구진은 58세의 하드웨어 회사 임원이었던 톰 홀을 첫 번째 지원자로 선정했다. 톰은 걷는 중에 숨이 약간 가쁘고 기침이 나오기 시작하면서 천천히 호흡 문제가 발생했지만 증상의 진행 속도가 빨랐다. 의사는 톰에게 특발 폐 섬유증이라는 치료 방법이 없는 무자비한 폐 질환 진단을 내렸다. 폐는 보통 빽빽한 스펀지와 같은 밀도를 유지한다. 그러나 특발 폐 섬유증에 걸리면 수년에 걸쳐 폐가 단단해지고 천천히 신체를 질식시킨다. 톰 홀은 1983년부터 2년간 산소 투여를 했으며, 이동을 할 때 이따금 휠체어를 타야 했다.

우주 비행사와 마찬가지로 폐 이식 환자들은 모두 심리적으로

스트레스에 얼마나 크게 반응하고 쉽게 포기하는지 확인하기 위해 끈질긴 심리 검사를 받는다. 이식 전문가였던 그로스만 박사는 수술의 불확실한 성공에 대해 설명하며 톰이 지금까지 44번 실패한 수술의 45번째 지원자가 될 것이라는 사실을 전했다. 또한 폐 이식은 위험성이 너무 크기 때문에 전 세계의 흉부외과 의사들도 포기한 수술이라고 말했다. 톰은 잠시간 생각한 뒤 망설임 없이 차분하게 45번째 지원자가 될 기회를 얻을 수 있어 기쁘다고 답했다. 연구진은 톰이야말로 자신들이 찾던 환자임을 깨달았다.[8]

장기 이식이라는 기적에는 수술의 성공을 위해 보통 나이가 많지 않은 누군가가 죽어야만 한다는 이면이 존재한다. 사실 최고의 장기는 어린 장기다. 톰 홀의 새로운 폐 역시 자동차 사고 이후로 뇌사를 선고받아 생명 유지 장치를 사용하고 있던 13세의 퀘벡 소년의 장기였다.

무엇이든 운에 맡기지 않겠다고 결심한 쿠퍼 박사는 톰 홀의 이식을 허가하기 전부터 장기 허혈 시간(기증자의 폐가 몸 밖에서 머무르는 시간)을 최소화하기 위해 기증자의 신체가 병원 안에 대기하고 있도록 지시했다. 장기는 혈액 공급이 끊기는 순간부터 죽기 시작한다고 알려져 있다. 장기가 버틸 수 있는 시간은 수 시간에서 하루까지다. 폐 기증 시 최대 수용 가능한 허혈 시간은 알려지지 않았지만 쿠퍼 박사는 그 시간을 최대한 줄이고 싶었다. 그래서 45번째 이식 시도에서는 공여자가 생명 유지 장치를 단 채 수술실에서 대기하고 기증 대상은 바로 옆 수술실에서 준비하길 원했다.

쿠퍼 박사는 처음에 잠재적인 기증자가 콩팥을 기증하기로 했다는 소식을 들었다. 박사는 퀘벡의 병원으로 전화를 걸어 폐 기증을 부탁했으나 소년의 아버지가 같은 사고로 이미 사망했기 때문에 어머니가 둘을 함께 묻어주고 싶어 한다는 이야기를 들었다. 소년이 퀘벡에서 토론토로 이동해야 한다면 아마도 이식을 허락하지 않을 것 같았다. 쿠퍼 박사는 반드시 어머니의 바람을 이룰 수 있게 만들겠다고 맹세했다. 전화를 끊은 그는 캐나다 군부에 연락해 동의를 얻어 생명 유지 장치를 달고 있는 한 사람을 수용할 수 있을 만한 비행기로 소년을 이동시키기로 했다.

몇 시간 후 도착한 톰 홀은 수술 대기실에서 쿠퍼 박사를 만났고 마지막으로 수술 내용과 위험성, 장점에 대한 설명을 들었다. 톰은 다시 승낙의 뜻으로 고개를 끄덕였다. 수술실에서 깊은 무의식의 세계에 빠진 톰의 목으로 관을 삽입했다. 수술은 자정이 지나 시작되었고, 조용하면서 매끄럽게 진행되었다. 쿠퍼 박사는 폐 하나로도 충분하다고 생각했기 때문에 수술 시간을 줄이기 위해 하나의 폐만 이식하기로 계획했다. 의사들은 한쪽 방에 있는 어린 소년에게서 침착하게 폐를 꺼낸 뒤 이식 대상자가 흉부를 절개한 채 기다리는 옆 수술실로 이동했다. 쿠퍼 박사는 이식 폐와 톰의 동맥과 정맥을 꿰맨 뒤 수 시간 내로 기관지를 연결했다. 그리고 기도 연결 부위를 장막으로 감쌌다. 그 후에는 전체적으로 공기가 새지 않고 폐가 정상적으로 기능하는지 확인하기 위해 혈액과 함께 공기를 흐르게 하는 검사를 진행했다. 그는 흉강의 절개 부위를 봉합한 뒤 톰을 집중 치료 병동으로 이동시켰다. 의사들은 톰이 스스로 호흡하기 전까지 며칠 동안 치유할 시간을 벌기 위해 호흡관을 유지하기로 했다.

톰이 성공적으로 집중 치료 병동으로 이동하자마자 쿠퍼 박사는 해결해야 할 또 다른 긴급 상황을 마주했다. 박사는 소년 기증자에게서 폐를 추출한 후에 적절하게 생명 유지 장치를 제거했다. 그런데 기꺼이 소년을 퀘벡에서 수송해 주었던 캐나다 군부는 규정상 시신을 운송할 수 없다고 답했다. 쿠퍼 박사는 비탄에 잠긴 소년의 어머니와 나누었던 약속을 지켜야 했기에 필사적으로 지역의 민간 항공사에 전화를 걸었다. 몇 번의 간청 끝에 한 항공사가 수송을 수락했다. 그는 사비로 비용을 지급했고 소년은 아버지 곁에 묻힐 수 있었다.

수술 후 첫 주 동안 수술에 주로 참여한 5명의 의사는 진료 예약을 모두 취소한 뒤 12시간씩 교대로 당직을 서며 환자에게 불행한 일이 발생하지 않게 하겠다고 결심했다. 톰은 4일 차에 호흡관부터 시작해 몸에 삽입한 관을 하나씩 차례로 제거했다. 쿠퍼 박사는 카메라로 폐를 살핀 후 기관지 연결이 안정적으로 이어진 모습을 확인했다. 톰 홀은 물리 치료를 시작했고, 이식 수술로부터 한 달 후에 재활 치료사는 톰이 휠체어를 타고 이동할 수 있을 것이라고 말했다. 무엇보다 산소 호흡기 없이 휠체어를 이용할 수 있었기에 고무적인 발전이었다. 톰 홀은 곧 퇴원했고, 퇴원 후 불과 한 달 만에 업무에 복귀했다. 이식 연구진들의 목표가 성공했다는 분명한 증거였다. 의사들과 톰 홀, 그의 아내는 1주년 기념일에 병원에 모여 케이크와 커피로 서로를 축하했다.

조엘 쿠퍼와 동료들은 전 세계에서 가장 성공적이고 혁신적인 이식 병원을 설립했다. 쿠퍼의 수술법은 다른 의학 병원으로 퍼져 나갔다. 1990년에는 미국에서 76건의 폐 이식이 이루어졌고, 2018년에는 2,530건으로 수술이 늘었다.[9] 현재 미국 내에는 65개의 이식 병원이 있다. 쿠퍼의 폐 이식 수술이 수만 명의 목숨에 미친 영향력은 믿을 수 없을 만큼 크다.

톰 홀은 이식 후로부터 7년을 더 살았지만 콩팥 질환에 무릎을 꿇고 말았다. 그는 7년간의 훌륭한 시간이 마치 완전히 새로운 삶과 같았다고 설명했다.[10] 놀랍게도 톰은 오늘날 폐 이식 대상자의 기대 생존율로 추정되는 약 6.5년을 깨트리고 7년 동안 살아남았다. 그날 이후로 발전시켜 온 새롭고 뛰어난 의약품들의 발명과 지금껏 축적해 온 의사들의 모든 경험에도 불구하고 이 기록은 깨지지 않았다.

폐 이식의 평균 생존율은 시간이 흐르며 천천히 증가하고 있지만, 만성 거부 반응 때문에 여전히 간이나 콩팥 이식의 생존율만큼 높지는 않다. 만성 거부 반응은 급성 거부 반응과는 다르다. 급성 거부 반응은 신체가 외래 조직을 거부하면서 발생하며 엄청난 양의 백혈구 세포(일반적으로는 림프구)가 이동해 폐를 공격하는 증상이다. 이때 폐 이식 환자는 급격히 숨이 가빠지거나 열이 오를 수 있다. 또한 폐 안의 공기는 원래 흉부 엑스선 상에서 검은색으로 보이지만 염증이 생기면 폐가 하얀색으로 관찰된다. 다행히도 고용량 스테로이드의 도움을 얻어 침범한 림프구를 모두 몰아낼 수 있기에 급성 거부 반응으로 사망하는 사례는 드물다. 보통은 면역 폭풍이 지나간 뒤 생체 시계가 제자리를 찾기 시작하면 신체가 폐를 받아들이기 때문이다.

그러나 만성 거부 반응은 완전히 다른 기제를 통해 발생한다. 급성 거부 반응은 초기 수개월 내로 발생하는 데 반해 만성 거부 반응은 일반적으로 첫해를 넘긴 후 발생한다. 만성 거부 반응에는 염증성 림프구가 많이 유입되지 않지만 섬유 아세포와 반흔 조직을 생산하는 주요 세포들이 활성화되어 기도 주위에서 천천히 반흔이 생긴다. 특발 폐 섬유증과 같이 스테로이드를 비롯한 항염증성 의약품은 섬유 아세포에 효과가 없다. 특발 폐 섬유증 약으로 허가를 받은 피르페니돈이 초기 연구에서 일부 가능성을 보였지만 많은 부분이 아직 연구 중이다.[11] 만성 거부 반응의 근본 원인은 밝혀지지 않았는데, 아마도 일부 독성 흡입 인자나 일반적인 가벼운 바이러스가 새로 이식된 폐에서 적절히 제거되지 않으면서 거부 반응이 발생하는 것으로 보인다. 프네우마(호흡)를 체내로 불러들이기 위해서는 많은 작업이 필요하며 이 과정에는 대가가 따르는데, 특히 정상 면역 기제가 거부 치료로 방해받을 때 더욱 그렇다.

만성 거부 반응이라는 망령에도 불구하고 한 설문 조사에 의하면 현재 폐 이식 대상자의 92퍼센트가 다시 수술할 의향이 있으며, 76퍼센트는 수술에 매우 만족한다고 답했다.[12] 의사들이 수술을 원하는 환자들을 위해 충분한 장기를 찾을 수만 있다면 모두가 행복할 것이다. 장기의 공급 부족에 대한 한 가지 해결책으로는 잠재적인 공여자에게서 추출할 수 있는 폐의 비율을 높이는 방법이 있다. 폐는 기증자로부터 받은 폐의 20퍼센트만을 사용할 수 있을 만큼 단연코 회복률이 최악인 장기며, 다른 장기에 비해 수율이 훨씬 낮다.[13] 폐는 정말 섬세하고 손상되기 쉬운 장기다. 토론토 대학 병원에서는 대상자에게 폐를 연결하기 전에 폐에 영양분이 풍부한 체액과 충분한 산소를 관류시킴으로써 폐가 최적의 상태가 아니더라도 질을 향상시킬 수 있는 새로운 생체 외 폐 관류 장치를 개발했다. 초기 연구 결과 역시 긍정적인 가능성을 보이고 있다.

좀 더 깊은 수준에서는 줄기세포와 폐 재생 과학을 이용해 모든 종류의 외래 장기 이식을 대체하려는 연구가 진행 중이다. 목표는 대럴 코튼 박사가 그 가능성을 보여 주었듯이 죽어가는 폐를 가진 환자에게서 하나의 세포를 채취한 뒤 미분화 상태로 되돌려 서로 다른 세포들을 모두 만들어 내고 완전한 폐를 구성하는 것이다. 하지만 서로 다른 세포를 성장시키는 작업만으로도 엄청난 일이며, 다양한 세포를 모두 만드는 구조체를 생산하기 위해서는 훨씬 큰 과제를 해결해야만 한다. 폐는 근본적으로 세포 외 기질이라고 하는 무세포acellular 구조를 가지는데, 이 구조는 고층 건물의 골조와 비슷하다. 덩굴이 서로 붙어 격자 모양으로 자라듯이 이 구조체는 폐의 맥관 구조와 세포가 복제하고 성장하는 과정에 붙잡을 수 있는 지지대 역할을 한다. 과학자들은 이 구조체를 만들기 위해 서로 다른 두 가지 접근법을 시험하고 있다. 첫 번째는 상처 부위에서 구조체를 만들 수 있는 신규 단백질을 사용하는 방법이고, 두 번째는 동물의 폐에서 세포를 벗겨내는 방법이다. 완전한 폐의 재생에 성공한다면 이미 수년간 사용된 누군가의 폐를 이식하는 대신 훨씬 개선된 방법을 적용해 모든 거부 반응 문제를 해결할 수 있을 것이다.

4부
삶과 사랑, 그리고 폐

14장
누구도 말해 주지 않는 가장 위대한 의학 드라마

낭섬유증의 역사는 이 책이 말하고자 하는 주요 주제 세 가지를 통합한다. 바로 인간의 폐가 가진 중추적인 역할과 치명적인 질병에 걸린 환자들의 용기, 의학계의 발전에서 고된 노력과 이성적인 관찰, 협력이 가지는 중요성이다.

20세기 중반에 낭섬유증을 가지고 태어난 사람들의 평균 기대 수명은 5년 미만이었지만 현재 그 수치는 50년에 가까워지고 있다.[1] 이제부터 기술할 이야기는 단순히 질병을 치료하는 방법에 대한 사례 연구가 아니다. 머지않은 미래에 한 질병을 종말로 이끈 사례가 될 가능성이 크다. 이 이야기에서 과학자들과 환자, 가족들이 보여 준 성취는 그야말로 대단하다. 이 이야기는 낭섬유증의 정체를 밝힌 과정을 담은 놀라운 의학 드라마다.

1989년 8월 25일은 낭섬유증 환자들에게 아주 중요한 날이었다. 그날 열기로 가득 찬 기자 회견장에는 프랜시스 콜린스Francis

Collins라는 이름의 키가 크고 호리호리한 한 남성이 부스스한 갈색 머리에 제멋대로 뻗친 수염을 달고 밝은 조명과 20개의 카메라 앞에 서 있었다. 이미 미시간 대학교에서 성공한 과학자였고, 후에 미국 국립 보건원장 자리에 오른 콜린스는 긴장으로 이마에 승리의 구슬땀을 흘리고 있었다. 그는 낭섬유증의 근본적인 원인인 유전 결함을 밝혔다며 낭섬유증이라는 에베레스트산에 〈베이스캠프〉를 세웠다고 의기양양하게 선언했다. 또한 산 정상에 오르기까지 아마도 1년 남짓이 걸릴 것이라고 말했다.

하지만 1년은 수년으로, 수년은 수십 년으로 늘어났고 빠른 등반에 대한 예측은 실현되지 않았다. 전국의 낭섬유증 환자들과 그 부모, 의사들은 기자 회견의 발언에 귀를 기울였지만 어떤 직접적인 시도도 이루어지지 않았다. 유전 결함이 밝혀졌음에도 불구하고 치료에 이렇다 할 돌파구를 마련하지 못했고, 더 이상의 진척도 이루어지지 않았다.

유전 질병인 낭섬유증은 수천 년 동안 존재했던 것으로 보인다. 중세 시대에 등장한 다음과 같은 기록은 확실히 낭섬유증으로 판단할 만하다. 〈비통하게도 저주 때문에 키스를 한 이마에서 짠맛이 난 아이는 금세 사망했다.〉 최초의 낭섬유증 환자 부검은 1595년에 네덜란드 레이던 대학교의 페터르 파우Peter Pauw가 실시했다. 그는 〈저주에 걸린〉 아이의 사후 검사를 시행했고, 아이의 췌장이 〈단단하게 부풀어 올라 번들거리는 흰색〉 지방으로 가득한 모습을 발견했다.[2]

시간이 흐른 후 19세기에 의학적인 질병의 연구 방법으로 부검을 활용하기 시작하면서 낭섬유증으로 의심되는 서술이 추가로 기록되었다. 빈 대학교의 카를 폰 로키탄스키 Carl von Rokitansky 박사는 1830년부터 1878년까지 3만 건가량의 부검을 수행했다. 한 사례에서 그는 가득 찬 변으로 장이 막혀 태어나자마자 사망한 아기에 대해 기술했다. 이러한 양상의 장 폐색은 대부분 낭섬유증을 가리킨다.

그 후로 수년간 의학 문헌에서 낭섬유증으로 보이는 영아에 대한 기록이 등장했는데 대부분 영양실조로 사망했다. 당시 낭섬유증 환자들을 사망에 이르게 한 원인은 주로 음식의 흡수 장애였다. 췌장은 소화를 돕기 위해 음식의 지방과 단백질, 탄수화물을 분해하는 효소를 생산하고 영양분은 소장에서 흡수된다. 낭섬유증 환자는 보통 췌장이 이미 망가진 상태로 태어나는데, 현재는 의사들이 대체 효소를 처방하지만 당시에는 그렇지 못했기 때문에 영양분을 흡수할 수가 없었고 몸무게가 늘지 않아 수개월 내로 사망했다.

1930년대에 들어서 낭섬유증의 전형적인 징후와 증상을 포함한 사례 보고가 등장했다. 이 논문을 쓴 저자는 거의 확실히 낭섬유증을 기술하고 있었지만 자신이 별개의 독립 질환을 관찰하고 있다는 사실을 알아차리지 못했다. 낭섬유증은 종종 음식 섭취 장애를 일으키는 또 다른 질병인 셀리악병과 혼동되곤 했기 때문이다. 여러 의학 분야에 족적을 남긴 스위스의 병리학자 귀도 판코니 Guido Fanconi 박사도 비슷한 보고를 남긴 사람 중 1명이었다. 1936년에 판코니 박사는 폐 점액 증상과 췌장 장애를 보인 2명의 아이에 대해 기술했는데 한 아이는 10개월에 사망했고, 다른 아이는 3세에 사망했다. 이 논문에서 폐가 아니라 췌장에 섬유 조직과 함께 지방 주머니(낭)가 증가하는 병리학적 상태를 표현하기 위해 낭섬유증이라는 용어가 처음으로 사용되었다.

판코니 박사는 자신이 새로운 질병에 이름을 지었다고 생각했지만 그 영광은 다른 사람에게로 돌아갔다. 과학계에서 흔히 그렇듯 과학자는 자신의 발견이 최초라는 사실을 세상 사람들에게 설득할 수 있어야만 한다. 설득에 성공한 과학자는 바로 컬럼비아 대학교의 도로시 한신 안데르센Dorothy Hansine Andersen 박사였으며, 1938년 낭섬유증에 대해 기술한 그녀의 논문은 낭섬유증에 대한 학술 연구의 시작으로 이름을 알렸다.

1901년에 노스캐롤라이나주 애슈빌에서 외동딸로 태어난 도로시 한신 안데르센은 13세에 덴마크계 아버지를 여의고 만성 건강 질환에 걸린 미국계 어머니와 홀로 남겨져 가정을 돌봐야 했다. 1920년에 어머니가 사망한 후부터는 의학에 전념했다. 마운트 홀리오크 칼리지를 졸업한 그녀는 1928년 존스 홉킨스 의과 대학교에서 의학 박사 학위를 얻었다. 도로시는 뉴욕주 로체스터의 스트롱 메모리얼 병원에서 외과의 인턴 과정을 거치려 했지만 여성이라는 이유로 거부당했다. 하지만 차별에 단념하지 않고 병리학 분야로 노선을 변경한 그녀는 1930년에 컬럼비아 대학교의 연구원 자리를 수락했으며 몇 년 뒤에 교수직에 임명되었다.[3]

안데르센 박사는 1935년에 낭섬유증의 증상을 보인 3세 아이의 부검을 진행하던 도중 처음으로 무언가 특이한 점을 발견했다. 그녀는 해당 상태에서 일반적으로 정상이어야 할 췌장에 문제가 생겼음을 확인했다. 1595년 파우의 서술과 아주 흡사하게 췌장이 하얗게 번들거리고 있었다. 현미경으로 보았을 때 췌장의 정상 구조는 대부분 지방 조직으로 변했고 섬유화와 낭이 보였다. 췌장은 분명 소화를 위한 적절한 효소를 만들어 내지 못하고 있었다.

과학적 직감이 발동한 안데르센 박사는 소화 장애와 췌장 문제로 사망한 다른 아이들을 조사했다. 박사는 자신이 일하는 기관에서 일부 사례를 발견했고, 전 세계의 병리학자들에게 문의하여 같은 증상을 보이는 일부 사례를 추가로 확인했다. 마침내 그녀는 49건의 사례를 취합해 1938년에 「췌장의 낭섬유증과 셀리악병의 연관성 Cystic Fibrosis of the Pancreas and Its Relation to Celiav Disease」이라는 제목의 논문을 발표했다.[4]

그녀의 논문은 의사들이 인지하지 못한 어떤 질병이 영유아에게 발생하고 있다는 사실을 확실시하며 전 세계 의학계를 뒤흔들었다. 안데르센 박사는 다른 병원과 기관 의사들의 연구 내용을 논문에 포함했다. 그 연구진들도 역시 마찬가지로 낭섬유증에 관심을 보이고 있었지만, 안데르센 박사가 보고한 사례의 수는 이전에 발표된 어떤 논문보다도 기하급수적으로 많았기 때문에 논문의 영향력을 확고히 할 수 있었다. 박사의 논문으로 인해 전 세계의 의사들은 안데르센이 기술한 증후군이 셀리악병과 아무런 연관성이 없다는 사실을 인지하기 시작했고, 당시까지 알려지지 않아 진단할 수 없었던 질병이 청진기를 대면 확인할 수 있는 곳에 존재하고 있었다는 사실을 깨닫게 되었다.

그 후로 20년 동안 안데르센 박사는 낭섬유증에 대한 임상 연구를 이어 가며 세계를 선도하는 전문가로 성장했다. 1946년에 안데르센 박사는 동료 러셀 디 아그네스Russell di Sant'Agnese와 함께 낭섬유증 호흡기 감염에 대항할 항생제 사용에 대한 연구를 최초로 발표했고, 그해에 낭섬유증이 상염색체 열성 유전 질환이라는 사실을 정확하게 집어냈다. 다시 말해, 한 부모가 유전자에 낭섬유증 결함을 가지고 있다면 그 자녀는 문제가 없을 수 있지만, 만약 두 부모가 모두 결함 유전자를 물려주었다면 아이는 병에 걸리게 된다. (부모 중 1명만 결함 유전자를 가지고 있어도 병에 걸리는〈상염색체 우성〉질환과는 반대되는 개념이다.)

연구의 발전으로 안데르센과 디 아그네스 박사는 낭섬유증을 사후 진단이 아니라 살아 있는 동안 진단할 수 있는 질병으로 탈바꿈시켰다. 둘은 소장에서 특정 효소의 존재를 확인하는 최초의 낭섬유증 검사법을 개발한 후 또 다른 검사법을 개발했는데, 그 과정은 1948년의 여름에 뉴욕시의 잔혹한 폭염이 불러온 순전한 우연이었다.

당시 뉴욕에서는 이미 널리 사용되던 에어컨을 사용하지 못해 어린아이들이 탈수증으로 컬럼비아 대학 병원에 입원하곤 했다. 디 아그네스 박사는 그중 상당수가 낭섬유증 진단을 받는다는 사실을 확인했다. 그는 어린 낭섬유증 환자들이 땀으로 염분을 배출하기 쉬운 체질이라서 염분과 함께 수분이 빠져나와 탈수증이 생겼을 것이라 가정했다. 박사는 환자들의 땀을 수집해 검사했고, 그 결과 실제로도 염분 수치가 매우 높았다. (여기서 우리는〈비통하게도 짠맛이 난 아이〉라는 중세 시대의 기록이 이 증상에서 유래했다는 사실을 알 수 있다.) 현재는 유전자 검사법이 발견되었지만 여전히 높은 염분 수치를 확인하기 위한 땀 검사법이 낭섬유증 진단의 표준으로 이어지고 있다.

낭섬유증과 관련한 과학과 치료법은 1938년에 안데르센 박사가 질병을 기록한 연구를 발표한 후로 수십 년 만에 빠르게 발전했다. 최초의 큰 발전은 병에 걸려 섬유화된 췌장이 일을 할 수 있게 만들어 주는 췌장 효소를 개발하면서 이루어졌다. 개발된 약의 캡슐 안에는 지방과 탄수화물, 단백질을 흡수하기 쉬운 형태로 분해하기 위해 사용하는 세 가지 효소(리파아제와 아밀라아제, 프로테아제)의 과립제가 들어 있다. 효소 치료법은 즉각적인 성과를 보였고, 낭섬유증에 걸린 아기들은 마침내 음식을 분해하는 효소의 도움으로 영양분을 처리할 수 있게 되었다.

췌장 효소 결핍 증상이 크게 개선된 낭섬유증 아기들은 더 오래 살 수 있게 되었지만, 이제는 조금 더 성장한 뒤에 폐에서 공격적인 세균이 군집을 형성해 점액을 과도하게 생산하는 문제가 발생하기 시작했다. 낭섬유증 관련 의사들과 과학자들은 세균과 싸우기 위해 안데르센 박사가 최초로 항생제를 사용했듯이 에리트로마이신이나 테라마이신, 오레오마이신과 같은 새로운 항생제를 흡입과 정맥 주사로 실험하기 시작했다. 이러한 약물은 한동안 질병을 저지하면서 폐에서 엄청난 효과를 보였고 덕분에 세균과 점액, 고름의 과부하를 이겨 낸 환자의 폐가 제대로 기능할 수 있었다.

새로운 의약품으로 낭섬유증 환자의 기대 수명은 1938년에 6개월에서 1950년에 약 2년으로 증가했고, 1962년에는 놀랍게도 10세까지 증가했다. 그 무렵, 어떤 연구보다도 낭섬유증의 경과에 큰 영향을 끼쳤으며 과학만큼이나 중요한 한 사건이 일어났다. 그 중심에는 낭섬유증 치료법 개발에 다른 어떤 연구자나 의사, 사회 복지사보다도 열정적으로 관심을 기울였던 환자의 부모들이 있었다. 1955년 필라델피아에서 모인 부모들은 국제적인 지지 단체를 설립했고, 이 단체는 우리가 낭섬유증을 대하는 방식뿐만 아니라 전반적으로 질병을 치료하고 해결하는 방법에 대한 전문가들의 사고방식을 바꾸었다.

단체 내에서 최초로 가장 많은 투자를 아끼지 않은 2명은 밀턴 그라웁Milton Graub과 그의 아내 에벌린이었다. 밀턴은 1945년 필라델피아의 하네만 의과 대학에서 의학 학위를 받았고 가까운 곳에서 소아과 의원을 열었다. 그의 아들 리는 1948년에 태어났는데 건강이 좋지 않았다. 아이는 초기에 몸무게가 늘지 않는 증상을 보이다가 폐 감염을 일으켰다. 밀턴은 당시에 낭섬유증이라는 새롭게 알려진 질병에 대해 듣게 되었고, 당시 2세이던 리를 안데르센 박사에게 데려가 진단을 확인받았다. 그때쯤 에벌린은 딸 케이티를 임신하고 있었다. 딸 케이티 역시 태어난 직후에 마찬가지로 낭섬유증 진단을 받았다.

그라웁은 엄청난 충격을 받았다. 밀턴은 이렇게 회상한다. 〈우리는 아이들이 치료가 불가능하며 사람들이 거의 들어보지도 못한 병에 걸렸다는 사실에 완전히 절망했어요.〉⁵ 리가 진단을 받았을 무렵에 치료법은 췌장 효소와 몇 가지 항생제만이 유일했다. 기도 청결 요법이 이제 막 등장한 시기였다.

그라웁은 가족의 삶을 뒤바꾼 진단을 받은 후 우선 필라델피아 지역에서 낭섬유증에 걸린 아이를 둔 다른 부모들에게 연락을 했다. 현명하게도 부부는 다수가 함께 뭉쳐 통일된 목소리를 낼 때 힘이 생긴다고 판단했다. 함께 모인 부모들은 1952년에 낭섬유증에 대한 인식을 향상시키기 위한 지역 지지 단체를 결성했다. 설립 초기에 밀턴 그라웁은 자신의 집에서 대략 300킬로미터 내에 낭섬유증 진단을 받은 모든 가족을 찾아가 질문에 답했고, 가능한 의약품과 치료법을 활용할 수 있도록 도왔다. 그 후 새로운 부모들이 스스로 단체를 방문하기 시작하며 전형적인 풀뿌리 운동의 형태를 이루었다.

지역 지지 단체는 점차 성장하며 1954년에 최초의 모금 행사를 열어 초청 연사를 초빙했다. 1955년에 그라웁은 다른 여러 도시 가족들의 도움으로 낭섬유증 재단이라는 법인 단체를 설립했다. 클리블랜드와 볼티모어, 보스턴과 같은 도시에 지역 단체가 세워졌다. 단체는 자금을 축적하기 시작했고 곧바로 연구를 진척시키기 위한 계획에 자금을 쏟아부었다. 다수의 도시에서 시행된 목표 기금을 모금하기 위한 노력과 낭섬유증이 보여 준 치명적인 특성에 대한 슬픈 사연으로 수십 년간 모아야 가능했을 수백만 달러가 쏟아졌다. 재단은 1955년에 아이오와주에서 최초의 학회를 열었고, 당시의 많은 선두 과학자가 참석했다.

낭섬유증 재단은 모금 활동과 보조금 할당 이상으로 훨씬 중요하고 시대를 앞선 업적을 남겼다. 2013년 옥스퍼드 영어 사전은 〈빅 데이터〉라는 문구를 추가했는데, 이 용어는 다양한 분야에서 조금씩 다른 의미로 사용된다. 예를 들어, 기술 분야에서 빅데이터는 단일한 개체의 특성을 예측하기 위해 방대한 양의 고객 정보를 활용하는 활동을 말한다. 의학에서 빅 데이터는 많은 수의 환자에 대한 임상 정보를 모으는 활동을 뜻하며 연구 성과를 이루는 방법으로 사용할 수 있다.

낭섬유증 재단은 첨단 기술 회사에서 어떤 광고로 고객의 반응을 이끌어낼지 예측하기 위해 빅 데이터를 사용하기 한참 전부터 국가의 모든 낭섬유증 환자에 대한 데이터를 모으고 있었다. 1년에 수차례 환자의 키와 몸무게부터 복용하는 의약품과 진단시의 나이, 폐 안에 존재하는 특정 세균의 종류까지 철저하게 데이터를 수집했다. 이 정보는 환자의 경향성을 설명하는 열쇠가 되었다. 덕분에 연구자들은 필요한 약의 종류와 나이에 따른 차이점에 대한 기준을 세울 수 있었다. 또한 데이터는 연구자들이 질병의 치료법을 찾는 과정에서 필수적인 요소로 작용했으며, 사용 가능한 새로운 의약품의 연구에도 중요한 역할을 했다. 의학계 전체의 각 전문 분야에서 일하는 박사들은 빅 데이터 접근법의 지혜를 확인했고, 최근까지도 낭섬유증 재단이 수십 년 전에 개척했던 방법론을 바탕으로 많은 의사가 환자의 정보를 추적하고 있다.

또한 낭섬유증 재단은 낭섬유증 전문 병원의 설립에 일조했다. 덕분에 낭섬유증 환자들은 전문적인 훈련을 받아 질병에 대한 이해도가 높은 의사들에게 최신의 치료법을 받고 있다. 1961년에 최초로 안데르센 박사의 지도하에 세워진 컬럼비아 병원과 해리 슈와크만Harry Shwachman 박사의 보스턴 병원 이후에도 여러 훌륭한 진료 병원들이 학술 의료 센터 산하에서 설립되었다. 병원의 수는 빠르게 증가했다. 1년이 흐른 후 추가로 30개 병원이 세워졌으며, 현재는 130개 이상의 병원이 운영 중이다.

환자의 가족들이 낭섬유증 전문 병원을 선호하는 이유는 낭섬유증을 전문으로 훈련한 의사들에게 진료받을 수 있을 뿐만 아니라 영양학자와 호흡 요법사, 사회 복지사, 연구 코디네이터의 도움을 받을 수 있기 때문이다. 낭섬유증은 여러 체계의 접근법이 필요한 다중 체계로 이루어진 질병이다. 그러나 치료를 위해 빅 데이터 법을 사용한다는 개념은 당시로써는 독특한 방법이었고, 다른 전문 분야에서 그 장점을 이해하기까지 수년간이 걸렸다. 이제는 만성 폐쇄 폐 질환과 사이질 폐 질환, 암을 위한 하위 전문 진료소에서도 빅 데이터 체계를 모방하고 있다. 빅 데이터 법의 효과는 낭섬유증 환자의 지속적인 기대 수명 증가와 해당 분야의 성과로 증명되었다.

그라웁은 1958년 10세이던 아들 리가 사망하고, 1969년 딸 케이티가 18세의 나이로 그 뒤를 따라 세상을 떠난 후에도 낭섬유증 공동체에서 지지를 이어 갔다. 밀턴과 에벌린이 모은 엄청난 자금으로 1995년에 세워진 이스라엘 텔아비브의 슈나이더 어린이 병원의 케이티와 리 그라웁 낭섬유증 병원은 수년간 수백 명의 어린이를 치료했다.

그라웁 박사와 에벌린을 비롯한 모든 환자의 부모들과 친구들, 초기부터 함께 일한 지지자들의 이름은 어떤 과학 교과서에서도 찾을 수 없을 것이다. 하지만 그들은 낭섬유증 재단의 설립에 일조하고 적절한 임무를 설정해 꿋꿋이 이루어 나갔으며, 자금 모금과 지지를 통해 질병의 경과에 진정한 변화를 일으켰다.

1970년대 후반에 미국 국립 보건원은 낭섬유증과 연관된 프로젝트를 위한 연구 보조금으로 5년의 지원 기간 동안 매년 엄청난 양의 돈을 지원했다. 지원 대상 선정 과정에 35개의 지원서가 들어왔고, 국립 보건원은 지원 대상을 결정하기 위해 외부 과학자 연구 집단과 함께 심사를 진행했다. 그러나 지원금 제안서를 읽은 후 심사 위원들은 만장일치로 자금을 지원할 가치가 있는 제안서가 없다고 결론 내렸다.

1974년부터 국립 보건원에서 근무한 밥 벨Bob Beall은 당시 제안서에 수준 이하의 평가를 내린 사람 중 1명이었다. 그는 처음에 (20만 명도 채 되지 않은 적은 환자 수를 가진) 낭섬유증 같은 천덕꾸러기 질병의 연구에 관여하고 싶은 생각이 없었다. 그러나 환자 가족들의 이야기가 그의 마음을 바꿔 놓았다.

1977년 추운 2월의 어느 날, 메릴랜드주 베데스다에서 벨은 상사에게 낭섬유증을 위한 국립 보건원 프로그램과 지원을 맡아 캘리포니아주 라호이아에서 낭섬유증 재단장이 참석하는 회의에 합류해 달라는 요청을 받았다. 벨은 당시에 낭섬유증이라는 단어를 제대로 읽지도 못했지만 2월에 캘리포니아 남부에 방문하는 일정이 나쁘지 않다고 생각했다. 남부의 날씨는 예상대로 훌륭했다. 벨은 재단장과 이야기를 나눈 후 연구 진행 상태가 앞서 결정했듯이 수준 미달이라고 판단했다. 하지만 휴식 시간에 환자의 가족들과 나눈 대화에서 간절함을 읽은 후로 벨의 마음은 크게 흔들렸다.

벨은 가족들의 강한 의무감과 목적의식에 설득당해 낭섬유증 연구에 참여하게 되었다. 초기에는 국립 보건원 내에서 낭섬유증 관련 일을 담당하다가 1980년부터 낭섬유증 재단에서 정규직으로 근무하며 연구 활동을 이끌었다. 몇 년 뒤에 그는 재단장이자 CEO로 승진했고, 그 자리를 21년 동안 유지했다. 재단은 벨의 지도하에 낭섬유증 치료를 위한 큰 발걸음을 내디디며 의학계에서 다른 재단들의 부러움을 샀다.

벨은 재단의 지원을 받는 연구 활동을 개선하기 위해 애썼다. 특히 낭섬유증 환자의 폐내에서 파괴적인 점액이 쌓이는 동안 세포 수준에서 어떤 일이 발생하는지 조사하기 위한 연구 프로젝트를 진행했다. 전국의 임상 현업에 있는 의사들은 환자에게 도움이 될 만한 치료 자금을 지원해 주길 원했지만, 벨은 질병의 완치를 위해서는 과학 연구에 막대한 자금을 투자해 기본적인 세포 장애의 원인을 밝혀내야 한다고 이사회를 설득했다. 이사들은 비영리 재단에서 벨이 제안한 수준만큼 큰돈을 과학 연구 프로젝트에 지원한 적이 한 번도 없었기 때문에 갈등했다. 정부와 대학교에서 거대 연구 프로젝트의 자금을 지원하는 일은 종종 있었으나 상대적으로 작은 재단이 그만한 자금을 지원하기에는 재정적 위험성이 컸다. 자금 지원뿐만 아니라 대학교의 주요 기반 시설에 필요한 어마어마한 자본과 지급해야 할 고액의 월급 역시 문제였다. 이때 필요한 수천만 달러는 재단의 재정에서 상당 부분을 차지하는 금액이었다. 하지만 벨은 연구자들이 질병 치료의 목표를 이루려면 위험성이 크더라도 감수해야 한다고 생각했다. 재단 이사들은 마침내 그의 의견에 동의했다.

1982년 노스캐롤라이나 대학교와 앨라배마 대학교, 샌프란시스코의 캘리포니아 대학교, 이렇게 주요 대학 3곳에 최초로 연구 센터가 문을 열었다. 연구 개발 프로그램RDP* 센터라고 불린 이 기관들은 협동 연구를 통해 낭섬유증에 대한 정보의 공백을 채우는 임무를 수행했다. 과학적 관점에서 그들은 모두〈상류 이동〉이 필요하다는 사실에 동의했다.

과학에서〈상류〉와〈하류〉는 세포 수준에서 질병이 작용하는 장소를 뜻한다. 상류의 끝은 유전자며 단백질을 구성하는 방법에 대한 물리적 부호를 보유한 DNA로 이루어져 있다. 거기서 하류로 이동하면 DNA에 의해 직접 생산된 RNA가 등장하고, 조금 더 내려가다 보면 RNA에 의해 만들어지는 단백질이 있다. 수년 동안 낭섬유증 치료는 모두 점액을 제거하고 항생제로 감

* Research Development Program.

염을 치료하는 하류에 중점을 두고 있었다. 하지만 결함 DNA와 RNA, 단백질을 고치지 못하는 하류 작업으로는 질병을 치료할 수 없었다. 그래서 연구자들은 그보다 한참 더 상류에 있는 세포를 연구해야 했다.

RDP 센터는 이듬해부터 발표하는 과학 논문의 수를 2~3배로 늘려가며 성공 가도를 달렸다. 하지만 밥 벨의 진정한 목표는 유전 결함의 발견이었다. 낭섬유증은 가족 간에 이어지고, 한 세대에서 다음 세대로 전해진다고 알려져 있었기 때문에 유전 질환임이 틀림없었다. 그는 치료법을 찾으려면 DNA에서 결함이 일어나는 위치와 이 DNA가 부호화하는 결함 단백질의 정체를 밝혀야 한다고 생각했다. 아마도 이 단백질은 점액 생산과 더불어 폐와 췌장 모두의 기능과 연관이 있을 것이었다. 결함 유전자와 그 유전자가 만드는 단백질의 정체가 바로 질병 치료 연구의 핵심이었다.

그러던 중 1985년에 토론토 대학교의 랩치 추이(徐立之) 박사가 7번 염색체에서 낭섬유증 결함 유전자를 분리해 내며 유전자 연구의 첫 번째 돌파구를 열었다.[6] 우리 몸의 모든 세포핵 안에는 23쌍의 염색체가 있다. 세포의 위치에 따라 DNA는 특정 부분만이 활성화되고, 이 활성화된 부분은 특정한 장기에서 기능하기 위해 특정 세포에 필요한 단백질만을 생산한다. 이 단백질은 탄수화물을 분해하고 염분과 수분을 조절하며 에너지를 생산하는 작업을 포함해 세포가 살아가는 데 필요한 모든 작업을 수행한다.

1954년 프란시스 크릭과 제임스 왓슨이 최초로 기술했듯이 인간의 DNA가 단백질을 만드는 방식은 단순하다. 인간의 모든 DNA는 A와 T, G, C라고 하는 네 가지 염기쌍으로 구성된다. 이 염기쌍은 3개씩 짝을 지어 다양한 양식으로 배열된다. 이 DNA의 배열에 따라 단백질을 만드는 특정 아미노산이 달라붙는다. 예를 들어, DNA의 특정 부분에 GCC라는 3개의 염기쌍이 있을 때는 알라닌이라는 아미노산이 붙는다. 그다음 염기쌍 3개가 GAC라면 이번에는 알라닌 옆에 아스파르트산이 붙어 단백질 분자를 만든다. 거꾸로 생각하면 모든 단백질은 아미노산의 배열로 이루어져 있고, 특정 단백질을 만들기 위해 붙는 아미노산은 DNA 염기쌍의 배치에 따라 달라진다고 할 수 있다.

여기서 중요한 사실은 위에 언급한 2개의 아미노산 부호에서 하나의 염기쌍만 달라져도 문제가 생긴다는 것이다. 만약 DNA가 실수로 A가 와야 하는 특정 위치를 C로 읽으면 단백질에 아스파르트산 대신에 알라닌이 추가된다. 이렇듯 단백질은 수백, 심지어 수천 개의 아미노산으로 이루어져 있지만 (점 돌연변이라고 하는) DNA의 염기쌍에 일어나는 하나의 실수로 잘못된 아미노산이 단 하나라도 발생하면 단백질 기능 장애를 일으킬 수 있다.

낭섬유증 역시 23개의 염색체 중 한 염색체에 있는 DNA의 아주 특정한 한 부분이 망가진다고 알려져 있었다. 세포 생물학 수준에서 설명하자면 DNA의 어느 부분에 염기쌍 오류가 발생해 A와 T, G, C로 이루어진 특정한 배열이 망가진다는 의미다. 염기쌍은 아미노산을 부호화하기 때문에 잘못된 아미노산이 추가되어 만들어진 단백질은 이상 기능을 일으킬 수 있다. 낭섬유증에서 이 단백질은 아마도 폐와 췌장의 세포에서 점액 생산을 조절하는 역할을 할 것이다.

인간의 23개 염색체는 대략 30억 개의 염기쌍으로 이루어져 있으며, 인간이 살아가는 데 필요한 2만 1,000개의 단백질을 부호화한다. 인간의 유전체는 겨우 하나의 염기쌍이 잘못되었을 때 그 결함을 찾기에는 너무도 방대한 공간이다. 랩치 추이 박사의 연구실에서는 결함이 발생한 위치의 범위를 좁히기 위해 낭섬유증 우성 유전자를 가진 가족의 DNA를 분석해 유전 물질의 폭넓은 유사성을 검토했다. 추이 박사는 모든 가족이 7번 염색체의 특정 부분에 유사한 변화를 가지고 있다는 사실을 발견했다. (인간의 DNA는 오직 1퍼센트만이 단백질을 만들고 나머지 부위의 역할은 아직 밝혀지지 않았기 때문에) DNA에 변화가 있다는 사실이 크게 중요하지 않을 수 있지만, 연구진은 낭섬유증이 빈번하게 발생하는 가족들의 해당 DNA 부분에 무언가 차이가 있다는 단서를 얻을 수 있었다.

7번 염색체로 범위를 좁히자 추이 박사가 분석해야 할 DNA의 양은 염기쌍 30억 개에서 1억 5900만 개로 줄었으나 여전히 엄청난 양이었다. 낱알처럼 작은 정보를 얻기가 쉽지 않았기 때문에 일부 과학자들은 추이 박사의 연구가 현재의 기술로는 불가능한 일이라 생각했다. 그러던 중 미시간 대학교의 과학자 프랜시스 콜린스가 추이 박사의 연구실에서 밝힌 연구 결과에 흥미를 느끼게 되었다. 그리고 자신이 과거에 사용했던 〈염색체 워킹과 염색체 점핑〉이라고 알려진 방법이 추이 박사에게 도움이 될 것이라 생각했다. 그는 추이 박사에게 협력을 제안하며 해당 연구에 참여하길 원했다. 그렇게 두 연구실은 낭섬유증 유전자를 밝히겠다는 단 하나의 과제를 이루기 위해 수년간 엄청난 결속력을 다지며 실험 방법과 자료를 공유했다. 두 과학자는 토론토와 앤아버 사이의 5시간 거리가 익숙해질 정도로 자주 왕복했다. 그리고 연구 과제에 대한 보상으로 결함 유전자를 발견한 후에 뚜껑을 열기로 약속하고 캐나다산 위스키 한 병을 사서 선반 위에 올려 두었다.

콜린스 박사는 독특한 방식으로 연구실의 연구자들을 독려했다. 그는 주변에 헛간이 많은 미시간에서 일했기 때문에 평균 건초 더미의 무게가 8톤이라는 사실을 쉽게 알 수 있었다. 그리고 일반적인 바늘의 무게가 2,000밀리그램이라는 사실도 알고 있었다. 비교하자면 수백만 염기쌍 가운데 결함 염기쌍을 찾으려는 시도는 말 그대로 건초 더미에서 바늘 찾기였다. 콜린스 박사는 한 헛간에 들어가 사진을 찍었는데, 그의 왼편에 쇠스랑과 닭한 마리가 있었고 머리 위로는 오래된 나무 서까래가 있었다. 그리고 그의 손에는 빛나는 은색 바늘이 들려 있었다. 그가 전하고 싶었던 의도는 분명했다. 불가능한 일이 아니라는 것이었다.

염색체 워킹과 염색체 점핑은 DNA를 분석하고 특정 영역에 있는 정확한 염기쌍을 확인하는 방법이다. 그러나 당시의 기술로는 큰 DNA 조각을 분석할 수 없었다. 한마디로 아예 불가능한 일이었다. 아주 작은 조각은 분석할 수 있었으나 분석을 위해 작게 잘라야 했고, DNA를 자르고 나면 분석된 부분이 어느 배열 부위에 맞는 조각인지 알기가 어려웠다.

분석을 시행하기 위해서 두 과학자는 가능성이 있다고 생각되는 DNA의 특정 부분에서 작업을 시작하기로 했다. 콜린스와 추이는 7번 염색체 중에서도 추이가 낭섬유증 가족의 비부호화 DNA로 유사한 돌연변이를 찾았던 위치에서 작업을 시작했다. 둘은 그 위치가 자신들이 찾던 유전자의 위치가 아니라는 사실을 알고 있었지만 원하는 유전자에 가깝다고 믿으며 두 영역이 연결되어 있을 것이라 생각했다. 추이는 단백질을 부호화하는 염색체 부분보다 비부호화 영역이 엄청나게 컸기 때문에 비부호화 영역의 유사성을 발견할 수 있었다. 하지만 반복되는 염기쌍의 배열은 낭섬유증 가족 내에서도 다르게 나타났기 때문에 역시 큰 의미를 찾을 수 없었다.

여전히 연구는 시작 지점에 멈춰 있었다. 이 시작 지점에서 콜린과 추이는 다양한 간격으로 DNA 조각을 자르고, 각 조각의 염기쌍을 분석하며 DNA를 〈워킹〉하기 시작했다. 동일한 큰 DNA 안에서 매번 서로 다른 위치에 있는 조각을 잘랐기 때문에 분석 부호에는 겹치는 서열이 있었고, 이 서열을 사용해 올바른 순서로 전체 사슬을 재배열했다. 예를 들어, DNA 조각 하나를 분석한 조각의 끝부분 서열이 ACTCAG였다면 다른 조각은 시작 지점에서 ACTCAG의 동일한 서열을 가질 수 있다. 이 두 조각이 모여 더 큰 DNA 조각의 서열을 이룬다.

한 영역에서 〈워킹〉을 한 후 그들은 다른 염색체 부분으로 〈점프〉해 같은 작업을 반복했다. 서로 다른 영역을 자르고 그 염기 쌍을 알아내기 위해 조각을 분석하고 다시 겹치는 서열을 맞춰 전체 퍼즐을 맞춘 다음, 이번에는 이전에 점프한 부분도 함께 맞추었다.

콜린스와 추이는 워킹과 점핑 방법을 사용해 차근차근 7번 염색체, 특히 추이가 이전에 밝혀낸 영역 근처의 유전 물질을 재건했다. 두 과학자는 비교를 위해 낭섬유증 환자의 유전 물질뿐만 아니라 낭섬유증에 걸리지 않은 가족 구성원의 유전자에도 같은 기술을 사용해 눈에 띄는 다른 점이 있는지 검토했다.

건초 더미 안에서 바늘을 찾는 일은 생각만큼 쉽지 않았다. 일부 유전병은 염색체에 수천 개의 염기쌍이 사라지는데, 이를 대결실large deletion이라고 부른다. 수천 개의 염기쌍 결실은 당연히 단 하나의 염기쌍 결실보다 오류를 찾기가 수월한데, 낭섬유증에서 발생하는 단백질 기능 장애의 원인은 대결실이 아니었다. 그래도 자르고 분석하며 하나로 붙이는 고된 과정을 통해 천천히 전체 퍼즐의 모습이 드러나기 시작했다.

콜린스와 추이는 1989년 5월에 코네티컷주 뉴헤이븐의 예일대학교에서 열린 과학 학회에 참석한 사이 해답을 찾을 수 있었다. 매일 저녁 두 과학자는 기숙사로 돌아가 연구실에서 그날 작업한 염기쌍 분석 본을 팩스로 받았다. 비가 내리던 어느 날 저녁에 두 과학자는 둘둘 말려 땅에 떨어진 팩스 본을 주워 들었고, 그 안에 해답이 담겨 있었다. 7번 염색체의 특정한 영역에 있는 염기쌍을 비교한 결과 낭섬유증 환자들에게 발견되지 않는 염기쌍 3개가 나타난 것이다. 바로 C와 T, T였다. 낭섬유증에 걸리지 않은 사람들의 염색체에는 언제나 3개의 염기쌍이 존재했다. 그리고 사라진 3개의 염기쌍은 염기쌍 18만 8,702개 길이로 밝혀진 한 염색체 안에 있었다. 이 염색체에서 1,480개 아미노산 중단 하나가 단백질에서 제외되었고, 그 결과 단백질이 전해질과수분을 적절히 조절하지 못해 낭섬유증이 발생한 것이다. 두 과학자는 드디어 자신들이 찾아 헤매던 결함 유전자를 찾았다.[7]

둘은 약속을 지키기 위해 토론토로 돌아가 캐나다산 위스키병을 열고 축하하며 연구실 보조 연구원에게 역사적인 축배 장면을 카메라로 찍어 달라고 부탁했다. 그 연구원은 선배 과학자들이 아침 10시부터 도수 높은 술을 마시는 상황을 이상하게 생각했겠지만 산처럼 쌓인 의학 학술지를 뒤로한 채 얼굴에 미소를 띠고 있는 두 과학자의 모습은 환희 그 자체였다. 엄청난 발견에 대한 소식이 전해지자 낭섬유증 학계는 환호했다. 낭섬유증에 걸린 한 8세 환자는 해당 발견에 대한 발표가 있던 날 일기를 썼고, (맞춤법이 다소 틀린) 그 일기는 콜린스 박사에게 보내졌다. 〈과학자들이 난섬유증을 일으키는 우전자를 발견했다고 한다. 오늘은 내 인생 최고의 날이다.〉[8]

낭섬유증을 일으키는 유전자의 발견 배경에는 1980년대 초 세포 수준에서 폐에 점액 문제가 발생하는 원인을 밝힌 연구가 있었다. 폴 퀸톤Paul Quinton은 이러한 연구를 수행한 과학자 중 한 사람이었다. 폴은 1950년대 텍사스 남부에 살던 어린 시절 내내 기침과 폐렴에 시달렸다. 진료를 본 의사들이 어떤 해답도 내놓지 못했기에 폴은 스스로 조사를 했고 낭섬유증이라는 가능성 있는 진단에 이르렀다. 그는 휴스턴의 한 폐 전문의에게 자신의 가설을 이야기했고, 19세 소년의 의견을 받아들인 의사는 땀 검사를 시행한 뒤 낭섬유증이라는 진단을 확인했다. 폴은 자신이 얼마나 오래 살 수 있냐고 물었고, 폐 전문의는 원칙적으로는 이미 죽어도 이상하지 않을 나이이기 때문에 솔직하게 자신도 잘 모르겠다고 말했다.

폴은 의사의 솔직한 답변을 가슴에 새기고 연구의 길을 걸었다. 우선 라이스 대학교에서 박사 학위를 받았고, 로스앤젤레스 캘리포니아 대학교에서 박사 후 과정을 마쳤다. 이때 그는 자신이 걸린 질병의 세포 결함을 찾아내겠다는 열망에 더해 생리학에 관심을 가지게 되었다.

1970년대에 퀸톤 박사가 과학 연구를 시작했을 때 낭섬유증 환자의 세포에 어떤 이상이 발생한다는 사실은 이미 알려져 있었다. 당시에는 낭섬유증 환자의 혈액 내에 있는 어떤 인자가 폐와 췌장, 피부와 같이 병에 걸린 장기에서 전해액 장애와 유체 불균형을 일으킨다는 의견이 우세했다. 피부의 염분은 낭섬유증의 확실한 신호였기 때문에 퀸톤 박사는 자연히 피부를 시작 지점으로 판단하고 낭섬유증 환자의 세포와 정상 세포가 나트륨과 염화물이라는 염분을 구성하는 두 물질을 이동시키는 방법에 대해 연구했다.

그는 낭섬유증의 피부 내에 있는 세포로 조사를 시작했지만 환자들의 피부에는 흉터가 너무 많아 효과적인 연구가 불가능했다. 그래서 그는 비정상적인 기능을 보이면서 반흔 조직에서 자유로워 병에 영향을 받지 않았던 땀샘에 초점을 맞추기로 했다. 대조군으로는 모발 이식 후에 버려진 중년 남성의 피부를 이용했다. 박사는 낭섬유증 환자의 땀샘을 연구하기 위해 현지 낭섬유증 환자들과 자신의 피부에서 조직을 얻었다. 현재 그의 팔에는 당시에 피부 덩어리를 제거했음을 증명하는 흉터가 남아 있다. 그는 1983년 학술지 『사이언스Science』에 낭섬유증 환자의 땀샘 세포가 염화물을 적절히 이동시키지 못한다는 내용을 발표하며 연구를 마무리 지었다. 또한 같은 논문을 통해 이러한 장애가 혈액의 결함이 아니라 세포의 염화물 통로의 투과성 결함으로 발생한다는 사실을 밝혔다.[9]

마침내 추이와 콜린스, 퀸톤을 비롯한 연구자들의 연구 결과는 하나로 모여 낭섬유증에서 유전자와 단백질, 질병의 인과 관계 사슬을 완성했다. 유전자 부호에서 발생한 3개의 염기쌍 손실은 단백질에서 하나의 아미노산 손실을 일으키고, 그로 인해 단백질이 제대로 접히지 못하게 된다. 낭섬유증 막 관통 조절 인자 CFTR*라고 불리는 이 단백질은 일반적으로 세포 밖으로 이동해 염화물을 내보내는 역할을 한다. 이 체계가 망가지면 염화물이 세포 안에 갇히게 되고 음전하를 띠는 염화물이 모여 염분을 형상하기 때문에 수분이 세포 안으로 끌려 들어온다. 그로 인해 세

---

* Cystic Fibrosis Transmembrane conductance Regulator.

포 밖에서 수분과 염분이 윤활제 역할을 하지 못하게 되면서 점액이 마르고 딱딱해져 세균과 염증, 질병이 뒤따른다.

1990년대 중반에 들어서 낭섬유증의 생화학 기제가 제대로 밝혀지면서 잠재적인 해결 방법 역시 명확해 보였다. 〈바이러스 벡터 전송〉이라고 하는 새로운 기술은 유전자 치료를 통한 빠른 치료법에 대한 가능성을 열어 주었다. 일부 바이러스는 자신의 유전 물질을 DNA나 RNA 형태로 숙주 DNA에 삽입하는 방식으로 작동하는데, 이때 자신의 DNA 복제본을 만들기 위해 숙주의 세포 기관을 활용해 필요한 단백질을 옮긴다. 바이러스는 스스로 복제할 수 없지만 이렇게 수백만 년 동안 인간을 포함해 다른 생명체의 세포를 이용해 온 경험이 있다. 실제로 우리 DNA의 약 8퍼센트는 영구적으로 남겨진 바이러스의 DNA에서 유래한다.[10] 과학자들은 낭섬유증 유전자의 정상 DNA 복제본을 바이러스 DNA에 담아 바이러스가 제 기능을 하는 유전자를 환자의 DNA로 옮기도록 만들자고 제안했다.

문제는 바이러스가 오랜 시간 동안 인간의 DNA에 자신의 유전 물질을 삽입해 왔고 특정 환경에서 이러한 작업을 아주 성공적으로 이루긴 했지만, 인간의 면역 체계 역시 마찬가지로 오랜 시간 동안 이러한 침입에 대항하기 위해 싸워 왔다는 것이다. 낭섬유증의 유전자 치료법을 위해 정상 낭섬유증 유전자를 바이러스에 담는 작업은 수월했다. 그러나 신체의 면역 방어 체계를 침입할 방법과 바이러스가 정상 낭섬유증 유전자 복사본을 폐 세포로 운반하도록 하는 방법을 찾아야 한다는 문제가 남았다. 유전자 전송을 위해 필요한 정확한 환경 역시 찾기 쉽지 않았는데 현재까지도 이 문제는 해결되지 않았다.

1990년대 유전자 치료의 실패는 낭섬유증 학계와 낭섬유증 재단에 큰 타격을 주었다. 1989년에 결함 유전자를 발견한 이후로 치료가 머지않았다는 예측이 우세했기 때문이다. 하지만 낭섬유증 재단은 언제나처럼 다시 기운을 차렸고, 앞으로 차세대 연구 혁신을 이루기 위해서 어떤 위험을 감수해야 할지에 대해 고민했다. 그 결심은 바로 낭섬유증 재단이 다른 질병을 연구하는 재단들이 도달하지 못한 위치에 오를 수 있었던 원동력이었을 것이다.

1990년대 중반에는 낭섬유증 치료에도 엄청난 발전이 있었다. 점액을 맑게 해주고 억제하는 데 도움이 되는 풀모자임이나 토브라마이신 흡입제와 같은 새로운 치료법이 등장했다. 그러나 낭섬유증 재단은 환자들이나 가족과 마찬가지로 모든 치료법과 발전이 질병의 끝을 조금 갉아내는 수준에서 그친다는 사실을 깨달았다. 치료법은 여전히 하류에 중점을 두고 있었지만, 세포 안에서 세포 너머로 염화물의 이동을 원활하게 하여 점액이 쌓이지 않게 하거나 애초에 감염이 발생하지 않게 만드는 방법의 발견만이 낭섬유증을 해결할 황금 열쇠임을 모두가 알고 있었다.

낭섬유증 재단의 강령 중에서 환자를 포함한 많은 사람이 가장 관심을 가지는 구절은 맨 첫 문장이다. 〈낭섬유증 재단의 목표는 낭섬유증을 치료하는 것이다.〉 1990년대 중반에 유전자 치료의 희망이 사라지면서 낭섬유증 재단은 결함이 일어나는 세포 수준의 중간 지점에 중점을 두어야 한다고 생각했다. 재단은 30년 동안 점액을 묽게 하고 감염을 치료하는 하류를 연구했다. 그 후 10년 동안 재단은 상류를 연구하며 처음으로 결함 유전자를 밝혔고, 결함을 정상 상태로 되돌리는 유전자 조절을 연구했다. 이제 재단은 중간 지점으로 이동해 단백질 장애에 초점을 맞추기로 했다.

결함 단백질이 있어도 낭섬유증 환자는 여전히 정상적인 염화물과 나트륨, 수분량의 약 1퍼센트가량을 문제가 있는 세포 밖으로 내보낼 수 있다. 과학자들은 결함 단백질의 능력을 20퍼센트, 혹은 50퍼센트까지 높일 수 있다면 낭섬유증 환자가 건강한 삶을 오래 이어 나갈 수 있을 만큼 충분한 폐 기능을 유지할 수 있으며 환자의 삶에 엄청난 변화를 일으킬 수 있을 것이라 믿었다. 결함 단백질의 능력을 끌어올리기 위해 과학자들은 단백질 조절제에 기대를 걸어보기로 했다. 단백질 조절제가 있다면 세포 기관을 조작해 세포 내에서 생산되는 낭섬유증 결함 단백질의 양과 질을 향상시킬 수 있다.

하지만 문제는 낭섬유증 재단이 주장한 단백질 조절제가 존재하지 않는다는 데 있었다. 사실 단백질 조절제는 어떤 병에 대해서도 FDA 승인을 받지 못한 상태였다. 생화학의 세계에서 단백질 조절제는 위장관을 통과할 수 있으면서 변화를 일으키기 위해 세포 안으로 들어가기에 충분히 작은 분자를 연구하는 소분자 과학의 영역에 속해 있다. 1990년대 중반에 소분자 과학은 암

세포의 복제를 멈추기 위해 사멸 스위치를 활성화하는 등 어떤 능력을 제거하는 데 초점을 맞추고 있었다. 낭섬유증에서처럼 단백질 생산을 증가시키기 위해 어떤 능력을 발동하는 분자를 개발하는 연구는 선례가 없었다.

그러나 다행히도 시대의 흐름이 연구를 도왔다. 1990년에 들어서자 인간 유전체 프로젝트가 시작되었고, 과학자들은 우리가 살아가는 데 필요한 모든 단백질을 부호화하는 2만 1,000개의 DNA 유전자를 분류하기 시작했다. 이 정보는 여러 잠재적인 목표물을 조작하기 원했던 과학자들에게 전해졌다. 그와 동시에 화학의 발전으로 거대한 의약품의 집합체를 아주 빠르게 탐색할 수 있게 되었다. 화학과 생물의 새로운 지식을 유용하게 결합하길 원했던 과학자들은 발전된 과학 기술로 연구에 박차를 가했다. 캘리포니아 남부의 한 회사 직원들도 마찬가지였다.

오로라 바이오사이언스Aurora Biosciences는 1995년 샌디에이고에서 문을 열었다. 회사는 한 번에 수천 개의 약물을 탐색할 수 있는 특별한 기술로 낭섬유증 재단의 눈길을 사로잡았다. 대학의 일반 연구실에서는 수천 개의 작은 분자 복합체를 탐색하기 위해 며칠을 소모해야 했지만 회사가 개발한 〈고속 처리 탐색법〉이라는 기술을 사용하면 하루 만에 효과적으로 약물을 탐색할 수 있었다.

낭섬유증 재단의 연락을 받은 오로라의 과학자는 폴 네구레스쿠Paul Negulescu였다. 그는 관리자에게 낭섬유증 재단의 밥 벨이 전화를 걸어왔다는 이야기를 들었다. 그래서 메모를 남겨 달라고 했지만 관리자는 다시 말했다. 「직접 이야기를 나누기 전까지는 끊지 않을 것 같아요.」[11]

밥 벨은 곧장 대화를 본론으로 이끌었다. 「고속 처리 탐색법에 대한 강연을 보고 연락했습니다. 낭섬유증에도 같은 검사를 했으면 합니다. 가능할까요?」 천성이 내성적이고 연구가 얼마나 자주 고난과 막다른 골목에 이르게 되는지 뼈아프게 느끼고 있었던 네구레스쿠는 검사가 실제로 성공하지 못할 가능성을 남겨 두며 신중하게 〈시도는 해볼 수 있겠지요〉라고 답했다.

네구레스쿠와 연구진은 낭섬유증 재단의 지원으로 연구에 착수했다. 연구진은 시험관의 낭섬유증 세포 내에서 염화물 전도도를 향상시킬 수 있는 의약품을 찾기 위해 수천 개의 약물을 탐색해서 효과적인 약으로 인간의 임상 시험을 계획했다. 오로라 팀은 연구의 예상 성공률에 대한 이해를 돕기 위해 임상 시험을 진행할 가치가 있는 소분자를 2~3개 얻기 위해서는 100만 가지 이상의 화합물을 탐색해야 할 것이라고 판단했다.

프로젝트는 1998년에 본격적으로 시작되었고, 2000년 낭섬유증 재단으로부터 4600만 달러의 투자금을 받으며 박차를 가하기 시작했다. 우선 필수적인 첫 번째 단계로 몸 밖에서 소분자를 실험하기 위해 낭섬유증 환자의 세포와 같이 결함을 가진 세포를 성장시켜야 했다. 낭섬유증 환자에게서 얻은 인간의 폐 상피 세포는 약을 실험하기에 최적의 세포였지만 원하는 양만큼 얻기가 불가능했다. 필요한 규모로 수행하기에는 낭섬유증 결함을 가진 인간 조직의 세포를 성장시키는 작업이 너무도 어려웠기 때문이다. 그래서 네구레스쿠와 연구진은 다른 실험실에서 사용 중이며 연구 환경을 잘 받아들인다고 알려진 서로 다른 동물에서 얻은 기존의 20개 상피 세포 세포주를 실험했다. 연구진은 세포주로 실험하기 위해 세포주의 DNA가 낭섬유증 결함을 가지도록 변형시켰고, 약효를 실험하기 위해 세포 안으로 약을 넣는 동안 세포가 살아 있도록 만들어야 했다. 이 과정에 수개월이 소요되었지만 환자에게 상처를 내어 얻은 세포를 성장시키는 방법보다는 훨씬 빨랐다. 연구진은 운이 좋았다. 20개 세포주 중의 하나인 쥐 갑상샘 상피 세포가 첫 번째 과정을 통과한 것이다. 낭섬유증 유전 결함을 가진 쥐의 갑상샘 세포를 만든 과학자들은 세포에 소분자를 집어넣어 염화물 전도도가 향상되는지 확인했다.

그 후에는 수백만 가지 화합물을 수동으로 탐색하는 작업이 현실적으로 불가능했기 때문에 후속 실험을 수행할 기계를 설치해야 했다. 실험을 위해서는 매일 수천 개의 관에 미세한 양의 용액을 담은 뒤 시간별로 약을 추가해야 한다. 이런 실험을 원하는 규모로 수행하려면 연구원 1명이 아니라 한 집단으로도 부족하다. 당시에 실험 로봇은 만들어지지 않았기 때문에 연구진들은 자동차 회사에서 로봇을 구매했다. 강철을 구부리기 위해 만들어진 기계는 움직임이 조금 거칠었고 실험관과 세포판을 깨트리기 일쑤였다. 그런데도 결국 엔지니어들은 문제 해결 후 고속 처리 탐색법을 구동해 낭섬유증 단백질을 치료할 수 있는 의약품을 탐색할 수 있었다.

수천 개의 화합물을 탐색하는 작업은 거대한 프로젝트로 몸집이 불어났다. 폴 네구레스쿠는 낭섬유증 재단과 공동체의 엄청난 지지가 없었다면 여기까지 오지 못했으리라고 생각했다. 네구레스쿠는 이전에 낭섬유증에 걸린 4세 환자와 나눈 대화에서 깊은 인상을 받았다. 모두가 참석하기로 예정되어 있던 달리기 모금 행사 전날, 연구실로 찾아온 소년은 이렇게 말했다. 「저를 위해 비타민을 만들어 주셔서 감사해요.」 이때 소년이 보여 준 희망과 연약함, 순수, 감사의 마음은 모두 섞여 폴의 가슴에 의지와 의무감으로 남았다. 그리고 이 감정들은 그가 연구를 하며 어떤 막다른 길을 마주하거나 실패와 실망에 좌절하게 되더라도 굴하지 않을 힘이 되었다.

네구레스쿠가 탐색한 100만 개 이상의 화합물 중 쥐의 세포에서 잠재적으로 염화물 전도도를 향상시킬 수 있는 소분자는 100개가 채 되지 않았다. 후보들을 확인한 연구진은 낭섬유증 결함이 있는 실제 인간의 기관지 세포에 약물을 검사해 가능 후보의 수를 줄여 나가는 절차로 넘어갔다. 그중 두 가지 약물이 특별히 두각을 나타냈는데, 의료 화학자들은 효력(효과를 보이기 위해 필요한 그램 수)을 향상시키면서 효능(약이 보일 수 있는 최대의 효과)을 유지하기 위한 작업에 들어 갔다. 화학자들은 다른 중요한 특성이 부족한 후보 화합물을 대부분 제외해야 했지만, 마침내 임상 시험을 실시할 만하다고 판단되는 첫 번째 약을 찾아냈다. VX-770이라고 하는 이 약은 G551D 돌연변이를 보유한 낭섬유증 환자들을 위한 약이었다. G551D는 1989년 추이와 콜린스가 연구실에서 발견했던 유전 변화와는 다른 돌연변이였다. 후에 밝혀진 바에 따르면 1,480개의 아미노산과 18만 개의 염기쌍을 가진 낭섬유증 단백질은 수백 개의 서로 다른 위치에 돌연변이가 생길 때 기능 장애를 일으킬 수 있다. G551D는 모든 낭섬유증 환자 중에서 약 4퍼센트만이 보유한 돌연변이지만 그동안 연구 성과가 전혀 없었던 점을 고려할 때 망가진 부분을 고치는 하나의 소분자를 발견했다는 사실만으로 엄청난 발전이었다.

그러나 2001년에 매사추세츠주 케임브리지에 기반을 둔 생물공학 회사 버텍스 제약이 오로라를 매입하면서 연구는 중지될 위기에 처했다. 오로라와 같이 버텍스도 소분자 의약품에 초점을 맞추고 있었다. 하지만 버텍스 제약의 눈길을 끈 것은 오로라의 낭섬유증 연구가 아니라 고속 처리 탐색 기술이었고, 버텍스는 이 기술을 이용해 수백만 명의 환자에게 판로를 열 수 있는 암과 간염의 대형 의약품을 개발하고 싶어 했다. 새로운 관리자는 오로라와 낭섬유증 재단의 계약을 검토한 후 낭섬유증 환자의 수가 미국에 겨우 3만 명이 존재하고, 전 세계에서도 7만 명뿐이라는 사실을 알게 된 후로 심각하게 연구 취소를 고민했다.

버텍스는 낭섬유증 재단과 같은 비영리 기관과 함께 일한다는 발상에 대해서도 우려를 표했다. 현재는 벤처 자선이라는 용어로 불리고 있으나 당시에는 민간 비영리 단체에서 영리를 추구하는 제약 회사에 그만큼 큰 투자를 한다는 개념이 존재하지 않았고 선례도 없었다. 밥 벨은 맨 처음 제약 회사에 제안했을 때 나눴던 짧은 대화를 기억했다. 그들은 이렇게 말했다. 「우선 낭섬유증은 환자 수가 너무 적어요. 그리고 당신들은 자선 단체잖아요.」게다가 1990년대 후반에 약을 시장에 판매하기 위해서는 대략 8억 달러와 15년의 시간이 필요했다. 회사는 투자한 돈을 회수할 수 있는 제품을 원했다. 그제야 밥은 오로라와 맺었던 계약이 행운이었다는 사실을 깨달았다. 그리고 이제 그 계약은 깨어질 위기에 처했다.[12]

버텍스가 연구를 이어 가겠다고 결정할 수 있었던 한 가지 이유는 오로라 출신 선두 과학자들의 열정 때문이었다. 버텍스에서 연구소장과 회의를 하던 도중 과학자 프레드 반 굴Fred Van Goor은 판매할 수 있는 다양한 의약품에 대해 발표를 진행했다. 하지만 그가 낭섬유증 약인 VX-770에 대해 발표를 진행하기도 전에 연구소장은 서류 가방을 챙기기 시작했다. 반 굴 박사는 30여 장의 슬라이드가 담긴 VX-770의 발표 자료를 내려다보며 서둘러야 한다고 판단했다. 그는 자료를 마지막 슬라이드로 넘겨 VX-770이 실시간으로 세포 내에서 염화물을 제거하는 인상적인 영상을 재생했다. 처음에 염화물은 마르고 단단해진 세포 점액 때문에 세포 내에 갇혀 있었다. 그러나 VX-770이 들어가자 염화물이 세포 밖으로 나오기 시작했고 점액이 눈에 띄게 묽어지며 세포를 다시 살아나게 했다. 연구소장은 서류 가방을 내려놓았고 새로운 약물에 대해 질문하기 시작했다.

그러나 아직 버텍스를 납득시키기에는 부족했다. 밥 벨은 버텍스의 회장 조시 보거와 함께 한 회의 자리에서 오로라와 재단의 과학자들 모두가 얼마나 이 프로젝트에 열정적인지에 대한 무형의 가치를 강조했다. 또한 재단이 이미 상당히 많은 돈을 약속했으며, 국가 전역의 과학자들에게 받을 수 있는 지적 지원과 더불어 건강한 환자 명부와 같은 형태로 임상 시험에 엄청난 지원이 있을 것이라 강조했다.

모두에게 다행으로 버텍스는 낭섬유증 연구를 유지하기로 했다. 새로운 종류의 약물에 한해서는 이익을 창출하기 위해 계속 압력을 가하는 일반적인 투자자들보다 재단과 일하는 쪽이 어떤 면에서는 가능성이 있다고 판단했기 때문이다. 재단은 생명을 지키기 위해 의약품을 발견해 시장으로 내보내는 오직 한 가지 목표에만 집중했다. 이익은 그다음 문제였다. 버텍스는 벤처 자선이라는 새로운 형태의 사업을 시도해 보기로 했다.

폴 네구레스쿠와 연구진은 계속해서 VX-770를 연구했고, 실제 사람의 폐 세포에서 기대했던 성과를 일부 확인한 후에 환자에게 약을 투여했다. VX-770이 환자에게 일반적으로 효과를 보이면서 일부 증상을 호전시키거나 질병의 진행을 늦출 수 있기를 기도했다. 그리고 고유한 유전 결함을 가진 환자 20명이 참여한 2010년 2상 임상 시험은 환자들의 폐 기능을 8.7퍼센트 향상시키며 완전히 기대 이상의 성과를 보였다. 2011년 9월에 『뉴잉글랜드 저널 오브 메디슨』에 발표된 좀 더 큰 규모의 후속 3상 임상 시험에서도 또다시 놀라운 결과가 나왔다. 약을 투여한 환자들은 10퍼센트의 폐 기능 향상과 함께 몸무게 증가, 증상 개선을 경험했다.[13] 매년 신체 기능을 잃어가는 낭섬유증 환자들에게 10퍼센트의 폐 기능 향상은 운동 능력과 전반적인 행복감에 엄청난 변화를 일으키기에 충분했다. 파괴적이고 무자비한 질병에 대한 결과라고는 믿을 수 없는 결과였다.

소분자 의약품 발견이라는 개념의 연구가 시작된 후로 성공적인 임상 시험이 이루어지기까지 14년이 걸렸다. 이만큼 복잡하고 치명적인 질병 중에 이렇게 빠르고 큰 발전을 이룬 사례는 없었다. 임상 시험의 성공은 낭섬유증에 소분자 의약품을 사용한다는 개념이 등장했다는 점에서도 중요한 순간이었다. 낭섬유증 재단은 크게 기뻐하면서도 아직 완전히 긴장을 늦출 수 없었다. 에베레스트산 등반과도 같은 엄청난 발전을 이루었으나 여전히 환자의 소수만 혜택을 받을 수 있기 때문이다. VX-770라는 특정 돌연변이를 가지지 않는 96퍼센트의 환자들은 여전히 산 정상이 아닌 베이스캠프에 머물러 있었다.

버텍스가 실험한 다음 소분자 의약품은 이전에 승인받은 이바카프토와 새로운 약 루마카프토로 이루어진 혼합 약품〈오캄비〉였다. 낭섬유증에서 가장 흔하게 발생하는 유전 돌연변이로 추이와 콜린스가 발견한 delF508 돌연변이를 목표로 하는 이 약은 환자의 50퍼센트를 치료할 수 있는 가능성이 있었다. 임상 시험 마지막 단계를 거친 의약품 중 90퍼센트가 효과가 없거나, 환자가 받아들이지 못하거나, 이전의 인체 시험에서 볼 수 없었던 부작용을 나타낸다는 이유로 통과하지 못했기 때문에 약의 성공을 장담할 수 없었다. 그러나 놀랍게도 오캄비의 임상 시험은 성공했고 FDA는 2015년 7월 2일에 약의 판매를 승인했다.

당시 내가 근무하던 필라델피아 낭섬유증 병원에도 해당 돌연변이를 가진 환자가 50명가량 있었기 때문에 제약 회사로 처방전을 보냈다. 전국에 있는 수백 개의 낭섬유증 병원에서 수천 개의 처방전을 보냈을 것이다. 약 1만 5,000명의 환자에게 그날은 정말 역사적인 날이었다. 환자들은 최초로 점액을 억제하거나 묽게 하는 데 그치지 않고 질병을 실제로 통제할 수 있는 약을 손에 넣을 수 있게 되었다.

그러나 G551D 돌연변이와 이바카프토만큼 결과가 좋지 않았기 때문에 약에 대한 열광은 조금 수그러들었다. 2015년 『뉴잉글랜드 저널 오브 메디슨』에 발표된 논문에 의하면 환자들의 폐 기능은 평균적으로 2.8퍼센트 증가했다.[14] 다행히 이바카프토와 오캄비 연구의 뒤를 이어 버텍스에서는 〈심데코〉라는 또 다른 새로운 약의 3상 연구를 시작했다. 이 약 역시 환자의 50퍼센트가 가진 delF508 돌연변이를 목표로 했으며, 2017년 11월에 『뉴잉글랜드 저널 오브 메디슨』에 발표된 결과는 오캄비보다 조금 더 향상된 4퍼센트의 폐 기능 향상을 보여 주었다.[15] 그러나 2018년 2월에 심데코의 성공과 FDA의 후속 승인에도 불구하고 오캄비와 심데코는 미미한 효과만을 보였고, 여전히 환자의 절반만이 사용할 수 있는 단백질 조절제였기 때문에 불만이 남아 있었다.

그 후 2019년에 세 가지 단백질 조절제를 통합해 동반 상승효과를 일으키는 트라이카프타의 결과가 발표되면서 단백질 조절제 치료법에 크게 한 걸음 다가섰다. 『뉴잉글랜드 저널 오브 메디슨』에 발표된 연구에 의하면 트라이카프타를 투여했을 때 폐 기능 향상률은 심데코에서 보인 결과의 3배 이상인 14퍼센트였다.[16] 트라이카프타는 뛰어난 효능과 함께 단백질에 좀 더 극심한 결함을 일으키는 돌연변이를 가진 많은 낭섬유증 환자에게 효과를 보일 만큼 강력하다는 점에서 중요하다. 2019년 10월에 트라이카프타가 FDA의 승인을 받으면서 약을 먹을 수 있는 낭섬유증 환자의 비율은 55퍼센트에서 거의 95퍼센트 가까이 증가했다.

트라이카프타로 인해 환자들의 건강과 삶은 완전히 바뀌었다. 이식 목록 상단으로 이름이 올라가기만을 기다리고 있던 환자들은 이식 명단에서 이름을 삭제했다. 보통 매년 3~4번씩 병원을 방문하며 분노를 다스려야 했던 환자들은 병원 진료를 예약하는 대신에 휴가를 떠났다. 매일 피를 토하던 증상도 사라졌다. 점액을 뱉어내기 위해 밤에 3~4번씩 잠에서 깨는 대신에 환자들은 밤새도록 푹 자고 개운하게 일어나는 낯선 경험을 하고 있다. 한 환자는 이렇게 말했다. 「엄청난 변화에요. 기본적으로 기침이 사라졌어요. 저는 이제 콜록거리지 않고도 걸을 수 있답니다. 폐가 깨끗해졌다는 게 느껴져요.」 몸무게가 약 7킬로그램이 늘었다는 중년의 또 다른 여성은 이렇게 말했다. 「드디어 난생처음 엉덩이가 생겼어요! 정말 행복해요!」[17]

이제는 약 95퍼센트의 낭섬유증 환자들이 단백질 조절제 치료를 받을 수 있으며, 기대 수명 또한 증가하고 있다. 밥 벨이 2015년에 은퇴한 후 낭섬유증 재단장을 맡은 프레스턴 캠벨

Preston Campbell 박사는 2017년 북미 낭섬유증 학회에서 낭섬유증을 안고 태어난 환자의 평균 수명이 수십 년 만에 가장 많이 증가해 전년의 41세에서 47세로 기록되었다는 소식을 발표해 참석한 모두를 놀라게 했다.

낭섬유증 재단은 FDA 승인을 받은 단백질 조절제의 성공에 만족하지 않고 한때 버려졌던 유전자 치료법을 새로운 체계로 다시 되살리고 있다. 바이러스가 수백만 년 동안 인간과 싸웠듯이 인간도 마찬가지로 수백만 년 동안 바이러스와 싸워 왔다. 이 싸움의 일부로 바이러스는 침입성 바이러스 DNA를 잘라 일반 DNA에 삽입하는 크리스퍼라는 효소를 개발했다. 낭섬유증 학계는 크리스퍼 효소를 이용해 낭섬유증 환자의 유전자 부호에서 결함이 있는 부분을 잘라내는 동시에 결함 유전자가 사라지고 나면 크리스퍼 체계를 통해 정상 유전자 주형을 집어넣을 방법을 고안하고 있다. 줄기세포 수준에서 연구가 성공한다면 그 후에 생산되는 모든 폐 세포는 정상 낭섬유증 유전자를 보유하게 될 것이다.

단백질 조절제와 유전자 치료법을 넘어 병에 걸린 세포의 RNA를 개선하는 낭섬유증 연구도 진행되고 있다. RNA는 주형 DNA에서 만들어지는 전달 물질이며 직접 단백질 형성을 일으키는 물질이다. 이바카프토에 대한 권리의 일부를 버텍스에 매각한 덕분에 2016년에 매사추세츠주의 렉싱턴에 최신식 연구소를 열어 25명의 정직원을 고용할 수 있었던 낭섬유증 재단이 해당 연구를 진행하고 있다. 렉싱턴 연구소는 심각한 결함 단백질로 인해 단백질 조절제의 혜택을 받을 수 없는 5퍼센트의 환자를 위한 치료법에 초점을 맞추고 있다. 또한 기도 청결과 항생제, 영양분, 췌장과 관련한 치료법을 발전시키고 있다. 현 낭섬유증 재단장인 마이클 보일Michael Boyle은 언젠가 머지않은 미래에 낭섬유증 환자들이 〈완치〉 판정을 받은 후 친구들에게 〈나도 낭섬유증에 걸린 적이 있어〉라고 말할 날이 올 것이라 굳게 믿고 있다.

15장
낭섬유증이라는 이름의 비극

사라 머나한과 그 가족만큼 호흡의 중요성을 잘 이해하고 있는 사람은 없을 것이다. 2003년에 태어난 사라는 출생 당시에 건강해 보였고, 임신 36주에 조산아로 태어났음에도 평균 키와 몸무게를 가지고 있었다. 그러나 집에 온 사라가 울기만 하고 우유를 먹지 못해 정상적으로 몸무게가 늘지 않자 어머니인 재닛은 곧 무언가 잘못되었음을 깨달았다. 사라는 우유를 마신 후에도 기저귀가 거의 젖지 않았다. 소아과 의사는 재닛에게 아무 문제가 없다고 말했지만 초보 엄마가 보기에도 사라에게는 문제가 있었다. 그리고 엄마의 판단은 옳았다. 18개월간 의사를 재촉하며 고통스러운 시간을 보낸 후에 사라는 낭섬유증 판정을 받았다.

재닛과 남편 프란은 남의 일이라고만 생각했던 불행이 가족에게 일어나자 충격에 휩싸였다. 낭섬유증의 생존 통계는 고무적이지 않았지만 아주 비관적이지도 않았다. 당시에 병에 걸린 아이의 평균 수명은 28세였으며, 세대가 흐를 때마다 10년씩 증가하고 있었다.

효과적인 약이 있음에도 낭섬유증은 손이 많이 가는 질병이었는데, 주로 질병의 사망률 90퍼센트에 관여하는 폐 때문이었다. 낭섬유증 환자들이 생산한 과도한 점액은 폐의 깊숙한 부위를 막아 폐를 세균의 온상으로 만들곤 한다. 그로 인한 감염과 폐 손상은 상호 보완적인 순환을 통해 기능 장애를 일으킨다.

폐 조직의 손상을 예방하거나 혹은 좀 더 현실적으로 지연시키기 위해서 환자들은 매일 점액을 분해하는 여러 의약품을 복용한다. 약을 먹은 후에는 열심히 기침을 하거나 흉부 물리 요법을 통해 분비물을 내뱉어야 한다. 흉부 물리 치료는 점액이 떨어져 나와 기도 밖으로 이동할 수 있도록 환자의 부모가 아이의 등을 두드리는 방식으로 이루어진다. 단백질 조절제가 등장한 후에도 환자들은 이 격렬한 치료법을 보통 아침에 1시간, 저녁에 또 1시간 시행하고 있다. 마치 산 위로 큰 바위를 밀어 올려야 했던 시시포스처럼 하루도 빠지지 않고 치료를 반복한다.

재닛과 프랜은 사라에게 꼬박꼬박 기도 청결 요법을 시행하면서 항생제를 먹였고 3개월마다 필라델피아 어린이 병원으로 진료를 받으러 갔다. 낭섬유증 환자 대부분은 20세까지, 혹은 운이 좋으면 30세까지 악화 증상이 나타나지 않는다. 하지만 사라는 18개월에 늦은 진단을 받은 탓에 폐 한쪽이 이미 영구적으로 손상을 입었다. 7세 이후로 사라는 정맥 항생 주사를 맞기 위해 몇 개월 주기로 병원에 다녔다. 그럴 때면 폐 기능이 안정화되었고 사라와 부모는 안도의 한숨을 내쉬었다. 하지만 곧이어 당뇨와 골다공증, 천식, 영양실조와 함께 또 다른 감염이 발생했다. 2학년이던 사라는 수업을 따라갈 수 없었고, 학교에서 바이러스와 세균에 감염될 수 있기 때문에 홈스쿨링을 시작했다. 사라는 한 번도 불평을 하지 않았고 자신을 불쌍하게 생각하지 않았지만, 딸이 정상적인 삶을 이어 갈 수 없다는 사실에 부모의 마음은 찢어질 듯했다.

9세가 되었을 때 사라는 결국 병원 신세를 져야 했고, 그때부터 퇴원을 하지 못했다. 사라의 폐 기능은 30퍼센트 수준으로 떨어졌고, 낭섬유증 환자의 몸에서 군집을 이루는 세균이 항생제에 완전히 내성을 보이기 시작했다. 사라는 산소 호흡기를 달아야 했고 제대로 걷지도 못했다. 체중은 약 22킬로그램으로 문제가 될 정도로 감소했다. 부모는 한때 자신들이 알던 행복했던 딸의 모습이 사라지고 점차 어린 시절을 빼앗긴 소녀로 변해가는 과정을 지켜봐야만 했다.

이런 상태가 지속된다면 사라는 분명 오래 버틸 수 없었다. 하워드 파니치Howard Panitch 박사는 가족들에게 치료에 변화를 줄 시점이 찾아왔다고 전했다. 사라의 가족들은 파니치 박사를 전적으로 신임하고 있었다. 그는 30년간 낭섬유증 박사로 활동했고, 사라가 진단받은 순간부터 아이를 담당한 의사였다. 일반적인 결과에 만족하지 않는 그의 태도는 첫날부터 재닛의 접근 방식과 완벽히 일치했다. 그러나 박사에게 폐 이식을 해야만 사라가 살아남을 수 있다는 소식을 전해 들었을 때 재닛과 프란은 얼어붙을 수밖에 없었다. 그런데도 불구하고 둘은 박사의 의견을 받아들였고, 곧 폐 이식 전문의인 새뮤얼 골드파브Samuel Goldfarb 박사를 소개받았다.[1]

골드파브 박사가 사라의 가족에게 전한 이야기는 훨씬 충격적이었다. 박사는 사라가 폐 이식을 받아야 하긴 하지만 폐 이식 학계에서 정한 〈12세 미만 법〉에 해당하는 대상이기 때문에 이식받을 때까지 살아남지 못할 수도 있다고 말했다. 성인들은 질병의 정도를 바탕으로 정한 순서에 따라 폐 이식 대상자 명단에 이름을 올린다. 하지만 12세 미만의 소아 환자는 우선순위를 매기는 기준에 대한 자료가 부족했기 때문에 2012년 당시에는 환자의 이름을 단순히 대기 목록에 올리기만 하는 구식 체계가 남아 있었다. 그래서 목록에 이름을 올리고 오래 살아남는 환자들은 새로운 폐를 받을 수 있었지만 폐 공여자가 부족한 소아 환자의 다수가 대기 목록에 이름을 올린 채 사망했다. 사라만큼 아프고 어린아이는 거의 살아남지 못했기에 사라가 새로운 폐 한 쌍을 받을 시간만큼 충분히 오래 살아남을 가능성은 거의 없었다.

재닛은 소아의 폐 할당 체계를 납득할 수 없었다. 그리고 죽을 위험성이 가장 높은 환자가 먼저 장기를 받아야 한다고 생각했다. 어른을 위한 이식 체계는 2005년에 선착순 방법을 탈피했다. 필요에 따라 장기를 배정하는 새로운 체계는 누구도 경쟁할 필요가 없는 윤리적이고 공평한 원칙이었다. 하지만 12세 미만 환자들을 위한 규칙은 여전히 제자리였고 쉽게 바꿀 수도 없었다.

사라는 그나마 합리적인 성인의 이식 체계에 이름을 올리지 못했기에 길고 긴 대기 목록에서 언제 나타날지 모르는 공여자를 기다려야 했다. 그사이 재닛은 간단하고 강력한 성명을 냈다. 〈제 딸을 죽이고 살리는 단 한 가지 기준은 아이가 12세가 아니라 10세라는 사실 뿐입니다. 저는 이 기준이 비현실적이라고 생각합니다.〉[2]

재닛의 성명과 더불어 추후 소셜 미디어, 언론, 궁극적으로 법정에서까지 이어진 싸움으로 대중은 장기 할당 문제와 대기 목록에 이름을 올린 채 사망한 환자들, 무엇보다 치명적인 유전 질병과 상처 입은 폐를 가진 어린 소녀의 운명에 관심을 가지게 되었다. 미국의 보건 복지부 장관과 연방 법원 판사, 의사, 윤리학자, 폐 이식 학계 전체를 비롯해 미국과 전 세계 국민을 포함한 많은 사람이 이 싸움에 참여했다. 싸움의 결과에 만족한 사람들이 있었지만 전혀 만족하지 못한 사람도 있었다. 그러나 이 모든 시련에서도 부당하게 빼앗긴 삶을 회복하겠다는 목표에 대한 어린 소녀와 어머니, 가족의 포기하지 않는 정신만은 변함없이 분명하게 남았다.

나는 전임의 과정 첫해에 처음으로 이식에 대한 강연에 참석했다. 강연자가 띄운 첫 번째 슬라이드는 간단했는데, 정확히 절반이 채워진 물 한 잔의 그림이었다. 남은 강연 시간 동안 강연자는 이 사진의 의미를 폐 이식과 관련지어 설명했다. 잔에 담긴 물절반은 환자가 새로운 폐 한 쌍을 얻어 호흡 기능이 크게 향상되고 수명을 연장할 수 있는 혜택을 뜻한다. 그러나 잔에 비어 있는 절반은 폐 이식 후에도 감염이나 거부 반응과 같이 생명을 위협하는 잠재적인 문제가 만연한 잔혹한 현실을 의미한다.

폐 이식 지원자들은 이식의 장단점을 잘 저울질해야 한다. 파니치 박사와 사라, 사라의 부모는 숨김없는 대화를 나누었다. 사라는 얼굴에 산소마스크를 매단 채 독한 항생제를 받으며 병원에 갇혀 있어야 했다. 장시간 스테로이드를 복용한 결과로 등에 발생한 압박 골절의 고통도 큰 문제였다. 밤이면 사라는 엄마와 모노폴리 보드게임을 했다. 자기 전에는 해변의 바람을 흉내 내기 위해 에어컨을 켠 채 천장에 매달린 종이 전등이 바람에 흔들리게 두곤 했다. 친구들이 매일 학교에 가는 동안 사라는 살아남기 위한 노력을 지속하고 있었다. 사라와 가족들은 물이 절반이나 비어 있는 잔일지라도 감염과 거부 반응의 위험을 감수하고 폐 이식을 고려할 수밖에 없었다.

이식을 결정한 재닛은 규정을 변경하기 위한 운동을 시작했다. 폐 이식을 비롯한 모든 이식 장기와 관련한 쟁점에서 그녀는 이용할 수 있는 건강한 장기의 수보다 장기를 필요로 하는 사람의 수가 더 많다는 단순한 사실을 깨달았다. 이러한 환경이 환자가 대기 목록에 이름을 올린 채 사망하는 체계를 만든 것이다. 2015년에서 2019년 사이에 폐 이식 목록에 이름을 올린 935명의 환자가 사망했다. 1년에 평균 187명, 혹은 47시간에 1명이 사망하는 꼴이다. 다른 장기에 대한 통계 결과 역시 비슷하다. 2019년만 해도 모든 종류의 장기 이식 대기 목록에 있는 환자 5,445명이 사망했다. 1995년부터 2019년을 통틀어 16만 6,223명의 환자

가 이식을 기다리다가 사망했다.[3]

기본적인 윤리 원칙에 따르면 자원이 부족할 때는 가장 자원이 필요한 사람, 말하자면 가장 병세가 심한 사람이 우선순위에 올라야 한다. 성인 폐 이식 우선순위 체계는 보건 복지부의 지침으로 2005년에 변경되었다. 〈최종 규정〉이라고 알려진 이 체계는 대기 목록에서 폐 이식 환자의 우선순위를 정할 때 환자의 병세를 고려해 이식을 할당해야 한다고 명시한다. 하지만 병세만을 기준으로 삼지는 않는다. 만약 가장 아픈 환자만 이식받을 수있다면 환자는 대부분 회복하지 못할 것이고 장기가 버려질 공산이 높다. 그래서 환자가 이식 후에 살아남을 수 있는 능력을 측정해 계산에 넣어야 한다.

폐 이식에서 큰 수술을 견딜 가능성과 병의 진행 정도 사이에 균형을 맞추기란 쉽지 않다. 전체적인 성과가 좋지 않고 수술이 복잡하다는 고유성을 고려할 때 폐 이식은 다른 장기의 이식과 비교해 줄타기와 같이 아슬아슬하게 균형을 맞춰야 한다. 또한 환자가 짧은 시간 안에 폐 질환으로 사망할 가능성과 이식 후에 살아남을 수 있는 능력에 대한 평가 자체가 불가능하다고 여겨졌다. 그래서 간과 콩팥 이식에서 이미 선착순으로 새로운 장기를 기다리는 기존의 체계가 폐기된 후로도 2005년까지 폐 이식 규정은 오랫동안 바뀌지 않았다.

의사와 통계학자들은 이전에 이루어진 폐 이식 자료를 활용해 〈폐 할당 점수〉라는 새로운 체계를 개발했다. 폐 이식을 기다리는 모든 환자는 0에서 100 사이의 점수를 받고, 100에 가까운 점수를 받을수록 환자는 대기 목록 최상단에 가까워진다. 점수를 계산하는 공식은 환자가 대기 목록에 오른 채로 죽을 확률과 이식을 받고 1년 후에 살아남을 가능성을 바탕으로 한다. 이러한 두 가지 계산법을 이용해 모든 사람이 자원을 동일하게 이용해야 한다는 형평성의 원칙과 가장 혜택을 볼 수 있는 사람에게 한정된 자원을 할당해야 한다는 유용성 사이에 균형을 맞춘다.

하지만 폐 이식에 사용되는 공식은 계산법이 경험을 통한 예측에 불과하고 간 이식 할당에 사용되는 체계와는 달리 예측적 밸리데이션(의약품 등 실험에 사용하는 방법이 타당한지 검사하는 일)이 이루어지지 않았기 때문에 여전히 완벽하지 않다. 예측적 밸리데이션은 의학에서 중요한 판단 요소다. 이식에서 살아남을 가능성과 이식의 필요도 사이의 균형을 맞추기 위한 계산법을 이끌어내기 위해서는 이식받은 집단과 받지 못한 두 집단으로 환자를 나누어 얼마나 오래 살아남는지 비교하는 방법이 가장 효과적이다. 그러나 이 방법은 공식을 얻어야 한다는 이유만으로 폐 이식을 기다리는 환자들에게 장기를 할당하지 않기 때문에 당연히 윤리적으로 받아들일 수 없다. 반면 간과 콩팥 이식에서는 절대적인 환자의 수가 훨씬 많아서 통계학자들이 작업할 수 있는 자료도 많기에 공식이 좀 더 정확하다.

다행히 폐 할당 지수 체계는 잠재적인 약점에도 불구하고 효과가 있었다. 새로운 체계를 시행한 지 수년 후에 대기 목록의 사망자 수는 연평균 400명 이상에서 200명으로 급락했다. 1년 후, 심지어 5년 후 사망률에 큰 변화가 없다는 점 역시 중요하다. 의사들은 장기를 낭비하지 않으면서 대기 목록에 있는 환자들의 목숨을 살리고 더 아픈 환자에게 이식을 시행할 수 있었다.[4]

하지만 12세 미만 어린이에 대한 쟁점은 2005년이 한참 지났음에도 여전히 해결되지 않은 상태였다. 애초에 의사들은 크기가 맞지 않기 때문에 어른의 폐를 아이에게 이식할 수 없다고 믿었다. 또한 통계학자들이 활용할 수 있는 자료가 너무 적었기 때문에 폐 할당 지수에서 12세 미만 어린이에 대한 수치를 공식화하기가 쉽지 않았다. 1990년에서 2001년 사이에 미국에서 7,000건의 성인 폐 이식이 이루어진 반면 같은 시기에 소아 환자에게 시행된 이식은 고작 400건뿐이었다. 또한 소아는 폐에 영향을 미치는 선천적 단백질 장애나 심장 질환과 같이 성인과는 다른 질병을 치료하기 위해 폐 이식 수술을 시행하곤 했다. 질병이 서로 다른 환자들은 이식에 같은 방식으로 반응하지 않는다. 폐 할당 지수 공식은 이러한 차이 때문에 어린 환자들에게 맞춰 수정하기가 쉽지 않았다.

12세 미만의 이식 수가 적다는 이유로 통계학자들은 방정식을 고안하기 위한 충분한 자료를 얻을 수 없었고, 그로 인해 〈이식을 기다리다 죽을 가능성이 높은 환자와 수술로 인해 가장 혜택을 볼 수 있는 환자는 누구인가?〉라는 두 가지 결정적인 질문에 해답을 얻을 수 없다고 생각했다. 이러한 이유로 2005년 후에도 8년 동안 폐 이식 학계는 결함이 있는 이중 할당 체계를 계속 운영했다. 다시 말해, 12세를 포함해 나이가 그보다 많은 환자는 성인의 폐를 받을 수 있었지만 12세 미만은 재닛이 체계의 윤리성에 의문을 제기하기 전까지 자체적인 공여자 목록을 운영하면서 대기 목록에 이름을 올린 기간과 혈액형, 호흡 기능 상실의 양상으로 환자의 순위를 매겼다.

재닛은 가장 먼저 12세 미만 법이 완전히 자의적으로 명시되어 있다는 사실을 인식했다. 조직이나 신체 크기가 문제라면 나이는 전혀 문제가 되지 않는다. 13세, 혹은 18세만큼이나 체격이 큰 10세 환자도 있기 때문이다. 반대의 사례도 역시 흔하다. 또한 재닛은 크기가 절대 필연적인 문제가 될 수 없다는 사실을 확인했다. 인간의 폐는 모두 오른쪽에 3개, 왼쪽에 2개의 엽이 있다. 이 엽은 필요에 따라 자르거나 분리할 수 있다. 몇몇 논문 역시 성인의 폐를 아이에게 맞춰 잘라 수술했을 때 좋은 결과를 얻었다는 결론을 발표한 바 있었다.

마지막으로 재닛은 사라의 병에 대한 폐 할당 지수 예측 체계가 이미 존재한다는 사실을 알고 격분했다. 사라가 앓던 병은 소아들만 걸리는 질병이 아니었기 때문이다. 낭섬유증은 성인 이식에도 흔한 원인의 질병이었기 때문에 병의 진행 상태에 대한 기본적인 예측을 할 수 있었다. 게다가 똑같이 낭섬유증에 걸린 소아 환자와 성인이 대기 목록에 올라 사망하거나 이식 1년 후에 살아남을 가능성에 차이를 보이리라는 증거도 없었다.

재닛과 가족들은 12세 미만에 대한 법이 이식의 형평성 원칙을 만족하지 않는다는 사실을 이보다 더 확실히 설명할 증거는 없다고 생각했다. 또한 재닛은 규정에 대해 의문이 남는다면 폐쇄적으로 대처할 게 아니라 오류를 폭넓게 고쳐야 한다고 느꼈다. 규정의 변화가 영향을 미치는 대상은 소수이지만 동시에 심한 고통을 받는 아이들에게 혜택을 줄 수 있을 것이기 때문이다. 하지만 모두가 이 의견에 동의하지는 않았다. 사실 전 세계의 일부 선두 이식 전문가들을 포함한 많은 사람이 재닛의 의견에 격렬히 반대했다. 그들은 해당 규정이 당시로써는 최상의 근거를 활용해 설계되었으며, 규칙이란 한 가지 사례만을 바탕으로 목소리가 크거나 돈을 많이 들인 사람들에 의해 변경되어서는 안된다고 주장했다.[5]

재닛과 프란은 딸이 점점 사라지는 모습을 지켜보며 두 갈래 갈림길에 섰다. 사라는 1년 넘게 이식 목록에 이름을 올리고 있었지만 공여자는 나타나지 않았다. 이제는 자연의 순리를 따르거나, 아니면 성인 공여자에게 폐를 얻을 가능성을 확인해야 할 기로에 섰다. 가족은 사라에게 지금이라도 그만두고 싶은지 물었다. 그러나 자신의 상황을 완벽히 이해하고 있었던 사라의 태도는 확고했다. 「나는 절대 포기하지 않을 거예요. 그러니까 포기할 생각하지 마세요!」[6]

확실한 답을 들은 재닛은 이식 전문의와 일반 의사에게 폐엽 이식 수술을 해줄 수 있는지, 즉 성인 공여자에게 얻은 폐를 엽으로 잘라 가장 상태가 좋은 2개를 추출한 뒤 사라에게 맞도록 이식해 줄 수 있는지 물었다. 의사들은 수술이 가능할 뿐만 아니라 출간된 논문을 기초로 할 때 이식이 성공할 수 있다고 분명하게 답했다. 새로운 면역 억제제와 치료법이 등장하고 거부 반응 문제에 대한 의사들의 이해도가 증가하면서 폐 이식 환자들은 이전보다 더 오래 살아가고 있었다. 이식 후에 다른 질병군에 비해 낭섬유증 환자들이 탁월한 결과를 보인다는 사실 역시 사라에게 매우 긍정적인 소식이었다. 모든 이식 환자의 50퍼센트 생존율은 6~7년으로 증가했다. 2013년 당시 소집단에 속하는 낭섬유증 환자들의 이식 후 생존율은 약 7년 6개월이었다.

이제 사라와 가족들은 축복받은 장기를 얻기만을 기도했고, 의학계는 윤리적으로 사라에게 폐를 줄 수 있는지에 대한 판단을 내려야 했다.

2013년 사라 머나한은 조엘 쿠퍼가 최초의 이식에 성공한 지 정확히 30년 후에 새로운 폐를 이식하길 희망하고 있었다. 마케팅 부서 임원으로 일했던 재닛은 장기 조달 및 이식 네트워크 OPTN*를 통해 미국의 모든 장기 이식 절차를 하나부터 열까지 관리하는 비영리 단체 장기 공유 연합 네트워크UNOS**에 압력을 가하기로 했다. UNOS와 OPTN은 이식 전문의와 외과의, 윤리학자, 역학자의 조언으로 미국에서 장기를 할당하는 방법에 대한 모든 규칙을 만든다.

재닛은 지인들에게 사라의 심각한 상태와 더불어 아이를 살리려면 질환의 정도에 따라 성인 이식 대기 목록의 적절한 위치에 이름을 올리는 것만이 유일한 방법임을 전하는 이메일을 썼다. 그리고 2013년 5월 24일 금요일 저녁 10시에 이메일 〈전송〉 버튼

* Organ Procurement Transplantation Network.
** United Network for Organ Sharing.

을 누르고 컴퓨터를 끈 뒤 줄줄이 호흡관과 주사 줄을 달고 삑삑거리는 모니터 옆 침대에 누워 있는 사라와 함께 잠이 들었다. 프란은 침대 옆에 있는 아기 침대에서 자고 있었다.

다음 날 재닛은 답장이 왔으리라 기대하며 컴퓨터를 켰다. 그러나 메일함에는 밤새 은밀히 홍보 공세를 펼치기 위한 계획을 담은 수백 개의 메일만 쌓여 있었다. 그 후 일간지 『필라델피아 인콰이어 *Philadelphia Inquirer*』가 처음으로 가족의 사연을 기사로 냈고, 가족들은 방송사 CNN의 연락을 받았다. 마침 메모리얼 데이*에 같은 도시에 있던 방송국 직원이 사라의 병원에 찾아왔다. 사라가 얼굴에 산소마스크를 단 채 병원 침상 끝에 앉아 실로폰을 연주하며 〈반짝반짝 작은 별〉 동요를 부르는 모습으로 시작하는 영상이 5월 27일에 CNN에서 방영되었다.[7] 이후 사라는 국가 전역의 모든 초등학교와 요양원으로부터 지지의 편지를 받았다.

하지만 OPTN은 꿈쩍도 하지 않았다. OPTN의 의료 책임자는 이렇게 답했다. 「저도 무척이나 가슴이 아픕니다. 현 체계는 완벽하지 않지만 완벽한 체계란 존재하지 않아요. 현재로서는 더 할 수 있는 부분이 없습니다. 만약 제가 사라에게 혜택을 주기 위해 체계를 바꾼다면 청소년에 가까운 다른 환자가 또 불이익을 받을 겁니다. 우리는 가능한 모든 사람에게 형평성을 유지해야 해요.」[8]

답변을 들은 재닛과 사라팀은 변화를 위한 탄원서를 작성하기

* 5월 마지막 주 월요일로 한국의 현충일과 비슷하게 전쟁으로 사망한 영웅들을 기리는 미국의 공휴일.

시작했다. 이들은 사라와 같이 12세 미만이면서 비슷한 상황에 처한 아이들이 성인의 장기 대기 목록에 올라선 안 될 의학적 이유가 없다고 굳게 믿었다. 처음에는 500명이 탄원서에 서명했다. 그 후 1,000명, 10만 명에 이어 40만 명이 서명했다. 그리고 재닛은 서명별로 OPTN의 대표에게 이메일을 보냈다. 4만 8,000개의 메일을 받은 대표의 메일 보관함은 마비되었다.

상원 의원 팻 투미와 당시 펜실베이니아주 하원 의원이었던 팻 미한이 운동에 참여해 보건 복지부 장관 캐슬린 시벨리우스에게 연락을 취하면서 상황은 또 다른 전환점을 맞이했다. 재닛과 전화로 대화를 나눈 시벨리우스는 정책을 검토해 보겠다고만 답했다. 그러나 검토에만 수개월이 소요될 수 있기 때문에 사라에게는 도움이 되지 않았다.

시벨리우스의 주장에도 일리는 있었다. 폐 이식 규정은 당시에 얻을 수 있는 최상의 근거를 바탕으로 투명하게 설정된다. 소아 환자들에 대한 부당함을 바로잡는 행동은 잠재적으로 다른 집단에 대한 부당한 결과로 이어질 수 있다. 장기의 부족으로 어른의 폐를 소아 환자에게 준다는 것은 성인 대기 목록에 있는 또 다른 환자가 죽을 수 있다는 의미다. 게다가 성인의 폐가 소아 환자에게 적절하다는 10건의 보고가 있다 하더라도 성인의 폐가 성인 환자에 적절하다는 결과를 뒷받침하는 사례는 수천 건에 달한다.

시벨리우스의 입장에 상심한 가족들은 최후의 수단으로 쟁점을 법정으로 끌고 갔다. 공판은 2013년 6월 5일에 열렸고, 펜실베이니아주 동부 지방 법원의 마이클 베이슨 판사가 사건을 담당했다. 핵심 증인으로는 사라의 폐 이식 전문의이자 필라델피아 어린이 병원의 사무엘 골드파브 박사가 참석했다. 베이슨 판사는 핵심을 찌르는 질문을 던졌다. 「이식 후에 사라가 성인만큼 오래 살 수 있습니까? 사라가 누릴 삶의 질이 향상될 것입니까? 성인의 폐가 사라에게 효과가 있습니까?」 골드파브 박사는 모든 질문에 긍정으로 답했다. 그는 판사에게 〈12세 미만이라는 탈락 기준은 제멋대로며, 전혀 과학을 기반으로 하고 있지 않습니다〉라고 설명했다. 다른 어떤 나이로 지정했더라도 이상하지 않다는 것이다.

OPTN과 캐슬린 시벨리우스를 크게 질책한 베이슨 판사는 12세 미만 법을 임시 중단하라고 명령하면서 〈지금까지의 규정은 어린이에 대한 차별이며, 실효성이 없는 제멋대로에 변덕스러운 재량권 남용이다〉라고 말했다.[9] 머나한은 날아갈 듯 기뻤다. 사라의 이식 전문의는 이제 실제로 의미 있는 폐 할당 지수를 계산할 수 있었다. 사라의 질환 정도를 고려한 점수에 따라 아이의 이름은 성인 폐 대기 목록의 최상단에 올랐다.

성인 공여자는 일주일 후에 나타났다. 며칠 전부터 결국 사라의 폐가 무자비한 감염과 점액, 고열이라는 압박에 굴복하면서 인공호흡기를 달고 진정제를 투여받아야 했기에 간신히 시간을 맞춘 셈이다. 필라델피아 어린이 병원의 외과의들은 성인의 폐를 잘라내고 사라의 낡은 폐를 꺼낸 자리에 폐 두 덩어리를 집어넣은 뒤 혈관을 봉합하고 공여자의 폐로 공기와 혈액을 흘려보냈다. 수술은 정오에 시작해 초저녁까지 이어졌다. 모든 과정이 순조롭게 이루어졌다.

하지만 사라가 수술실 밖으로 나오자마자 곧바로 문제가 발생했다. 의사들은 혈중 산소 수치가 예상보다 훨씬 낮아 호흡관을 제거할 수 없었다. 그리고 흉부 엑스선 사진 결과로 모두가 두려워하던 결과를 확인했다. 사라의 폐는 극단적으로 망가지고 있었고, 흉부 엑스선에서 나타난 엄청난 양의 염증과 혈중 산소 수치로 볼 때 산소와 혈액이 폐에서 제대로 돌지 못하고 있다는 사실이 분명해졌다. 이제 유일한 선택지는 재이식뿐이었다. 그사이 사라를 살려두려면 인공호흡기로는 부족했다. 의사들은 두 번째 이식 전까지 아주 짧은 시간 동안 임시방편으로 사라의 심장과 폐에 심폐 우회 기계를 연결해 사라를 완전히 마취된 상태로 유지해야만 했다. 한 번의 재이식에 대해서는 선례가 존재했지만 두 번의 사례는 없었기 때문에 이번이 마지막 시도였다.

골드파브 박사와 이식 전문의들은 또다시 사라를 이식 대기 목록에 올리기 위해 폐 할당 지수를 계산했고, 사라의 심각한 병세로 인해 굉장히 높은 점수가 나왔다. 3일 후에 OPTN으로부터 전화를 받았다. OPTN은 사용할 수 있는 폐가 나타났지만 폐렴 부위가 선명히 관찰된다고 전했다. 의사들은 더 좋은 폐를 기다릴지, 폐렴 부위를 자르고 남아 있는 폐에 강력한 항생제를 처리할지를 결정해야만 했다. 그리고 머나한 가족과 상의한 끝에 의사들은 폐렴균이 있는 폐를 이식하기로 했다.

사라는 상태가 매우 악화된 채로 일주일 만에 두 번째 수술을 위해 다시 수술실로 들어갔다. 외과의들은 공여자의 폐에서 감염 부위를 잘라내고 수술을 시작했다. 의사들은 산소 관을 바로 제거하지도, 사라의 가슴을 닫지도 못했다. 사라의 폐는 속이 훤히 보이는 얇고 투명한 보호 필름 아래에서 팽창과 수축을 반복했고, 중앙에서는 심장이 뛰고 있었다.

그 후 의사들은 사라가 인공호흡기를 단 채 누워있는 일주일 동안 면역 억제제로 거부 반응을 해결하면서 항생제로 감염을 물리쳐야 하는 본질적으로 정반대의 조치를 했다. 몸에 부기가 천천히 사라지자 의사들은 인공호흡기 사용을 줄이기 시작했다. 그리고 일주일 후에 사라를 다시 수술실로 데려가 가슴을 봉합했다. 하루 뒤에는 수술 후 처음으로 사라를 마취에서 깨웠고, 사라는 기운을 내서 침대 끝에서 몸을 일으켰다. 다음 날 사라는 의자에 앉았고, 그다음 날에는 같은 의자에 앉아 그림을 그렸다. 사라는 8월의 끝자락에 퇴원을 했다. 여전히 인공호흡기를 달고 있었지만 그런데도 불구하고 사라는 드디어 집에 돌아갈 수 있었다.

사라는 두 번째 이식을 받은 후 한동안 언론에 오르내렸다. 하지만 신문 1면을 장식한 여느 이야기들처럼 사라의 이야기도 점차 모습을 감추었고, 그사이 사라는 재활 치료를 받았다. 나 역시 한동안 사라의 이야기에 귀를 기울였지만 다른 사람들처럼 사라를 잊었다. 사라는 주요 기사에서 사라졌고, 병원 회진 후나 학회 전에 논의 대상 역시 다른 주제로 넘어갔다.

사라의 이식으로부터 약 9개월 후인 2014년 2월에 나는 낭섬유증과 관련해 잘 알려지지 않은 영웅들을 기리기 위한 만찬 자리에 참석했다. 행사를 위해 주최 측은 매년 필라델피아 지역에 있는 모든 낭섬유증 병원에서 환자를 비롯한 의료진들을 추천받는다. 나는 우리 병원의 의료 책임자였다. 그해에는 밸런타인데이에 만찬이 열렸고 500명이 넘는 사람이 참석했다. 만찬 도중 하워드 파니치 박사는 지난해에 역경을 극복하고 가장 큰 용기를 보여 준 낭섬유증 환자에게 〈샤이닝 스타상〉을 수여하기 위해 마이크 앞에 섰다. 그 상은 사라 머나한에게 돌아갔다.

파니치 박사는 말했다.「학술 의료 센터의 의료진으로서 저는 다른 의료 전문가들과 가족들의 선생이었습니다. 그런데도 가끔 우리는 환자들에게 특별한 교훈을 얻곤 합니다. 환자들은 다른 사람들을 배려하고 스스로 인도하는 법에 대해 우리 의사들에게 깊은 영향을 주었지요. 저는 사라의 학생이 될 수 있는 영광을 얻었습니다. 사라가 변함없이 보여 주었던 은혜와 투지로 저 또한 시련을 이겨 낼 수 있기를 희망합니다. 샤이닝 스타상은 낭섬유증으로 인한 여러 장애를 극복하고 삶에 최선을 다하기 위해 노력한 환자의 공로를 인정합니다. 저는 사라 머나한만큼 이 상을 받을 자격이 있는 사람은 없다고 생각합니다. 올해의 샤이닝 스타상의 주인공인 사라를 모두 축하해 주기 바랍니다.」[10]

반짝이는 자주색 드레스에 검은 구두를 신은 사라는 휠체어에서 일어나 마이크 앞에 섰다. 사라는 속삭이듯 말했지만 조곤조곤 이어지는 평범한 연설은 만찬장 전체로 울려 퍼졌다. 우리는 모두 선 채로 얼어붙었다.

「우선 의사분들에게 특히 감사하다는 말을 전하고 싶고, 몇 가지 추가로 전하고 싶은 말이 있어요. 저에게는 정말 세상에서 가장 강한 가족이 있습니다. 엄마와 아빠는 절대 제 곁을 떠나지 않았고 형제, 자매, 사촌들은 저를 응원해 주었지요. 고모와 삼촌, 할머니, 할아버지 등등 우리 가족들 누구도 저를 포기하지 않았답니다. 제가 살고 싶다는 생각을 할 수 있었던 이유는 가족 덕분입니다. 그리고 제가 병과 싸울 수 있었던 가장 강력한 무기는 바로 신이 주신 용기였습니다. 두 번의 이식에서 살아남을 수 있었던 이유는 제 안에 있는 용기 덕분이었어요. 그리고 가족들이 저를 절대 포기하지 않으리라는 사실을 알고 있었기 때문이지요. 저는 낭섬유증을 앓는 모든 아이를 비롯해 다른 병에 걸린 아이들 역시 가슴속에 저와 같은 용기를 가지고 있다고 생각해요. 그러니 나이에 상관없이 어떤 어려움을 해결해 나갈 때는 본인의 원래 모습을 찾으라고 조언하고 싶습니다. 여러분의 가슴속 깊은 곳에서 싸워야 할 이유와 용기를 찾으세요. 저에게 그 이유는 가족이었습니다. 처음에는 보이지 않을지도 몰라요. 하지만 저는 분명 여러분 안에 용기가 있을 것이라 장담합니다. 여러분이 자신을 믿기만 한다면 그 용기가 불가능을 가능하게 해줄 거예요. 감사합니다.」[11]

잠시간 침묵하고 있던 청중들에게서 박수가 터져 나왔다. 사라를 따라온 몇몇 학교 친구들이 사라를 둘러쌌다. 공기 중에 찌릿한 기운이 감돌았다. 이 순간만큼은 정치나 윤리가 모두 존재하지 않는 듯한 느낌이 들었다. 우리는 너무도 큰 역경을 이겨 낸

11세 소녀가 우리에게 삶의 의미에 대한 가르침을 주고 있다는 사실을 실감하며, 사라가 전해 준 교훈을 되새겼다.

조엘 쿠퍼는 유대교 회당에서 모세의 홍해에 대해 들었을 때 모세의 기적에 끝없는 놀라움을 느꼈다고 했다. 나는 사라의 연설을 목격한 날 저녁에 그와 완벽히 같은 감정을 느꼈다.

사라의 이식 1주년이 있었던 2014년 6월에 폐 이식 위원회는 마침내 사라가 성인의 폐를 받을 수 있도록 허가했던 규정을 공식화했다. 다른 어린이들은 이제 자유롭게 성인의 폐를 받을 수 있으며, 정책 변화가 사라만을 위한 것이 아니라는 재닛의 주장을 증명하듯 20건이 넘는 이식이 이루어졌다.

이식을 받고 7년이 지난 현재 사라는 계속해서 놀라운 모습을 보여 주고 있다. 사라는 다시 학교로 돌아가 수영 강습에 뛰어들었고 운동부에 가입했다. 모든 폐 이식 환자들이 매일 조금씩 앞으로 나아가고 있지만, 사라는 여러모로 하루하루에 최선을 다하고 있다. 물론 아직 삶이 쉽고 편하지만은 않다. 사라는 다수의 약을 먹고 정기적으로 의사 진료를 받아야 하며, 장기 거부 반응뿐만 아니라 낯설고 끔찍한 감염이 발생할 확률이 극도로 높은 상태다. 하지만 새로운 폐에 존재하는 낭성 단백질의 양은 정상이기 때문에 기도 청결술을 받을 필요가 없다는 장점도 있다. (같은 이유로 더는 단백질 조절제를 쓸 필요도 없다.) 모든 사실을 고려할 때 폐 이식 환자 중에 이보다 좋은 성과를 보이는 일은 상상하기 어려울 정도다. 베이슨 판사 앞에 서서 사라가 잘 이겨 내리라고 증언했던 골드파브 박사의 예상은 옳았다. 기대했던 성과 중에서도 가장 중요한 결과는 사라의 삶의 질이 엄청나게 향상되었다는 점이다. 모든 논란에도 불구하고 사라의 폐 이식은 의사들이 의학으로 이룬 성과의 측면에서 가장 좋은 예로 남았다.

12세 미만 법 개정에 대한 논쟁은 폐 이식 관련 논문을 통해 계속해서 날카롭게 이어지고 있으며, 절차를 둘러싼 윤리적 문제 역시 아직 모두 풀리지 않았다. 하지만 한 가지 긍정적인 성과는 너무도 자주 무시되었지만 삶의 숨결을 불어넣는 장기에 대한 언론 보도가 널리 알려졌다는 것이다.[12] 사라의 사례가 분명히 보여 주듯 폐가 건강하지 않다면 삶이 고통스러울 수 있으나 건강한 폐가 있는 삶은 눈부시게 빛날 것이다.

2011년 30세의 셸리 돕슨은 낭섬유증을 안고 하루하루를 살아가고 있었다. 그녀가 세상에 나왔을 때부터 낭섬유증은 그녀와 함께했고, 세상을 떠날 때도 반흔이 그녀의 폐에 분명한 자국을 남길 것이다. 폐를 건강하게 유지하기 위해 셸리는 보통 하루에 두 번씩 여러 흡입제를 사용해야 한다. 흡입제를 사용하기 위해서는 흡입기가 필요하고, 하나당 10분에서 20분씩 시간을 들여야 한다. 일부 흡입제는 자극이 너무 심해 얼굴이 파랗게 변할 정도로 거센 기침을 하게 만들기도 한다.

흡입제를 사용한 후에 셸리는 가장 중요한 집중 기도 청결술을 시행한다. 기도 청결술은 앞 장에서 기술했듯이 흉부에서 점액을 끄집어내기 위해 기침과 깊은 호흡을 반복하는 물리적 운동이다. 셸리가 어렸을 때는 어머니가 폐의 다양한 부위에 있는 점액을 집중적으로 빼내기 위해 셸리의 자세를 바꿔 가며 등을 두드려 주었다. 그러나 얼마 전부터 점액을 밀어내도록 도와주는 진동 조끼를 30분씩 단단히 묶어 두는 방법을 사용하고 있다.

여러 낭섬유증 환자는 출생 시부터 진단을 받지만 셸리는 아니었다. 셸리는 아프리카계 미국인이며, 낭섬유증은 거의 백인에 한정된 병이다. 게다가 먼저 태어난 2명의 형제는 완벽히 건강했다. 그러나 셸리가 생후 3개월이 되었을 때, 셸리의 보모는 일터에서 돌아온 어머니에게 아이의 기저귀가 온종일 젖지 않았다고 말했다. 셸리가 걱정된 어머니는 응급실로 달려갔고, 의사는 셸리의 나트륨과 칼륨 수치가 정상 수치에서 벗어났다고만 설명했다. 셸리는 집으로 돌아왔지만 수개월 후 같은 일이 여러 번 발생하자 어머니는 퇴원을 거부했다. 셸리는 결국 30일 동안 병원에 머물렀고, 그로부터 20년간 셸리의 주치의로 일하게 될 하워드 파니치 박사에게 낭섬유증 진단을 받았다.

의사는 셸리가 12세까지밖에 살지 못할 것이라고 말했지만 셸리는 끈기 있는 노력으로 30세까지 살아남았고, 그때쯤 나는 그녀의 주치의가 되었다. 30년은 만성 질환을 감당하기에 짧지 않은 시간이었다. 마침내 호흡과 폐를 건강하게 유지하기 위한 계속되는 몸부림과 치료로 인한 부담감이 그녀를 짓누르기 시작했다.

셸리의 인생은 순탄치 않았다. 셸리는 5년 전에 의사의 반대에도 불구하고 아들을 낳았고, 그 아들은 이제 백만 불짜리 미소를 가진 멋진 소년이 되었다. 아이는 내가 방에 들어가 〈안녕〉이라고 인사를 하기도 전에 달려와 안기곤 했다. 다른 모든 엄마처럼 셸리는 이따금 아이가 엄마 없이 어떻게 살아갈지, 혹은 아이가 없다면 자신이 살아갈 수 있을지에 대한 상상으로 힘들어했다. 셸리의 상상은 30년간 이어진 낭섬유증에 굴복한 폐가 이상을 보이기 시작하면서 점점 자라났다.

2월 초의 어느 금요일 오후, 나는 셸리의 연락을 받고 무언가 문제가 생겼음을 확신했다. 밖은 추웠고 필라델피아는 겨울 동안 쌓인 눈과 얼음으로 뒤덮여 있었다. 셸리는 내가 근무하던 시내 병원의 혼란스러운 응급실로 찾아왔다. 간호사들이 분주히 돌아다니며 채혈을 하는 응급실은 시끄러운 기계음과 천장에서 울리는 호출 소리로 가득했다.

셸리는 휴지를 약간 적시던 평소와는 달리 많은 피를 토해내며 응급실에 찾아왔다. 나는 병실로 들어가 셸리의 손을 움켜쥐었다. 병원 침대보다 키가 큰 셸리는 어색한 모습으로 누워 있었다. 침대 난간에 걸친 셸리의 얇고 긴 팔뚝 위로 거치대에 매달린 링거가 항생제를 똑똑 떨어트리고 있었다. 아들처럼 셸리 역시 항상 다정하게 미소로 나를 맞이해 주곤 했다. 그녀는 톡 쏘는 법이 없이 항상 따뜻했다. 하지만 오늘은 미소가 잘 지어지지 않는 듯했다. 셸리는 평소와는 달리 나를 바라보지 않았다. 내가 의사들이 일상적으로 던지는 질문을 하는 동안 셸리의 남편은 침대 반대편 난간 너머에서 셸리의 손을 꽉 잡고 있었다. 「언제부터 증상이 나타났나요? 열이나 오한, 가슴 통증, 조임과 같은 다른 증상이 있나요?」 셸리가 내 물음에 답했을 때, 나는 처음으로 셸리의 목소리에서 체념의 기색을 읽었다. 「스테판 박사님.」 셸리는 마침내 침착하고 의연한 태도로 입을 열었고, 그녀의 한마디에 모니터의 신호음이 점차 희미해졌다. 「제 인생 처음으로 정말 두렵다는 생각이 들었어요. 무얼 해야 하는지는 알고 있지만 그래도 두렵네요.」

셸리가 생후 6개월에 낭섬유증 진단을 받은 후 셸리의 부모는 심각한 질병에 걸린 아이를 돌보는 일상에 익숙해졌다. 필라델피아의 세인트 크리스토퍼 어린이 병원에 근무하는 의사와 의료진의 도움으로 셸리의 부모는 작은 아기가 놀이를 하고 옷을 차려입고 춤을 추고 노래하길 즐기는 평범한 어린 소녀로 천천히, 그러나 확연하게 성장하는 놀라움을 목격했다. 셸리의 어머니가 셸리의 치료를 도왔고, 치료는 전반적으로 잘 이루어졌다. 셸리는 모든 흡입제와 기도 청결 치료법을 엄격히 지키면서 12세 이상 살지 못할 것이라고 예상한 의사의 말이 틀렸음을 증명했다.

하지만 1년에 한 번씩 셸리는 낭섬유증 환자에게 흔히 나타나는 급성 악화 증상에 시달렸다. 급성 악화 증상은 손상된 기도에 세균이 만성적으로 크게 군집을 이루면서 발생한다. 열과 호흡 기능 상실, 피로, 체중 감소를 동반하는 혹독한 증상들은 환자를 순식간에 무너트릴 수 있다. 이때는 보통 2주간 정맥 주사를 통해 항생제를 투여해 세균을 빠르게 통제해야만 한다. 여러 낭섬유증 환자들은 이러한 증상을 1년에 2~3번씩 겪으며 최악의 상

황이 발생하기 전에 정맥 주사용 항생제를 직접 사용해 증상을
완화하는 법을 배운다.

셸리는 10세부터 매년 3월이면 급성 악화로 병원에 입원해야
했다. 당시에 낭섬유증 환자들은 서로의 병실에 자유롭게 찾아
갈 수 있었기 때문에 셸리는 낭섬유증에 걸린 다른 아이들과 친
해졌다. 아이들은 워크맨의 노래 테이프를 교환한 뒤 밤이 오면
병실에서 불을 끈 채 손전등으로 〈무대〉를 밝히고 부모들을 위해
연극을 했다. 셸리의 어머니는 매일 저녁을 셸리와 함께 보내고
아침이면 일을 하기 위해 떠났다.

1990년대 초반에 낭섬유증에 대해 사용 승인을 받은 새로운
약은 두 가지가 있었다. 그중 최초는 흡입형 항생제 토브라마이
신이었다. 의사들은 약을 폐에 곧바로 들어가게 하면 낭섬유증
에 훨씬 큰 효과를 볼 수 있고 다른 장기에 유독하지 않을 것이라
고 생각했다. 정맥 주사를 너무 오래 맞으면 잠재적으로 콩팥과
귀에 독성을 일으킬 수 있다. 하지만 흡입형 치료로 인해 이러한
위험성이 사라졌고, 덕분에 환자들은 수개월 동안 매일 약을 투
여할 수 있었다.

토브라마이신이 그토록 중요한 의약품이 될 수 있었던 이유는
낭섬유증 환자들의 폐에는 대부분 만성적으로 녹농균과 같은 끔
찍한 세균이 군집을 이루곤 했기 때문이다. 녹농균과 같은 환영
받지 못한 무단 침입자가 한 번 환자의 폐를 공격하면 세균을 뿌
리 뽑기가 사실상 불가능했다. 토브라마이신은 세균을 뿌리 뽑
지는 못했지만 통제할 수 있도록 도와주었다. 그리고 1997년 임

상 시험에서 평균적인 낭섬유증 환자의 폐 기능을 10퍼센트 향상시키면서 예상했던 대로 효과를 보였다.[13] 낭섬유증 환자에게 10퍼센트의 폐 기능 향상이란 입원 횟수를 1년에 4번에서 1번으로 줄이고, 기침으로 집에만 갇혀 있어야 하는 대신 30분이라도 달리기를 할 수 있음을 의미했다.

다른 약인 풀모자임 역시 폐로 흡입하는 약이었다. 풀모자임은 항생제가 아니라 DNA를 자르는 약이다. 녹농균은 엄청난 염증 반응을 일으키고 염증과 싸우기 위해 폐로 어마어마한 양의 백혈구를 유입시킨다. 풀모자임은 죽은 백혈구 세포의 DNA를 잘라 죽은 낙엽을 땅에서 쓸어내듯 효과적으로 세포를 제거한다. 이 방식은 유전자 치료법처럼 효과가 크진 않았지만 마찬가지로 대규모 임상 시험에서 낭섬유증 환자의 폐 기능을 적당히 향상시켜 주었다.[14] 이 두 가지 약은 셸리의 폐를 안정시키는 데 도움을 주었다. 약은 악화 증상을 막아주지는 못했으나 전반적으로 셸리의 운동 부하 능력을 향상시키고 하루 점액 생산량을 줄여 주었다.

고등학교에 들어갔을 무렵 셸리는 학교에서 가장 큰 학생으로 손꼽힐 정도로 키가 크고 아름답게 성장했다. 새로운 흡입형 치료법이 효과가 있었지만 악화 증상은 연 단위로 계속해서 찾아왔다. 그리고 고등학교 재학 초기에 셸리는 처음으로 피를 토하는 두려운 경험을 했다. 누구라도 그랬겠지만 셸리는 「알렉스: 아이의 삶」이라는 영화를 봤던 기억 때문에 훨씬 더 두려움을 느꼈다. 이 영화는 셸리와 같이 낭섬유증에 시달렸던 스포츠 기자 프랭크 디포드의 딸 알렉스 디포드의 삶에 대한 다큐멘터리였다. 셀리는 알렉스가 하얀 싱크대 대야에 피를 토하는 장면을 잊을 수 없었다. 알렉스는 영화의 마지막에 8세의 나이로 사망했다. 셀리는 몇 년 더 살아남을 수 있겠지만 결국에는 자신 또한 당연한 수순으로 같은 길을 걷게 될 것이라 믿었다.

그러나 셀리는 두려움을 이겨 내고 고등학교를 졸업해 간호학 석사 학위를 받기 위해 집중했다. 낭섬유증과 급성 악화 증상에 시달렸던 셀리는 간호직원의 소중함을 알고 있었다. 현실적으로 의사들은 매일 5분씩밖에 병실에 머물지 못하는 반면 간호사들은 12시간 교대로 병실을 수십 번씩 오가기 때문이다.

대학에서 셀리는 프랭클린이라는 남성을 만나 사랑에 빠졌다. 프랭클린은 셀리와 그녀의 병을 이해했다. 한동안 만남을 이어 간 후 둘은 결혼을 했고, 프랭클린이 해안 경비대에 합류하면서 필라델피아에서 버지니아로 이사를 했다. 24세였던 셀리로서는 엄청난 변화였다. 그동안 도움을 주던 그녀의 친구와 가족, 특히 엄마와 아빠를 떠나야 했기 때문이다.

또한 셀리는 주치의를 떠나 군 병원으로 옮겨야 한다는 사실 때문에 두려움을 느꼈다. 셀리는 간헐적으로 끈질긴 악화 증상을 보였고, 주요 학술 의학 센터를 이용하고 있었기 때문에 새로운 의사가 자신을 효과적으로 치료할 수 있을지에 대해 불안감을 가졌다. 다행히 그녀의 불안은 기우였다. 군의관은 배려 깊고 능력 있는 사람이었으며, 실제로도 셀리의 병은 호전되었다. 덕분에 셸리는 스트레스가 너무 커서 낭섬유증에 걸린 여성이 사망에 이를 수도 있다며 많은 의사가 반대하는 결정을 내렸다. 바로 임신이었다.

셸리는 임신 사실을 알고 매우 기뻤다. 늘 낭섬유증이라는 병이 정해준 길을 거부했던 셸리는 아이를 갖는 일이 인생의 자연스러운 순리라고 느꼈다. 고지식한 낭섬유증 의사들이라면 그녀를 꾸짖을 수도 있겠지만 셸리는 다른 사람들보다 자신의 몸 상태가 더 좋다고 생각했다. 그녀는 낙관주의와 간호사로서의 신념, 지인들의 지지를 통해 자신이 행복하고 건강한 아이를 가질 수 있다고 판단하면서 출산으로 인해 스스로가 고통받지 않으리라고 믿었다.

셸리는 착하고 예쁜 아들을 낳았다. 프랭클린은 아이에게 낭섬유증 검사를 하고 싶어 하지 않았는데 충분히 이해할 만한 결정이었다. 아들 제이슨이 낭섬유증에 걸리려면 엄마와 아빠 모두에게 낭섬유증 유전자를 받아야 한다. 셸리와 같이 프랭클린 역시 아프리카계 미국인이었기에 낭섬유증 유전자 보유자일 확률은 낮았다. 유럽계 인구의 해당 유전자 보유 확률은 약 29명 중 1명이다. 아프리카계 미국인의 확률은 65명 중 1명, 혹은 평균 인구의 1.5퍼센트로 떨어진다. 만약 프랭클린이 돌연변이를 가지고 있더라도 아들에게 유전자를 물려줄 확률은 50퍼센트밖에 되지 않는다.

하지만 결국 둘의 결정은 아무 소용이 없었다. 셸리는 의사에게 제이슨의 신생아 선별 검사에서 낭섬유증 양성이 나왔다는 이야기를 듣고 깜짝 놀랐다. (일부 주에서는 1995년에 낭섬유증에 대한 신생아 선별 검사를 시작했지만 다른 주에서는 2010년까지 이루어지지 않았다.) 두 번이나 벼락에 맞은 기분이었다. 셸리는 아이가 입원과 진료, 매일 치료를 반복하는 자신과 같은 삶을 살아야 할지 모른다는 사실을 깨닫고 이루 말할 수 없는 감정에 휩싸였다. 그러나 결국 낭섬유증이라는 질병에 대한 두려움은 삶의 의미 앞에 무색해질 수밖에 없었고, 셸리는 자신의 어머니가 그랬듯 최대한 아이를 건강하게 키우겠다고 결심했다.

제이슨은 처음부터 깜짝 놀랄 정도로 병을 잘 이겨 냈다. 낭섬유증에 걸린 2명의 아프리카계 미국인 가족은 눈에 띄게 닮은 모습으로 같이 흡입제를 사용하고 함께 진동 조끼를 묶은 채 점액을 내보내는 치료를 받았다.

하지만 셸리는 아들과 자신의 아주 중요한 차이점을 발견했다. 어린 시절을 포함해 기억에 남은 오래전부터 셸리는 항상 조금씩 기침을 했고 간헐적으로 점액을 뱉어냈는데 특히 아침에는 그 증상이 심했다. 그러나 제이슨은 6세 생일이 다가올 때까지도 전혀 기침을 하지 않았다. 세대가 흐르며 새로운 흡입제와 진동 조끼가 등장했고 질병의 경과도 함께 변화했기 때문이었다.

제이슨이 병을 잘 이겨 내고 있었던 반면 셸리는 힘든 시간을 보내고 있었다. 셸리는 버지니아에서 치료가 잘되지 않아 남편과 떨어져 필라델피아로 다시 돌아왔다. 후에 프랭클린 역시 필라델피아로 돌아와 아내와 제이슨을 돕기 위해 노력했지만 가족이 함께할 수 있는 시간이 길지 않았다. 언제나 의욕적이던 셸리는 다시 간호사가 되기 위해 공부를 지속했지만 낭섬유증의 공세와 더불어 같은 병에 걸린 아들 때문에 해야 할 일이 너무 많았다. 셸리는 의료 보조원 학위를 얻은 채 학업을 중단했다.

쉴 새 없이 이어지는 일들로 셸리는 몸무게가 늘지 않았다. 악화 증상 역시 어느 때보다 심하게 찾아왔고 종종 피를 토하기도 했다. 2011년에 30세의 나이에 들어서면서 악화 증상을 완화하기 위해 항생제를 점점 더 오래 사용해야 했고, 일반적으로 2주간 사용해야 하는 치료 기간은 3주로 늘어났다.

셸리는 30년 동안 낭섬유증을 견뎌왔으며, 모든 고된 치료 과정과 진료에도 불구하고 셸리의 삶은 낭섬유증에 잠식당하지 않았다. 병 따위가 셸리를 통제하거나 꼼짝 못 하게 만들 수는 없었다. 그러나 이제 피를 토하고 병원에서 지내는 시간이 늘어날 정도로 악화 증상이 심해지면서 셸리의 인생은 이전과는 달리 낭떠러지로 떨어지고 있었다. 그 과정에 나는 병원 응급실에서 매번 조금씩 더 야위어 가며, 더 많은 피를 토하고, 이전보다 조금 더 좌절에 빠진 셸리를 만났다.

2011년 필라델피아의 낭섬유증 센터에 낭섬유증의 치료 경과를 급진적으로 변화시킬 수 있는 새로운 단백질 조절제가 곧 수면 위로 모습을 드러낼 것이라는 소문이 들려왔다. 당시 이 약은 특정 환자만이 사용할 수 있었는데, 어떤 환자에게 사용할 수 있는지 확인하기 위해서 의료진은 모든 환자의 유전 돌연변이를 확인해야 했다.

단백질 조절제가 등장하기 전에 의사들은 환자의 유전 돌연변이에 대한 정보를 뒷전으로 제쳐 두었다. 낭섬유증은 땀 검사로 진단할 수 있었고, 환자의 돌연변이 종류를 밝히는 검사는 다소 흥미롭지만 필수는 아니었기 때문이다. 그러나 조절제가 등장하면서 환자가 가진 유전 결함을 확인하는 수색 작업이 전 세계 낭섬유증 병원으로 퍼져 나갔다. 2011년 9월에 나는 일주일이 넘는 시간 동안 아침마다 환자 수백 명의 기록이 보관된 책장에서 무더기로 서류를 꺼내 각 환자가 보유한 돌연변이를 확인하기 위해 꼭꼭 숨어있는 5년에서 10년, 심지어 15년 전의 서류들을 뒤졌다.

대부분의 진료 기록에는 보통 빛바랜 누런 종이에 타자기의 낡은 활자로 환자의 정보가 적혀 있었다. 나는 컴퓨터를 이용해 환자의 이름과 돌연변이 종류를 문서로 작성했다. 파일을 저장했을 때 나는 용량이 25킬로바이트밖에 되지 않는다는 사실을 깨달았다. 보잘것없는 양이었다. 하지만 내 컴퓨터에서 가장 중요한 문서였을 이 파일은 곧 우리에게 약을 사용할 수 있는 환자의 정체를 확인해 줄 것이었다.

버텍스 제약 회사의 새로운 약 이바카프토는 2012년 1월 31일에 G551D 돌연변이 환자에 대해 FDA 사용 승인을 받았다. 우리 대학 병원에서는 어떤 환자가 돌연변이를 가졌는지 확인하기 위해 전 세계의 수백 개 센터와 마찬가지로 데이터베이스를 확인하는 작업을 마쳤다. 우리는 통계를 활용해 환자 중 정확히 유전자가 일치하는 4명을 확인했고, 그중 한 사람이 바로 셸리였다.

이바카프토는 최신 의약품이었기 때문에 아직 컴퓨터 체계의 처방 데이터베이스에 존재하지 않았다. 그래서 나는 오래된 방식의 처방전 종이를 꺼내 약에 맞는 돌연변이를 가진 환자 4명에게 각각 수기로 처방전을 적었다. 나는 진료실에서 정말 조심스럽게 처방전을 접어 지갑에 넣는 셸리의 모습을 지켜보았다.

남은 3개의 처방전 역시 다른 환자들에게 전달했고, 좋은 결과가 있길 바라며 행운을 빌었다. 한 달 후 기쁘게도 놀라운 이야기들이 속속 들려오기 시작했다. 한 낭섬유증 환자는 입이 말랐던 증상이 사라졌다고 말했다. 어떤 이유로 낭섬유증은 침샘을 공격하면서 그녀의 입안은 만성적으로 마르고 갈라졌다. 그녀는 침샘을 자극하기 위해 계속해서 단단한 사탕을 입에 넣어야 했다. 그러나 이바카프토를 처음으로 복용한 후 혀와 볼에서 낯선 감각이 느껴졌다. 처음에는 입안에 침이 고였던 기억이 너무 오래전이기 때문에 침이 나온다는 사실을 인지하지 못했다. 잠시 후 그녀는 다시 정상적인 신체 변화를 경험했다는 기쁨에 취해 눈물을 흘렸다.

약이 폐의 CFTR 단백질뿐만 아니라 췌장과 위장관을 포함한 신체 곳곳에 효과를 보인다는 소식도 들려왔다. 우리 환자 중 한 사람 역시 그 행운을 누릴 수 있었다. 그는 폐 기능이 향상되었을 뿐만 아니라 반흔성 췌장이 다시 제 기능을 하면서 식사 전에 복용하던 췌장 효소를 중단했다. 처음으로 그는 다른 모든 사람처럼 평범하게 앉아서 음식을 먹고 소화시킬 수 있었다. 또한 흡입형 항생제를 중단하고 아침과 저녁에 추가로 30분의 자유 시간을 얻었다.

어떤 까닭인지 셀리는 극적인 이야기를 전해주지 않았는데, 아마도 애초에 그녀의 마음가짐이 너무 긍정적이었기 때문일 것이다. 그녀에게는 싸워야 할 부정적인 기운도, 억압해야 할 악마도 없었다. 대신 항상 자신의 삶과 업무, 예쁜 아들에 대한 긍정적인 대화를 하며 현실에 집중했다. 셀리는 너무 차분한 나머지 그 무엇도 그녀의 세계관을 급진적으로 바꿀 수 없었다. 심지어 이바카프토도 마찬가지였다.

하지만 수개월이 지나자 셀리에게 눈에 띄는 변화가 나타났다. 더는 피를 토하지 않았고 폐 기능이 향상되며 몸무게도 늘었다. 악화 증상이 사라져 우리가 다시 진료실에서 만났을 때는 이런저런 증상과 문제에 대해 전하느라 많은 이야기를 나누었던 이전과는 달리 대화를 짧게 끝낼 수 있었다.

아들 제이슨 역시 이바카프토를 시도했다. 셀리는 낭섬유증의 유전자 2개 중의 하나를 아들에게 물려주었고, 얼마 뒤 우리는 셀리가 물려준 유전자가 치료가 가능한 유전자였다는 사실을 밝혀냈다. 셀리는 아들과 항상 매일 아침저녁마다 함께 약을 먹고 있으며, 이 의식이 가족을 훨씬 더 단단하게 만들어 주었다고 말했다. 질병의 부담을 완화해 주는 약은 모든 환자와 부모가 처음 낭섬유증 진단을 받은 후부터 꿈꿔왔던 미래였다. 이제 셀리는 아이와 함께 그 꿈을 이루었다. 개인 맞춤형 의약품이 시기적절하게 셀리의 문 앞에 도착한 덕분이다.

그러나 낭섬유증에 걸린 다른 환자들은 셸리만큼 운이 좋지 못했다. 우리 병원의 환자 몇 명은 단백질 조절제의 유효성이 확인되기 전에 세상을 떠났고, 수십 년 전에는 그보다 훨씬 많은 환자가 사망했다. 사라 머나한과 같은 환자들은 폐 이식을 해야 했고 만성 면역 억제제를 사용하며 매일 불확실한 현실을 견뎌내야 했다. 낭섬유증은 아이들의 어린 시절을 앗아가고 가족들을 이별시키는 치명적이고 두려운 질병이다. 하지만 과학자들의 연구를 통해 낭섬유증은 미지의 질병에서 널리 알려진 질병으로, 불치의 병에서 치료가 가능한 병으로 변화했다. 그리고 이제 마침내 치유의 시대가 찾아왔다. 셸리와 같은 환자들이 더 오래 행복하고 건강하게 살아가는 모습은 이례적이지 않은 일상이 되어가고 있다. 늘 그렇듯 호흡이 회복된 일상은 진정으로 아름답다.

맺음말

    지난 수십 년간 폐 의학계가 이룩한 발전은 엄청나다. 미국에서는 1965년에 인구의 42퍼센트가 흡연을 했지만, 현재 흡연율은 14퍼센트 이하로 떨어지고 있다.[1] 그리고 흡연율이 떨어지면서 폐암과 만성 폐쇄 폐 질환, 심장 질환, 뇌졸중을 비롯해 여러 종류의 암을 포함한 무수한 질병이 감소하고 있다. 사실 이러한 변화는 이미 본격적으로 일어나기 시작했다. 2020년에는 2016~2017년에 비해 폐암 사망률이 5퍼센트 가까이 감소하면서 암으로 인한 연 사망률이 2.2퍼센트로 가장 큰 감소율을 기록하기도 했다.[2]

    폐 질환 치료 분야의 발전 속도 역시 그에 못지않게 놀랍다. 1950년에는 낭섬유증 환자가 수년밖에 살지 못할 것으로 예상했던 반면 현재 해당 질병 환자의 평균 기대 수명은 47년이다.[3] 미국에서 폐결핵의 발생 정도는 전혀 줄어들지 않았다. 그러나 치명적인 천식 발생률은 하향세를 보이고 있으며, 마침내 특발 폐 섬유증 환자에게 효과를 보이는 약도 등장했다. 최근에는 증가하긴 했지만 수십 년간 미국에서 모든 오염원 수치가 크게 줄어들면서 공기의 질 역시 향상되었다.

그런데도 불구하고 호흡에 대한 위협을 충분히 진지하게 고려하지 않은 여러 사례와 함께 최근 캘리포니아와 아마존 열대 우림, 호주의 파괴적인 산불부터 수십 명을 사망에 이르게 한 전자담배 관련 질병, 코로나바이러스19와 같은 낯선 감염원의 등장까지 위기의 상황 역시 빈번하게 발생하고 있다. 우리는 호흡이 우리의 행복에 어떤 영향을 주는지를 포함해서 호흡의 다양한 측면을 모두 이해한 후에야 새로운 위기를 효과적인 방법으로 해결할 수 있을 것이다. 지구의 대기는 생명을 유지하는 능력에 완벽히 맞추어져 있으며, 다른 행성을 제쳐 두더라도 여기 우리 행성에서 미래를 만들어 가기 위해서는 폐 건강의 모든 측면에 경계를 유지해야 한다.

다행히도 때때로 과학 공상 소설을 닮았다는 생각이 들 만큼 폐 의학계의 미래는 밝아 보인다. 개인 맞춤형 의약품은 폐암 환자가 유전자 분석을 받은 후 의사에게 조건에 맞는 최상의 약 정보를 제공받는 수준까지 진화했다. 유망한 유전자 조작 기술을 통해 환자가 낭섬유증에 걸린 채 병원에 갔다가 수 시간 후에 완치되어 나오는 미래도 예상할 수 있게 되었다. 환자의 혈액에서 줄기세포를 채취하는 치료법 역시 의심할 여지가 없이 이식을 위한 장기 전체를 성장시킬 잠재력을 보여 주고 있다. 폐결핵 백신이 등장해 약을 사용하는 현시대의 방법들이 구식으로 변할 날도 머지않았다. 한때는 가망이 있을 것이라 생각하지 못했던 모든 폐 질환이 이제는 완치의 가능성을 보이는 것이다.

질병이 사라진다면 우리는 약이나 주사가 아니라 호흡에 이로운 건강한 환경을 통해 폐 건강을 유지해야 한다. 연방 수준에서 미국이 퇴보를 보이고 있긴 하지만 전 세계의 여러 국가는 독성 온실 기체 수치를 낮추고 발전소와 자동차 배기가스를 줄이기 위해 전념하고 있다. 여러 자동차 회사를 포함한 산업계 역시 앞으로 수십 년 동안 가솔린 자동차를 포기하고 전기와 수소 자동차와 같은 청정 에너지원을 선택하겠다는 계획을 세우며 같은 미래를 그리고 있다. 미국의 여러 주정부는 워싱턴 D. C. 지도부의 지시를 기다리는 대신 환경을 개선하기 위한 자체적인 계획을 세우고 있다. 캘리포니아주는 2030년까지 1990년과 비교해 온실 기체 배출량을 40퍼센트 낮추고, 2050년까지는 80퍼센트를 낮추려 한다.[4] 주 정부와 국민은 우리 대기의 위기 상황을 잘 이해하고 있는 듯하다.

전 세계적으로 건강한 호흡에 대한 미래는 궁극적으로 독성 성분을 배출하지 않으면서 에너지를 생산할 수 있는 능력에 달려 있다. 특히 풍력과 태양광, 지력 에너지원은 화석 연료에 대한 인간의 의존도를 낮출 수 있는 잠재력을 가지고 있다. 최근 탄소 배출 없이 최소한의 독성 폐기물을 만들면서 엄청난 양의 에너지를 만드는 방법으로 핵융합 기술 역시 발전하고 있다. 독성 연료에서 자유로운 문명이 현실로 가까워지고 있는 것이다.

개인 수준에서 건강한 폐 기능을 지키기 위한 최선의 방법은 언제나 상식의 실천이다. 여기에는 흡연을 피하고, 작업 공간과 집에서 공기를 깨끗하게 유지하며, 호흡 운동과 요가를 비롯한 신체 단련 계획을 세우는 활동이 포함된다. 또한 우리 개개인은 강력한 환경 보호를 활발히 지지하고 기후 변화 부정자들과 싸워야 한다. 이 책은 과학으로 무엇을 이룰 수 있는지에 대한 이야기를 담고 있다. 과학적인 인과의 법칙과 헌신적인 관찰을 고수한다면 인류는 밝은 미래를 맞이할 수 있을 것이다. 폐와 신체의 건강, 우리 인간 종과 행성 지구의 미래를 위해 우리는 반드시 그렇게 해야만 한다.

감사의 말

내 글의 가능성을 처음 알아봐 주고 무한한 지침을 제공하며 결코 포기하지 않았던 나의 담당자 보니 솔로우에게 감사를 표하고 싶다. 그 외에도 효과적인 방식으로 이야기의 조각을 하나로 모으는 놀라운 작업을 해준 다린 엘러, 아이디어와 구성에 대한 수많은 제안을 내준 네드 아놀드에게 감사하다. 그다음으로 편집자 조지 깁스는 수많은 경험을 한 사람만이 가질 수 있는 통찰을 제공해 주었다. 내 책에 대한 그의 인내심과 헌신은 상상 이상이었다. 바쁜 시간을 쪼개 나와 대화를 나누어 준 모든 과학자와 의사, 환자에게도 감사를 전한다. 그들이 보여 준 관대함은 끊임없이 나를 놀라게 했다. 또한 아내 구드룬과 딸 샬롯, 아들 줄리안을 포함한 내 가족에게도 지지에 대한 감사를 보낸다. 마지막으로 이 책에 대한 아이디어를 처음 떠올릴 수 있도록 도와주고 평생 나의 노력에 엄청난 지지를 보내 준 어머니 조아나 팔로타 스테판여사님에게도 감사하다는 말을 전하고 싶다.

주

머리말 폐 = 생명

1. Holy Bible, Job 33:4 (New Revised Standard Version).

2. Ibid., John 20:22.

3. Ibid., Gen 2:7.

4. Julia Wolkoff, "Why Do So Many Egyptian Statues Have Broken Noses?" CNN.com, March 20, 2019, https://www.cnn.com/style/article/egyptian-statues-broken-noses-artsy/index.html.

5. Thich Nhat Hahn, *The Miracle of Mindfulness: An Introduction to the Practice of Meditation* (Boston, MA: Beacon Press, 1999), 15.

6. C. D. O'Malley, F. N. L. Poynter, and K. F. Russell, *William Harvey Lectures on the Whole of Anatomy, An Annotated Translation of Prelectiones Anatomiae Universalis* (Berkeley: University of California Press, 1961), 204.

7. Manoj K. Bhasin, Jeffrey A. Dusek, Bei-Hung Chang, et al., "Relaxation Response Induces Temporal Transcriptome Changes in Energy Metabolism, Insulin Secretion and Inflammatory Pathways," *PLOS One* 8, no. 5 (May 2013): e62817.

8. National Institutes of Health, "Cancer Stat Facts: Common Cancer Sites," National Cancer Institute, Surveillance, Epidemiology, and End Results Program website, accessed July 31, 2019, https://seer.cancer.gov/statfacts/html/common.html.

9. National Institutes of Health, "Estimates of Funding for Various Research, Condition, and Disease Categories," NIH website, https://report.nih.gov/categorical_spending.aspx.

10. David J. Lederer and Fernando J. Martinez, "Idiopathic Pulmonary Fibrosis," *New England Journal of Medicine* 378 (May 10, 2018): 1811–1823.

11. Rein M. G. J. Houben and Peter J. Dodd, "The Global Burden of Latent Tuberculosis Infection: A Re-Estimation Using Mathematical Modelling," *PLOS Medicine* 13 (October 25, 2016): e1002152.

12. Centers for Disease Control and Prevention, "Mortality Trends in the United States, 1900–2015," CDC website, accessed July 31, 2019, https://www.cdc.gov/nchs/data-visualization/mortality-trends/.

13. Romaine A. Pauwels and Klaus F. Rabe, "Burden and Clinical Features of Chronic Obstructive Pulmonary Disease (COPD)," Lancet 364, no. 9434 (August 2004): 613–620.

14. World Health Organization, "The Top 10 Causes of Death," WHO website, accessed May 8, 2020, https://www.who.int/news-room/fact-sheets/detail/the-top-10-causes-of-death.

15. Forum of International Respiratory Societies, *The Global Impact of Respiratory Disease*, 2nd ed. (Sheffield, UK: Sheffield, European Respiratory Society, 2017), 7.

16. World Health Organization, "Air Pollution," WHO website, accessed July 31, 2019, https://www.who.int/airpollution/en/.

1장 산소, 그리고 탄생

1. G. Brent Dalrymple, *Ancient Earth, Ancient Skies: The Age of Earth and Its Cosmic Surroundings* (Stanford, CA: Stanford University Press, 2004).

2. Bettina E. Schirrmeister, Muriel Gugger, and Philip C. J. Donoghue, "Cyanobacteria and the Great Oxidation Event: Evidence from Genes and Fossils," *Palaeontology* 58, no. 5 (September 2015): 769–785.

3. John Waterbury, in discussion with the author, July 2015.

4. John Waterbury, "Little Things Matter a Lot," *Oceanus Magazine*, March 11, 2005, https://www.whoi.edu/oceanus/feature/little-things-matter-a-lot/.

5. Christopher T. Reinhard, Noah J. Planavsky, Stephanie L. Olson, et al.,

"Earth's Oxygen Cycle and the Evolution of Animal Life," *PNAS* 113, no. 32 (August 9, 2016): 8933–8938.

6. Michael Melford, "Devonian Period," *National Geographic* website, accessed July 31, 2019, https://www.nationalgeographic.com/science/prehistoric-world/devonian/.

7. Keith S. Thomson, *Living Fossil: The Story of the Coelacanth* (New York: W. W. Norton, 1991), 19–49.

8. National Aeronautics and Space Administration, "Mars Oxygen In-Situ Resource Utilization Experiment (MOXIE)," NASA TechPort, accessed July 31, 2019, https://techport.nasa.gov/view/33080.

9. National Aeronautics and Space Administration, "Planting an Ecosystem on Mars," NASA website, May 6, 2015, https://www.nasa.gov/feature/planting-an-ecosystemon-mars.

2장 인간은 호흡을 한다

1. *Merriam-Webster* Online, s.v. "dum spiro, spero."

2. Roy Porter, *The Cambridge History of Medicine* (New York: Cambridge University Press, 2006), 78.

3. Daniel L. Gilbert, *Oxygen and Living Processes: An Interdisciplinary Approach* (New York: Springer-Verlag, 1981), 3.

4. Paula Findlen and Rebecca Bence, "A History of the Lungs," Stanford University website, Early Science Lab, https://web.stanford.edu/class/history13/earlysciencelab/body/lungspages/lung.html.

5. Andrew Cunningham, *The Anatomical Renaissance* (Abingdon, UK: Routledge, 2016), 61.

6. Saul Jarcho, "William Harvey Described by an Eyewitness (John Aubrey)," *American Journal of Cardiology* 2, no. 3 (September 1958): 381–384.

7. Thomas Wright, *William Harvey: A Life in Circulation* (Oxford, UK: Oxford University Press, 2013), xvii–xxi.

8. David G. Ashbaugh, D. Boyd Bigelow, Thomas L. Petty, et al., "Acute Respiratory Distress in Adults," *Lancet* 290, no. 7511 (August 12, 1967): 319–323.

9. Giacomo Bellani, John G. Laffey, Tai Pham, et al., "Epidemiology,

Patterns of Care, and Mortality for Patients with Acute Respiratory Distress Syndrome in Intensive Care Units in 50 Countries," *JAMA* 315, no. 8 (2016): 788–800.

10. Roy G. Brower, Michael A. Matthay, Alan Morris, et al., "Ventilation with Lower Tidal Volumes as Compared with Traditional Tidal Volumes for Acute Lung Injury and the Acute Respiratory Distress Syndrome," *New England Journal of Medicine* 342 (May 4, 2000): 1301–1308.

11. Michael A. Mathay, Carolyn S. Calfee, Hanjing Zhuo, et al., "Treatment with Allogeneic Mesenchymal Stromal Cells for Moderate to Severe Acute Respiratory Distress Syndrome (START Study): A Randomised Phase 2a Safety Trial," *Lancet Respiratory Medicine* 7, no. 2 (February 2019): 154–162.

12. John B. West, "How Well Designed Is the Human Lung?" *American Journal of Respiratory and Critical Care Medicine* 173, no. 6 (2006): 583–584.

13. Adrian Bejan and Eden Mamut, *Thermodynamic Optimization of Complex Energy Systems* (Dordrecht, NL: Springer, 1999), 71.

3장 아기의 호흡 장치

1. Mary Ellen Avery, MD, interview by Lawrence M. Gartner, American Academy of Pediatrics, Oral History Project, 2009. https://www.aap.org/en-us/about-the-aap/Gartner-Pediatric-History-Center/DocLib/Avery.pdf.

2. Amalie M. Kass and Eleanor G. Shore, "Mary Ellen Avery," *Harvard Magazine*, March-April 2018. https://harvardmagazine.com/2018/02/dr-mary-allen-avery.

3. John A. Clements and Mary Ellen Avery, "Lung Surfactant and Neonatal Respiratory Distress Syndrome," *American Journal of Respiratory and Critical Care Medicine* 157, no. 4 (1998): S59–S66.

4. John A. Clements, "Lung Surfactant: A Personal Perspective," *Annual Review of Physiology* 59 (1997): 1–21.

5. Clements, "Surface Tension of Lung Extracts," *Experimental Biology and Medicine* 95 (1957): 170–172.

6. Julius H. Comroe Jr., *Retrospectroscope: Insights into Medical Discovery* (Menlo Park CA: Von Gehr Press, 1977), 149–150.

7. Mary Ellen Avery and Jere Mead, "Surface Properties in Relation to

Atelectasis and Hyaline Membrane Disease," *American Journal of Diseases of Children* 97 (May 1959): 517–523.

4장 호흡의 남다른 치유력

1. Susan Scutti, "Drug Overdoses, Suicides Cause Drop in 2017 US Life Expectancy; CDC Director Calls It a 'Wakeup Call'," CNN Health (website), December 17, 2019, https://www.cnn.com/2018/11/29/health/life-expectancy-2017-cdc/index.html.

2. A. H. Weinberger, M. Gbedemah, A. M. Martinez, et al., "Trends in Depression Prevalence in the USA from 2005 to 2015: Widening Disparities in Vulnerable Groups," *Psychological Medicine* 48, no. 8 (June 2018): 1308–1315.

3. National Institutes of Health, "Major Depression," National Institute of Mental Health website, https://www.nimh.nih.gov/health/statistics/major-depression.shtml.

4. Donald Westerhausen, Anthony J. Perkins, Joshua Conley, et al., "Burden of Substance Abuse-Related Admissions to the Medical ICU," *Chest Journal* 157, no. 1 (January 2020), https://journal.chestnet.org/article/S0012-3692(19)33736-5/fulltext.

5. W. Andrew Baldwin, Brian A. Rosenfeld, Michael J. Breslow, et al., "Substance Abuse-Related Admissions to Adult Intensive Care," *Chest Journal* 103, no. 1 (January 1993), https://journal.chestnet.org/article/S0012-3692(16)38290-3/fulltext.

6. William J. Cromie, "Meditation Changes Temperatures," *Harvard Gazette*, April 18, 2002, https://news.harvard.edu/gazette/story/2002/04/meditation-changes-temperatures/.

7. "Fremont Kaiser Patient Told He's Dying Via Tele-Robot Doctor Visit," *CBSN Bay Area*, March 8, 2019, https://sanfrancisco.cbslocal.com/2019/03/08/kaiser-patient-told-dying-robot-doctor-video-call/.

8. BBC, "Religion," BBC website, https://www.bbc.co.uk/religion/religions/buddhism/.

9. Thich Nhat Hanh. *The Miracle of Mindfulness: An Introduction to the Practice of Meditation* (Boston: Beacon Press, 1999), 15.

10. Amy Weintraub, *Yoga for Depression: A Compassionate Guide to Relieve Suffering through Yoga* (New York: Broadway Books, 2004), 2.

11. Ibid., 3.

12. Jon Kabat-Zinn, *Meditation Is Not What You Think: Mindfulness and Why It's So Important* (New York: Hachette Books, 2018), 133.

13. Naykky Singh Ospina, Kari A. Phillips, Rene Rodriguez-Gutierrez, et al., "Eliciting the Patient's Agenda — Secondary Analysis of Recorded Clinical Encounters," *Journal of General Internal Medicine* 34 (2019): 36–40.

14. Abraham Verghese, Blake Charlton, Jerome P. Kassirer, et al., "Inadequacies of Physical Examination as a Cause of Medical Errors and Adverse Events: A Collection of Vignettes," *American Journal of Medicine* 128, no. 12 (December 2015): 1322–1324.

15. Robert L. Cowie, Diane P. Conley, Margot F. Underwood, and Patricia G. Reader, "A Randomised Controlled Trial of the Buteyko Technique as an Adjunct to Conventional Management of Asthma," *Respiratory Medicine* 102, no. 5 (May 2008): 726–732.

16. M. Thomas, R. K. McKinley, S. Mellor, et al., "Breathing Exercises for Asthma: A Randomised Controlled Trial," *Thorax* 64, no. 1 (2009): 55–61.

17. Nasrin Falsafi, "A Randomized Controlled Trial of Mindfulness Versus Yoga: Effects on Depression and/or Anxiety in College Students," *Journal of the American Psychiatric Nurses Association*, 22 (August 26, 2016): 483–497.

18. B. A. Van der Kolk, L. Stone, J. West, et al., "Yoga as an Adjunctive Treatment for Posttraumatic Stress Disorder: A Randomized Controlled Trial." *Journal of Clinical Psychiatry* 75 (2014): e559–565.

19. Arndt Büssing, Thomas Ostermann, Rainer Lüdtke, et al., "Effects of Yoga Interventions on Pain and Pain-Associated Disability: A Meta-Analysis. *Journal of Pain* 13, no. 1 (January 2012): 1–9.

20. Majoj K. Bhasin, Jeffrey A. Dusek, Bei-Hung Chang, et al., "Relaxation Response Induces Temporal Transcriptome Changes in Energy Metabolism, Insulin Secretion and Inflammatory Pathways," *PLOS One* 8, no. 5 (May 2013): e62817.

21. Nani Morgan, Michael R. Irwin, Mei Chung, et al., "The Effects of Mind-Body Therapies on the Immune System: Meta-Analysis," *PLOS One* 9, no. 7 (2014): e100903.

22. Wouter Van Marken Lichtenbelt, "Who Is the Iceman?" *Temperature* 4 (2017): 202–205.

23. Thich Nhat Hahn, *Stepping into Freedom: An Introduction to Buddhist Monastic Training* (Berkeley, CA: Parallax Press, 1997), 8.

24. Hahn, *Breathe, You Are Alive: The Sutra on the Full Awareness of Breathing* (Berkeley, CA: Parallax Press, 2008), i.

5장 면역 체계의 창

1. "Crawling Neutrophil Chasing Bacterium," YouTube video, 19:15, posted by Frantraf, May 20, 2006, https://www.youtube.com/watch?v=MgVPLNu_S-w.

2. Centers for Disease Control and Prevention, "Reported Cases and Deaths from Vaccine Preventable Diseases, United States, 1950–2013," CDC website, March, 2018, https://www.cdc.gov/vaccines/pubs/pinkbook/appendix/appdx-e.html.

3. Jean-François Bach, "The Effect of Infections on Susceptibility to Autoimmune and Allergic Diseases," *New England Journal of Medicine* 347 (September 19, 2002): 911–920.

4. Matthew F. Cusick, Jane E. Libbey, and Robert S. Fujinami, "Molecular Mimicry as a Mechanism of Autoimmune Disease," *Clinical Reviews in Allergy and Immunology* 42 (2012): 102–111.

5. Centers for Disease Control and Prevention. "Asthma as the Underlying Cause of Death," CDC website, https://www.cdc.gov/asthma/asthma_stats/asthma_underlying_death.html.

6. Javan Allison and Monique Cooper, *The Adventures of Javan and The 3 A's* (Amazon Digital Services, 2018).

7. Russell Noyes Jr., "Seneca on Death," *Journal of Religion and Health* 12 (1973): 223–240.

8. Marianna Karamanou and G. Androutsos, "Aretaeus of Cappadocia and the First Clinical Description of Asthma," *American Journal of Respiratory and Critical Care Medicine* 184 (2011): 1420–1421.

9. Mark Jackson, *Marcel Proust and the Global History of Asthma* (PowerPoint presentation), https://www.who.int/global_health_histories/seminars/

presentation21.pdf.

10. Morrill Wyman, "Autumnal Catarrh," *The Boston Medical and Surgical Journal* 93 (1875): 209–212.

11. L. F. Haas, "Emil Adolph von Behring (1854-1917) and Shibasaburo Kitasato (1852-1931)," *Journal of Neurology, Neurosurgery & Psychiatry* 71, no. 1 (2001): 62.

12. Cormac Sheridan, "Convalescent Serum Lines Up as First-Choice Treatment for Coronavirus," *Nature Biotechnology News*, May 7, 2020, https://www.nature.com/articles/d41587-020-00011-1.

13. Arthur M. Silverstein, "Clemens Freiherr von Pirquet: Explaining immune complex disease in 1906," *Nature Immunology* 1 (2000): 453–455.

14. Maximilian A. Ramirez, "Horse Asthma Following Blood Transfusion," *JAMA* 73 (1919): 984–985.

15. Kimishige Ishizaka and Teruko Ishizaka, "Identification of IgE," *Journal of Allergy and Clinical Immunology* 137, no. 6 (June 2016): 1646–1650.

16. S. G. O. Johansson, "The Discovery of IgE," *Journal of Allergy and Clinical Immunology* 137, no. 6 (June 2016): 1671–1673.

17. Thomas A. E. Platts-Mills, Alexander J. Schuyler, Elizabeth A. Erwin, et al., "IgE in the Diagnosis and Treatment of Allergic Disease," *Journal of Allergy and Clinical Immunology* 137 (2016): 1662–1670.

18. Cristoforo Invorvaia, Marina Mauro, Marina Russello, et al., "Omalizumab, an Anti-Immunoglobulin E Antibody: State of the Art," *Drug Design, Development and Therapy* 8 (2014): 187–207.

19. Amelia Murray-Cooper, "Amount of Vegetation on Earth Increasing, BU-Led Study Shows," *Boston University Daily Free Press*, April 13, 2020, https://dailyfreepress.com/2019/03/22/amount-of-vegetation-on-earth-increasing-bu-led-study-shows/.

6장 폐의 공익성

1. "California Tuberculosis Patient Found, Arrested," *San Francisco Examiner*, July 29, 2014, https://www.sfexaminer.com/national-news/california-tuberculosis-patient-found-arrested/.

2. Associated Press, "Tuberculosis Patient Charged in Calif. for Not Taking

Medication," *CBS News* Online, May 16, 2012, https://www.cbsnews.com/news/tuberculosis-patient-charged-in-calif-for-not-taking-medication/.

3. S. M. Aciego, C. S. Riebe, and S. C. Hart, "Dust Outpaces Bedrock in Nutrient Supply to Montane Forest Ecosystems," *Nature Communications* 8 (2017): 14800.

4. National Aeronautics and Space Administration, "NASA Satellite Reveals How Much Saharan Dust Feeds Amazon's Plants," NASA website, February 22, 2015, https://www.nasa.gov/content/goddard/nasa-satellite-reveals-how-much-saharan-dust-feeds-amazon-s-plants.

5. Nancy Tomes, *The Gospel of Germs: Men, Women, and the Microbe in American Life* (Cambridge, MA: Harvard University Press, 1998), 97.

6. William Firth Wells and Mildred Weeks Wells, "Air-Borne Infections," *JAMA* 107 (1936): 1698–1703.

7. Lydia Bourouiba, "Turbulent Gas Clouds and Respiratory Pathogen Emissions," *JAMA*, published online March 26, 2020, https://jamanetwork.com/journals/jama/fullarticle/2763852.

8. Peter Disikes, "In the Cloud: How Coughs and Sneezes Float Farther Than You Think." *MIT News* Online, April 8, 2014, http://news.mit.edu/2014/coughs-and-sneezes-float-farther-you-think.

9. World Health Organization, "Modes of Transmission of Virus Causing COVID-19: Implications for IPC Precaution Recommendations," WHO website,accessed May 9, 2020, https://www.who.int/news-room/commentaries/detail/modes-of-transmission-of-virus-causing-covid-19-implications-for-ipc-precaution-recommendations.

10. Sean Wei Xiang Ong, Yian Kim Tan, Po Ying Chia, et. al. "Air, Surface Environmental, and Personal Protective Equipment Contamination by Severe Acute Respiratory Syndrome Coronavirus 2 (SARS-CoV-2) From a Symptomatic Patient," *JAMA*, published online March 4, 2020, https://jamanetwork.com/journals/jama/fullarticle/2762692.

11. Alice Yan, "Chinese expert who came down with Wuhan coronavirus after saying it was controllable thinks he was infected through his eyes," *South China Morning Post*, January 23, 2020, https://www.scmp.com/news/china/article/3047394/chinese-expert-who-came-down-wuhan-coronavirus-after-saying-it-was.

12. Tom Paulson, "Epidemiology A Mortal Foe," *Nature* 502, no. 7470 (October 10, 2013): S2–S3.

13. World Health Organization, "Tuberculosis," WHO website, accessed September 18, 2018, https://www.who.int/news-room/fact-sheets/detail/tuberculosis.

14. I. Barberis, N. L. Bragazzi, L. Galluzzo, and M. Martini, "The History of Tuberculosis: From the First Historical Records to the Isolation of Koch's Bacillus," *Journal of Preventive Medicine and Hygiene* 58 (2017): E9–E12.

15. Anne C. Stone, Alicia K. Wilbur, Jane E. Buikstra, and Charlotte A. Roberts, "Tuberculosis and Leprosy in Perspective," *Yearbook of Physical Anthropology* 52 (2009): 66–94.

16. Kirsten I. Bos, Kelly M. Harkins, Alexander Herbig, et al., "Pre-Columbian Mycobacterial Genomes Reveal Seals as a Source of New World Human Tuberculosis," *Nature* 514 (2014): 494–497.

17. Clark Lawlor, *Consumption and Literature: The Making of the Romantic Disease* (Basingstoke, UK: Palgrave Macmillan, 2006), 111.

18. Arne Eggum, *Edvard Munch: Paintings, Sketches, and Studies* (New York: C. N. Potter, 1984), 46.

19. M. Monir Madkour, Kitab E. Al-Otaibi, and R. Al Swailem, "Historical Aspects of Tuberculosis" in *Tuberculosis* (Berlin Heidelberg: Springer-Verlag, 2004), 18.

20. Thomas M. Daniel, "Jean-Antoine Villemin and the Infectious Nature of Tuberculosis," *International Journal of Tuberculosis and Lung Disease* 19 (2015): 267–268.

21. Edward S. Golub, *The Limits of Medicine* (Chicago: University of Chicago Press, 1997), 93.

22. Alex Sakula, "Robert Koch: Centenary of the Discovery of the Tubercle Bacillus, 1882," *Canadian Veterinary Journal* 24, no. 4 (April 1983): 127–131.

23. Daniel M. Fox, "Social Policy and City Politics: Tuberculosis Reporting In New York, 1889–1900," *Bulletin of the History of Medicine* 49, no. 2 (Summer 1975): 169–195.

24. Godias J. Drolet and Anthony M. Lowell, *A Half Century's Progress Against Tuberculosis in New York City* (New York Tuberculosis and Health Association, 1952), https://www1.nyc.gov/assets/doh/downloads/pdf/tb/

tb1900.pdf.

25. H. Sheridan Baketel and Arthur C. Jacobson, "Public Health," *The Medical Times*, 43 (June 1915): 200.

26. Corinne S. Merle, Katherine Fielding, Omou Bah Sow, et al., "A Four-Month Gatifloxacin-Containing Regimen for Treating Tuberculosis," *New England Journal of Medicine* 371 (October 23, 2014): 1588–1598.

27. Tasha Smith, Kerstin A. Wolff, and Liem Nguyen, "Molecular Biology of Drug Resistance in Mycobacterium Tuberculosis," *Current Topics in Microbiology and Immunology* 375 (2014): 53–80.

28. New York City Health Department, *New York City Bureau of Tuberculosis Control Annual Summary, 2018,* pdf file, https://www1.nyc.gov/assets/doh/downloads/pdf/tb/tb2018.pdf.

29. Karen Brudney and Jay Dobkin, "Resurgent Tuberculosis in New York City: Human Immunodeficiency Virus, Homelessness, and the Decline of Tuberculosis Control Programs," *The American Review of Respiratory Disease* 144, no. 4 (October 1991): 745–749.

30. Natalie Shure, "How New York Beat Its TB Epidemic," *The Daily Beast*, April 14, 2017, https://www.thedailybeast.com/how-new-york-beat-its-tb-epidemic.

31. New York City Health Department, *New York City Bureau of Tuberculosis Control Annual Summary*, 2018, pdf file, https://www1.nyc.gov/assets/doh/downloads/pdf/tb/tb2018.pdf.

32. Natalie Shure, "How New York Beat Its TB Epidemic," The Daily Beast, April 14, 2017, https://www.thedailybeast.com/how-new-york-beat-its-tb-epidemic.

33. World Health Organization, "Tuberculosis Country Profiles," WHO website, https://www.who.int/tb/country/data/profiles/en/.

34. World Health Organization, "Drug Resistant Tuberculosis," WHO website, https://www.who.int/tb/areas-of-work/drug-resistant-tb/en/.

35. "China Scientists Say SARS-Civet Cat Link Proved," *Science News*, January 20, 2007, https://www.reuters.com/article/us-china-sars/china-scientists-say-sars-civet-cat-link-proved-idUSPEK23793120061123.

36. "How Wildlife Trade is Linked to Coronavirus," YouTube video, 8:48, Vox, March 6, 2020, https://www.youtube.com/watch?v=TPpoJGYlW54.

37. David Cyranoski, "Mystery Deepens over Animal Source of Coronavirus," *Nature* Online, February 26, 2020, https://www.nature.com/articles/d41586-020-00548-w.

38. Sheri Fink and Mike Baker, "'It's Just Everywhere Already': How Delays in Testing Set Back the U.S. Coronavirus Response," *New York Times*, March 10, 2020, https://www.nytimes.com/2020/03/10/us/coronavirus-testing-delays.html.

39. Stephen Engelberg, Lisa Song, and Lydia DePillis, "How South Korea Scaled Coronavirus Testing While the U.S. Fell Dangerously Behind," *ProPublica*, March 15, 2020, https://www.propublica.org/article/how-south-korea-scaled-coronavirus-testing-while-the-us-fell-dangerously-behind.

7장 니코틴의 유혹과 줄기세포

1. Robert Evans, *A Brief History of Vice: How Bad Behavior Built Civilization* (New York: Plume, 2016), 152.

2. Laura Dwyer-Lindgren, Amelia Bertozzi-Villa, Rebecca W. Stubbs, et al., "Trends and Patterns of Differences in Chronic Respiratory Disease Mortality Among US Counties, 1980–2014," *JAMA* 318, no. 12 (September 26, 2017): 1136–1149.

3. Frederick Webb Hodge. *Handbook of American Indians North of Mexico Part 2* (Washington: United States Government Printing Office, 1910), 767.

4. Anthony Chute, *Tabaco* (London, 1595), https://archive.org/details/tabacco00chutgoog/page/n7/mode/2up?q=consumption.

5. Iain Milne, "A counterblaste to tobacco: King James's anti-smoking tract of 1616," *The Journal of the Royal College of Physicians of Edinburgh* 41 (2011): 89.

6. Sidney Andrews, *The South since the War: As Shown by Fourteen Weeks of Travel and Observation in Georgia and the Carolinas*, abr. ed. (Baton Rouge, LA: Louisiana State University Press, 2004), 87.

7. William Kremer, "James Buchanan Duke: Father of the Modern Cigarette," *BBC News Magazine*, November 13, 2012, https://www.bbc.com/news/magazine-20042217.

8. Rafael Laniado-Laborin, "Smoking and Chronic Obstructive Pulmonary

Disease (COPD). Parallel Epidemics of the 21st Century," *International Journal of Environmental Research and Public Health* 6 (2009): 209–224.

9. Mariella De Biasi and John A. Dani, "Reward, Addiction, Withdrawal to Nicotine," *Annual Review of Neuroscience* 34 (2011): 105–130.

10. R. R. Baker, "Temperature Distribution Inside a Burning Cigarette, *Nature* 247 (1974): 405–406.

11. US Department of Health and Human Services, *A Report of the Surgeon General: How Tobacco Smoke Causes Disease: What It Means to You* (consumer booklet) (Atlanta, GA: US Department of Health and Human Services, Centers for Disease Control and Prevention, National Center for Chronic Disease Prevention and Health Promotion, Office on Smoking and Health, 2010), 30–44.

12. Stephen Babb, Ann Malarcher, Gillian Schauer, et al., "Quitting Smoking Among Adults — United States, 2000–2015," *Morbidity and Mortality Weekly Report* 65 (2017): 1457–1464.

13. G. R. Martin, "Isolation of a Pluripotent Cell Line from Early Mouse Embryos Cultured in Medium Conditioned by Teratocarcinoma Stem Cells," *Proceedings of the National Academy of Sciences of the United States of America* 78 (1981): 7634–7638.

14. M. J. Evans and M. H. Kaufman, "Establishment in Culture of Pluripotential Cells from Mouse Embryos, *Nature* 292 (1981): 154–156.

15. Kazutoshi Takahashi and Shinya Yamanaka, "Induction of Pluripotent Stem Cells from Mouse Embryonic and Adult Fibroblast Cultures by Defined Factors," *Cell* 126, no. 4 (August 25, 2006): 663–676.

16. Anjali Jacob, Michael Morley, Finn Hawkins, et al., "Differentiation of Human Pluripotent Stem Cells into Functional Lung Alveolar Epithelial Cells," *Cell Stem Cell* 21, no. 5 (October 5, 2017): 472–488.

17. Centers for Disease Control and Prevention, "Current Cigarette Smoking Among Adults in the United States," CDC website, November 18, 2019, https://www.cdc.gov/tobacco/data_statistics/fact_sheets/adult_data/cig_smoking/index.htm.

18. Teresa W. Wang, Andrea S. Gentzke, MeLisa R. Creamer, et al., "Tobacco Product Use and Associated Factors Among Middle and High School Students — United States, 2019," *Morbidity and Mortality Weekly Report* 68,

no. 12 (December 6, 2019): 1–22, https://www.cdc.gov/mmwr/volumes/68/ss/ss6812a1.htm?s_cid=ss6812a1_w#T7_down.

19. Hongying Dai and Adam M. Leventhal, "Prevalence of e-Cigarette Use Among Adults in the United States, 2014-2018," *JAMA* 322, no. 18 (2019): 1824–1827, https://jamanetwork.com/journals/jama/article-abstract/2751687.

20. Centers for Disease Control and Prevention, "Outbreak of Lung Injury Associated with Use of E-Cigarette, or Vaping, Products," CDC website, Smoking and Tobacco Use, February 25, 2020, https://www.cdc.gov/tobacco/basic_information/e-cigarettes/severe-lung-disease.html#map-cases.

21. National Institutes of Health, "Nationwide Trends," National Institute on Drug Abuse website, June 2015, https://www.drugabuse.gov/publications/drugfacts/nationwide-trends.

22. Centers for Disease Control and Prevention, "Table 20: Use of Selected Substances in the Past Month Among Person Aged 12 Years and Over, by Age, Sex, Race, and Hispanic Origin, United States, Selected Years 2002–2017," pdf file, https://www.cdc.gov/nchs/data/hus/2018/020.pdf.

8장 질병 없는 세상의 폐 건강(기후 변화와 건강)

1. Steven R. James, R. W. Dennell, Allan S. Gilbert, et al., "Hominid Use of Fire in the Lower and Middle Pleistocene," *Current Anthropology* 30, no. 1 (February 1989): 1–26.

2. World Health Organization, "Air Pollution," WHO website, 2020, https://www.who.int/airpollution/en/.

3. Philip J. Landrigan, Richard Fuller, Nereus J. R. Acosta, et al., "The Lancet Commission on Pollution and Health," *Lancet* 391 (2018): 462–512.

4. Ibid., 465.

5. American Lung Association, "Particle Pollution," American Lung Association website, February 25, 2020, https://www.lung.org/our-initiatives/healthy-air/outdoor/air-pollution/particle-pollution.html.

6. Jim Morrison, "Air Pollution Goes Back Way Further Than You Think," *Smithsonian Magazine*, January 11, 2016, https://www.smithsonianmag.com/science-nature/air-pollution-goes-back-way-further-you-think-180957716/#BZ1IdR9y0MdRzJvy.99.

7. John Evelyn, *Fumigugium* (Exeter, UK: University of Exeter Press, 1976), https://archive.org/details/fumifugium00eveluoft/page/n5.

8. W. O. Henderson, *Industrial Britain Under the Regency* (Abingdon, UK: Routledge, 2006), 105.

9. Rob Baker, "'A Proper Pea-Souper' — The Dreadful London Smog of 1952," *Flashbak*, December 4, 2017, https://flashbak.com/proper-pea-souper-dreadful-londonsmog-1952-391180/.

10. Edwin Kiester Jr., "A Darkness in Donora," *Smithsonian Magazine*, November 1999, https://www.smithsonianmag.com/history/a-darkness-in-donora-174128118/.

11. J. Lelieveld, J. S. Eans, M. Fnais, et al., "The Contribution of Outdoor Air Pollution Sources to Premature Mortality on a Global Scale," *Nature* 525 (2015): 367–371.

12. Deidre Lockwood, "California Farms Are a Silent but Sizable Source of Air Pollution," *Scientific American*, February 6, 2018, https://www.scientificamerican.com/article/california-farms-are-a-silent-but-sizable-source-of-air-pollution/.

13. State of Washington, Department of Ecology, *How Wood Smoke Harms Your Health*, pdf file, https://fortress.wa.gov/ecy/publications/publications/91br023.pdf.

14. "Emissions of Air Pollutants in the UK, 1970 to 2018 — Particulate Matter" (PM10 and PM2.5), Department of Environment Food & Rural Affairs, gov.uk. https://www.gov.uk/government/publications/emissions-of-air-pollutants/emissions-of-air-pollutants-in-the-uk-1970-to-2018-particulate-matter-pm10-and-pm25.

15. American Lung Association, "State of the Air 2019," American Lung Association website, https://www.lung.org/assets/documents/healthy-air/state-of-the-air/sota-2019-full.pdf.

16. Diddier Prada, Jia Zhong, and Elena Colicino, "Association of Air Particulate Pollution with Bone Loss over Time and Bone Fracture Risk: Analysis of Data from Two Independent Studies," *Lancet Planetary Health* 1, no. 8 (2017): e337–e347.

17. Diana Younan, Andrew J. Petkus, Keith F. Widaman, et al., "Particulate Matter and Episodic Memory Decline Mediated by Early Neuroanatomic

Biomarkers of Alzheimer's Disease," *Brain* 143, no. 1 (November 20, 2019): 289–302.

18. Hari Kumar and Kai Schultz, "Delhi, Blanketed in Toxic Haze, 'Has Become a Gas Chamber'," *New York Times*, November 7, 2017, https://www.nytimes.com/2017/11/07/world/asia/delhi-pollution-gas-chamber.html.

19. "Dangerous Air Pollution in India Forces Delhi Schools to Close for 2nd Time in Two Weeks," CBS News website, November 15, 2019, https://www.cbsnews.com/news/air-pollution-in-india-delhi-forces-schools-industry-closed-health-problems-today-2019-11-15/.

20. Landrigan et al., "The Lancet Com-mission on Pollution and Health," 462–512.

21. World Health Organization, "Air Pollution," WHO website, 2020, https://www.who.int/airpollution/en/.

22. Tony Kirby, "Heather Zar — Improving Lung Health for Children in Africa," *Lancet* 376 (September 4, 2010): 763.

23. Kirsten A. Donald, Michelle Hoogenhout, Christopher P. du Plooy, et al., "Drakenstein Child Health Study (DCHS): Investigating Determinants of Early Child Development and Cognition." *BMJ Paediatrics Open* 2, no. 1 (2018): e000282. 24. Ron Sender, Shai Fuchs, and Ron Milo, "Revised Estimates for the Number of Human and Bacteria Cells in the Body," *PLOS Biology* 14, no. 8 (2016): e1002533.

25. Miriam F. Moffatt and William O. C. M. Cookson, "The Lung Microbiome in Health and Disease," *Clinical Medicine* (London) 17, no. 6 (December 2017): 525–529.

26. Diane M. Gray, Lidija Turkovic, Lauren Willemse, et al., "Lung Function in African Infants in the Drakenstein Child Health Study. Impact of Lower Respiratory Tract Illness," *American Journal of Respiratory and Critical Care Medicine* 195, no. 2 (2017): 212–220.

27. W. James Gauderman, Robert Urman, Edward Avol, et al., "Association of Improved Air Quality with Lung Development in Children," *New England Journal of Medicine* 372, no. 10 (March 5, 2015): 905–913.

28. C. Arden Pope III, "Respiratory Disease Associated with Community Air Pollution and a Steel Mill, Utah Valley," *American Journal of Public Health* 79 (May 1989): 623–628.

29. C. Arden Pope III, Douglas L. Rodermund, and Matthew M. Gee, "Mortality Effects of a Copper Smelter Strike and Reduced Ambient Sulfate Particulate Matter Air Pollution," *Environmental Health Perspectives* 115, no. 5 (2007): 679–683.

30. United States Environmental Protection Agency, "International Treaties and Cooperation about the Protection of the Stratospheric Ozone Layer," USEPA website, September 24, 2018, https://www.epa.gov/ozone-layer-protection/international-treaties-and-cooperation-about-protection-stratospheric-ozone.

31. Jing Huang, Xiaochuan Pan, Xinbiao Guo, and Guoxing Li G, "Health Impact of China's Air Pollution Prevention and Control Action Plan: An Analysis of National Air Quality Monitoring and Mortality Data," *Lancet Planetary Health* 2, no. 7 (July 2018): e313–e323.

32. "Why Is India's Pollution Much Worse Than China's?" BBC News website, November 6, 2019, https://www.bbc.com/news/world-asia-50298972.

33. Steven Bernard and Amy Kazmin, "Dirty Air: How India Became the Most Polluted Country on Earth," *Financial Times*, December 11, 2018.

34. Ryan Wiser and Mark Bolinger, "2018 Wind Technologies Market Report," US Department of Energy, 8, https://eta-publications.lbl.gov/sites/default/files/wtmr_final_for_posting_8-9-19.pdf.

35. California Energy Commission, "Renewable Energy," State of California website, 2020, https://www.energy.ca.gov/programs-and-topics/topics/renewable-energy.

36. Amanda Levin, "2017 Clean Energy by the Numbers: A State-by-State Look," National Resource Defense Council website, 2018, https://www.nrdc.org/experts/amanda-levin/2017-clean-energy-by-the-numbers-a-state-by-state-look.

37. Tim Arango, Jose A. Del Real, and Ivan Penn, "5 Lessons We Learned From the California Wildfires," *New York Times*, November 4, 2019, https://www.nytimes.com/2019/11/04/us/fires-california.html.

9장 불필요한 폭로: 시간이 모든 상처를 치유해 주지는 않는다

1. Hannah Holmes, *The Secret Life of Dust: From the Cosmos to the Kitchen*

Counter, the Big Consequences of Little Things (Hoboken, NJ: Wiley, 2003), 8.

2. Anthony DePalma, *City of Dust: Illness, Arrogance, and 9/11* (Upper Saddle River, NJ: FT Press Science, 2010), 253.

3. Anthony DePalma, "Air Masks at Issue in Claims of 9/11 Illnesses," *New York Times*, June 5, 2006, https://www.nytimes.com/2006/06/05/nyregion/05masks.html.

4. Caroline Bankoff, "What We Know About How 9/11 Has Affected New Yorkers' Health, 15 Years Later," *New York Magazine*, September 10, 2016, http://nymag.com/intelligencer/2016/09/15-years-later-how-has-9-11-affected-new-yorkers-health.html.

5. DePalma, *City of Dust*, 30–31.

6. Adam Lisberg, "New Lung or WTC Cop Dies," *New York Daily News*, January 16, 2007, https://www.nydailynews.com/news/new-lung-wtc-dies-officer-stricken-months-ground-zero-article-1.263583.

7. Jonathan M. Samet, Allison S. Geyh, and Mark J. Utell, "The Legacy of World Trade Center Dust," *New England Journal of Medicine* 356, no. 22 (May 31, 2007): 2233–2236.

8. John Lehmann, "9/11 Ills Forcing Firemen off Job," *New York Post*, December 21, 2001, https://nypost.com/2001/12/21/911-ills-forcing-firemen-off-job/.

9. David J. Prezant, Michael Weiden, Gisela I. Banauch, et al., "Cough and Bronchial Responsiveness in Firefighters at the World Trade Center Site," *New England Journal of Medicine* 347, no. 11 (September 12, 2002): 806–815.

10. Hyun Kim, Robert Herbert, Philip Landrigan, et al., "Increased Rates of Asthma Among World Trade Center Disaster Responders," *American Journal of Industrial Medicine* 55, no. 1 (January 2012): 44–53.

11. Juan P. Wisnivesky, Susan L. Teitelbaum, Andrew C. Todd, et al., "Persistence of Multiple Illnesses in World Trade Center Rescue and Recovery Workers: A Cohort Study," *Lancet* 378, no. 9794 (September 3–9, 2011): 888–897.

12. Morton Lippmann, Mitchell D. Cohen, and Lung-Chi Chen, "Health Effects of World Trade Center (WTC) Dust: An Unprecedented Disaster with Inadequate Risk Management," *Critical Reviews in Toxicology* 45, no. 6 (2015): 492–530.

13. Samet et al., "The Legacy of World Trade Center Dust," 2233–2236.

14. Ankura Singh, Rachel Zeig-Owens, William Moir, et al., "Estimation of Future Cancer Burden Among Rescue and Recovery Workers Exposed to the World Trade Center Disaster," *JAMA Oncology* 4, no. 6 (2018): 828–831.

15. Centers for Disease Control and Prevention, "Program Statistics," World Trade Center Health Program website, February 7, 2020, https://www.cdc.gov/wtc/ataglance.html.

16. Rosalie David, *The Manchester Mummy Project* (Manchester, UK: Manchester University Press, 1979), 97.

17. Irving J. Selikoff and Douglas H. K. Lee, *Asbestos and Disease* (London: Academic Press, 1978), 4.

18. United Nations of Roma Victrix, "Asbestos in the Roman Empire," UNRV.com, https://www.unrv.com/economy/asbestos.php.

19. Irving J. Selikoff and Morris Greenberg, "A Landmark Case in Asbestosis," *JAMA* 265, no. 7 (1991): 898–901.

20. W. E. Cooke, "Fibrosis of the Lungs Due to the Inhalation of Asbestos Dust," *British Medical Journal* 147, no. 2 (1924): 147.

21. Peter Bartrip, *The Way from Dusty Death* (London: The Athlone Press, 2001), 12.

22. Miriam Haritz, *An Inconvenient Deliberation* (Alphen aan den Rijn, NL: Kluwer Law International, 2011), 78.

23. Alex Strauss, "Mesothelioma Takes Life of Merlin Olsen," Surviving Mesothelioma website, March 12, 2010, https://survivingmesothelioma.com/mesothelioma-takes-life-of-merlin-olsen/.

24. Jasek M. Mazurek, Girija Syamlal, John M. Wood, et al., "Malignant Mesothelioma Mortality — United States, 1999–2015," *Morbidity and Mortality Weekly Report* 66, no. 8 (March 3, 2017): 214–218.

25. Tim Povtak, "US Geological Survey: 750 Metric Tons of Asbestos Imported in 2018," Mesothelioma Center, asbestos.com website, https://www.asbestos.com/news/2019/03/26/asbestos-imports-2018-chloralkali/.

26. Andrew E. Kramer, "City in Russia Unable to Kick Asbestos Habit," *New York Times*, July 13, 2013, https://www.nytimes.com/2013/07/14/business/global/city-in-russia-unable-to-kick-asbestos-habit.html.

27. Tim Povtak, "Asbestos Mining in Russia Still Fuels the Economy in

Some Cities," Mesothelioma Center, asbestos.com website, https://www.
asbestos.com/news/2013/07/16/asbestos-mining-russia-fuels-economy/.

10장 불치병의 치료

1. Daniel T. Montoro, Ada, L. Haber, Moshe Biton, et al., "A Revised
Airway Epithelial Hierarchy Includes CFTR-Expressing Ionocytes," *Nature* 560
(2018): 319–324.

2. David J. Lederer and Fernando J. Martinez, "Idiopathic Pulmonary
Fibrosis," *New England Journal of Medicine* 378 (2018): 1811–1823.

3. Paul J. Wolters, Timothy S. Blackwell, Oliver Eickelberg, et al., "Time for
a Change: Is Idiopathic Pulmonary Fibrosis Still Idiopathic and Only Fibrotic?"
Lancet Respiratory Medicine 6, no. 2 (2018): 154–160.

4. Harold R. Collard, Jay H. Ryu, William W. Douglas, et al., "Combined
Corticosteroid and Cyclophosphamide Therapy Does Not Alter Survival in
Idiopathic Pulmonary Fibrosis," *Chest* 125, no. 6 (June 2004): 2169–2174.

5. Paul Noble, "Idiopathic Pulmonary Fibrosis. Proceedings of the 1st
Annual Pittsburgh International Lung Conference, October 2002," *American
Journal of Respiratory Cell and Molecular Biology* 29 (2003): S1–105.

6. Ganesh Raghu, Kevin K. Brown, Williamson Z. Bradford, et al., "A
PlaceboControlled Trial of Interferon Gamma-1b in Patients with Idiopathic
Pulmonary Fibrosis," *New England Journal of Medicine* 350 (2004): 125–133.

7. Shreekrishna M. Gadekar, US Patent # US3974281A, 5-Methyl-1-
phenyl-2-(1H)-pyridone compositions and methods of use, Google Patents,
https://patents.google.com/patent/US3974281A/
en?assignee=AFFILIATED+MED+RES.

8. Solomon B. Margolin, US Patent # US5310562, Composition and
Method for Reparation and Prevention of Fibrotic Lesions, pdf file, https://
patentimages.storage.googleapis.com/6e/5b/23/d9202c3ecdef2d/US5310562.
pdf.

9. S. N. Iyer, J. S. Wil, M. Schiedt, et al., "Dietary Intake of Pirfenidone
Ameliorates Bleomycin-Induced Lung Fibrosis in Hamsters," *Journal of
Laboratory and Clinical Medicine* 125, no. 6 (May 31, 1995): 779–785.

10. H. Taniguchi, M. Ebina, T. Kondoh, et al., "Pirfenidone in Idiopathic

422

Pulmonary Fibrosis," *European Respiratory Journal* 35 (2010): 821–829.

11. Paul W. Noble, Carlo Albera, Williamson Z. Bradford, et al., "Pirfenidone in Patients with Idiopathic Pulmonary Fibrosis (CAPACITY): Two Randomised Trials," *Lancet* 377, no. 9779 (May 21–27, 2011): 1760–1769.

12. Talmadge E. King Jr., Williamson Z. Bradford, Socorro Castro-Bernardini, et al., "ASCEND Study Group. A Phase 3 Trial of Pirfenidone in Patients with Idiopathic Pulmonary Fibrosis," *New England Journal of Medicine* 370 (May 29, 2014): 2083–2092.

13. Luca Richeldi, Roland M. du Bois, Ganesh Raghu, et al., "Efficacy and Safety of Nintedanib in Idiopathic Pulmonary Fibrosis," *New England Journal of Medicine* 370 (May 29, 2014): 2071–2082.

14. Dianhua Jiang, Jiurong Liang, Juan Fan, et al., "Regulation of Lung Injury and Repair by Toll-Like Receptors and Hyaluronan," *Nature Medicine* 11 (2005): 1173–1179.

15. Jiurong Liang, Yanli Zhang, Ting Xie, et al., "Hyaluronan and TLR4 Promote Surfactant Protein C-Positive Alveolar Progenitor Cell Renewal and Prevent Severe Pulmonary Fibrosis in Mice," *Nature Medicine* 22 (2016): 1285–1293.

16. Wendy Henderson, "How a Runner in His 70s Cheats Pulmonary Fibrosis," *Pulmonary Fibrosis News*, March 24, 2017, https://pulmonaryfibrosisnews.com/2017 /03/24/78-year-old-runner-shows-how-he-cheats-pulmonary-fibrosis/.

17. Joan E. Nichols, Jean A. Niles, Stephanie P. Vega, and Joaquin Cortiella, "Novel in vitro Respiratory Models to Study Lung Development, Physiology, Pathology and Toxicology," *Stem Cell Research and Therapy* 4 (2013): S7.

11장 폐를 만나다

1. Alan Blum, "Alton Ochsner, MD, 1896–1981: Anti-Smoking Pioneer," *Ochsner Journal* 1 (1999): 102–105.

2. Luca Paoletti, Bianca Jardin, Matthew Carpenter, et al., "Current Status of Tobacco Policy and Control," *Journal of Thoracic Imaging* 27 (2012): 213–219.

3. Alton Ochsner and Michael DeBakey, "Primary Pulmonary Malignancy:

Treatment by Total Pneumonectomy; Analysis of 79 Collected Cases and Presentation of 7 Personal Cases," *Surgery, Gynecology and Obstetrics* 1, no. 3 (1939): 435–445.

4. Richard Doll and A. Bradford Hill, "Smoking and Carcinoma of the Lung," *British Medical Journal* 2 (1950): 739–748.

5. S. S. Birring and M. D. Peake, "Symptoms and the Early Diagnosis of Lung Cancer," *Thorax* 60 (2005): 268–269.

6. American Lung Association, "Lung Cancer Fact Sheet," American Lung Association website, https://www.lung.org/lung-health-and-diseases/lung-disease-lookup/lung-cancer/resource-library/lung-cancer-fact-sheet.html.

7. National Institutes of Health, "Cancer Stat Facts: Common Cancer Sites," National Cancer Institute, Surveillance, Epidemiology, and End Results website, accessed July 31, 2019, https://seer.cancer.gov/statfacts/html/common.html.

8. National Institutes of Health, "Estimates of Funding for Various Research, Condition, and Disease Categories," Research Portfolio Online Reporting Tools website, accessed July 31, 2019, https://report.nih.gov/categorical_spending.aspx.

9. Christopher A. Haiman, Daniel O. Stram, Lynn R. Wilkens, et al., "Ethnic and Racial Differences in the Smoking-Related Risk of Lung Cancer," *New England Journal of Medicine* 354 (January 26, 2006): 333–342.

10. American Lung Association, "Tobacco Use in Racial and Ethnic Populations," ALA website, https://www.lung.org/stop-smoking/smoking-facts/tobacco-use-racial-and-ethnic.html.

11. Centers for Disease Control and Prevention, "Current Cigarette Smoking Among Adults in the United States," CDC website, https://www.cdc.gov/tobacco/data_statistics/fact_sheets/adult_data/cig_smoking/index.htm.

12. National Cancer Institute, "National Cancer Act of 1971," National Cancer Institute website, https://dtp.cancer.gov/timeline/flash/milestones/M4_Nixon.htm.

13. Leena Gandhi, Delvys Rodriguez-Abreu, Shirish Gadgeel, et al., "Pembrolizumab plus Chemotherapy in Metastatic Non–Small-Cell Lung Cancer," *New England Journal of Medicine* 378 (May 31, 2018): 2078–2092.

12장 호흡과 목소리

1. James Stewart, "Singing: The First Art," *VPR Classical*, March 9, 2020, https://www.npr.org/podcasts/491502270/timeline.

2. John D. Clough, *To Act as a Unit: The Story of the Cleveland Clinic*, 4th ed. (Cleveland Clinic Press, 2005), 11.

3. Ibid., 12.

4. M. H. Mellish, *Collected Papers of the Mayo Clinic, volume XIII* (Philadelphia, PA: W.B. Saunders Company, 1922), 1275.

5. Teddi Barron, "After Being Mute, Iowa State University Graduating Senior Speaks with a New Voice," Iowa State University News Service, December 13, 2011, https://www.news.iastate.edu/news/2011/dec/KevinNeff.

6. "Once Gasping for Breath, Now Breathing Easy," Cleveland Clinic Foundation Health Extra, January 2004, https://my.clevelandclinic.org/ccf/media/files/Head_Neck/head_neck_testimonial.pdf.

7. Peter Densen, "Challenges and Opportunities Facing Medical Education," *Transactions of the American Clinical and Climatological Association* 122 (2011): 48–58.

8. Wim Lucassen, Geert-Jan Geersing, Petra M. G. Erkens, et al., "Clinical Decision Rules for Excluding Pulmonary Embolism: A Meta-Analysis," *Annals of Internal Medicine* 155 (2011): 448–460.

9. Casey Ross and Ike Swetlitz, "IBM's Watson Supercomputer Recommended 'Unsafe and Incorrect' Cancer Treatments, Internal Documents Show," *STAT News*, July 25, 2018.

10. Christopher D. Hanks, Jonathan Parson, Cathy Benninger, et al., "Etiology of Dyspnea in Elite and Recreational Athletes," *Physician and Sportsmedicine* 40, no. 2 (2012): 28–33.

11. Nalin J. Patel, Carol Jorgensen, and Joan Kuhn, "Concurrent Laryngeal Abnormalities in Patients with Paradoxical Vocal Fold Dysfunction," *Otolaryngology — Head Neck Surgery* 130 (2004): 686–689.

13장 폐 이식의 기적

1. United States Renal Data System, *2019 USRDS Annual Data Report:*

Epidemiology of Kidney Disease in the United States (Bethesda, MD: National Institutes of Health, National Institute of Diabetes and Digestive and Kidney Diseases, 2019).

2. Ashok Jain, Jorge Reyes, Randeep Kashyap, et al., "Long-Term Survival After Liver Transplantation in 4,000 Consecutive Patients at a Single Center," *Annals of Surgery* 323, no. 4 (October 2000): 490–500.

3. US Department of Health and Human Services, "Organ Procurement and Transplantation Network National Data," Organ Procurement and Transplantation Network website, accessed January 16, 2020, https://optn. transplant.hrsa.gov/data/view-data-reports/national-data/#.

4. International Society for Heart and Lung Transplantation, "International Thoracic Organ Transplant (TTX) Registry Data Slides," International Society for Heart and Lung Transplantation website, https://ishltregistries.org/ registries/slides.asp.

5. Federico Venuta and Dirk van Raemdonck, "History of Lung Transplantation," *Journal of Thoracic Disease* 9, no. 12 (December 2017): 5458–5471.

6. Tom Meek, "This Month in 1980: 33 Years Since Cyclosporine Demonstrated its Potential as an Immunosuppressant," *PMLiVE*, March 25, 2013, http://www.pmlive.com/pharma_news/33_years_since_cyclosporine_ demonstrated_its_potential_as_an_immunosuppressant_468977.

7. J. M. Bill Nelems, Anthony S. Rebuck, Joel D. Cooper, et al., "Human Lung Transplantation," *Chest* 78 (1980): 569–573.

8. "#45 — World's First Successful Single Lung Transplant," YouTube video, 15:48, posted by UHN Toronto, November 4, 2013, https://www.youtube. com/watch?v=UIVtrdKlPWg.

9. US Department of Health and Human Services, "Organ Procurement and Transplantation Network National Data," Organ Procurement and Transplantation Net-work website, accessed January 16, 2020, https://optn. transplant.hrsa.gov/data/view-data-reports/national-data/#.

10. "#45 — World's First Successful Single Lung Transplant," YouTube video, 15:48, posted by UHN Toronto, November 4, 2013, https://www. youtube.com/watch?v=UIVtrdKlPWg.

11. Robin Vox, Wim A. Wuyts, Olivier Gheysens, et al., "Pirfenidone in

Restrictive Allograft Syndrome After Lung Transplantation: A Case Series," *American Journal of Transplantation* 18, no. 12 (December 2018): 3045–3059.

12. B. Smeritschnig, P. Jaksch, A. Kocher, et al., "Quality of Life After Lung Transplantation: A Cross-Sectional Study," *Journal of Heart and Lung Transplantation* 24, no. 4 (April 2005): 474–480.

13. US Department of Health and Human Services, "Organ Procurement and Transplantation Network National Data for Lung Donors Recovered 1988–2017," Organ Procurement and Transplantation Network website, accessed January 16, 2020, https://optn.transplant.hrsa.gov/data/view-data-reports/national-data/#.

14장 누구도 말해 주지 않는 가장 위대한 의학 드라마

1. Bruce C. Marshall, "Survival Trending Upward But What Does This Really Mean?" Cystic Fibrosis Foundation, *CF Community Blog*, November 16, 2017, https://www.cff.org/CF-Community-Blog/Posts/2017/Survival-Trending-Upward-but-What-Does-This-Really-Mean/.

2. James Littlewood, "The History of Cystic Fibrosis," Cystic Fibrosis Medicine website, www.cfmedicine.com.

3. Stephanie Clague, "Dorothy Hansine Andersen," *Lancet Respiratory Medicine* 2, no.

3 (March 1, 2014): 184–185.

4. Dorothy H. Andersen, "Cystic Fibrosis of the Pancreas and Its Relation to Celiac Disease," *American Journal of Diseases of Children* 56, no. 2 (1938): 344–399.

5. Walter F. Naedele, "Dr. Milton Graub, 90, Pediatrician," *Philadelphia Inquirer*, July 19, 2010, https://www.inquirer.com/philly/obituaries/20100719_Dr__Milton_Graub__90__pediatrician.html.

6. L. C. Tsui, M. Buchwald, D. Barker, et al., "Cystic Fibrosis Locus Defined by a Genetically Linked Polymorphic DNA Marker," *Science* 230 (1985): 1054–1057.

7. J. M. Rommens, M. C. Ianuzzi, B. Kerem, et al., "Identification of the Cystic Fibrosis Gene: Chromosome Walking and Jumping," *Science* 245 (1989): 1059–1065.

8. "Warrren Alpert Foundation Prize Symposium," YouTube video, 4:00:20, posted by Harvard Medical School, October 5, 2017, https://www.youtube.com/watch?v=rVE8yB_RA9k.

9. P. M. Quinton. "Chloride Impermeability in Cystic Fibrosis," *Nature* 301, no. 5899 (February 3, 1983): 421–2.

10. Carl Zimmer, "Ancient Viruses Are Buried in Your DNA," *New York Times*, October 4, 2017, https://www.nytimes.com/2017/10/04/science/ancient-viruses-dna-genome.html.

11. "Warrren Alpert Foundation Prize Symposium," YouTube video, 4:00:20, posted by Harvard Medical School, October 5, 2017, https://www.youtube.com/watch?v=rVE8yB_RA9k.

12. Robert F. Higgins, Sophie LaMontagne, and Brent Kazan, "Vertex Pharmaceuticals and the Cystic Fibrosis Foundation: Venture Philanthropy Funding for Biotech," Harvard Business School Case 808-005, October 2007 (revised July 2013).

13. Bonnie W. Ramsey, Jane Davies, N. Gerard McElvaney, et al., "A CFTR Potentiator in Patients with Cystic Fibrosis and the G551D Mutation," *New England Journal of Medicine* 365, no. 18 (November 3, 2011): 1663–1672.

14. Claire E. Wainwright, J. Stuart Elborn, Bonnie W. Ramsey, et al., "LumacaftorIvacaftor in Patients with Cystic Fibrosis Homozygous for Phe508del CFTR," *New England Journal of Medicine* 373 (2015): 220–231.

15. Jennifer L. Taylor-Cousar, Anne Munck, Edward F. McKone, et al., "Tezacaftor–Ivacaftor in Patients with Cystic Fibrosis Homozygous for Phe508del," *New England Journal of Medicine* 377, no. 21 (November 23, 2017): 2013–2023.

16. Peter G. Middleton, Marcus A. Mall, Pavel Drevinek, et al., "Elexacaftor-TezacaftorIvacaftor for Cystic Fibrosis with a Single Phe508del Allele," *New England Journal of Medicine* 381, no. 19 (November 7, 2019): 1809–1819.

17. Clinic encounters with the author, December 18, 2019, and January 8, 2020.

15장 낭섬유증이라는 이름의 비극

1. Janet Murnaghan, *Saving Sarah: One Mother's Battle Against the Health*

Care System to Save Her Daughter's Life (New York: St. Martin's Press, 2018).

2. https://www.foxnews.com/us/case-of-dying-10-year-old-prompts-federal-call-for-review-of-child-organ-transplant-rules.

3. US Department of Health and Human Services, "Organ Procurement and Transplantation Network, National Data," Organ Procurement and Transplantation Network website, https://optn.transplant.hrsa.gov/data/view-data-reports/national-data/#.

4. Thomas M. Egan and Leah B. Edwards, "Effect of the Lung Allocation Score on Lung Transplantation in the United States," *Journal of Heart and Lung Transplantations* 35, no. 4 (April 2016): 433–439.

5. Karen Ladin and Douglas W. Hanto, "Rationing Lung Transplants — Procedural Fairness in Allocation and Appeals," *New England Journal of Medicine* 369, no. 7 (August 15, 2013): 599–601.

6. Janet Murnaghan, *Saving Sarah: One Mother's Battle Against the Health Care System to Save Her Daughter's Life* (New York: St. Martin's Press, 2018).

7. Chris Welch and Zain Asher, "With Just Weeks Left, Sarah Fights the System for Life-Saving Pair of Lungs," CNN Online, May 27, 2013, https://www.cnn .com/2013/05/27/health/pennsylvania-girl-lungs/index.html.

8. Ibid.

9. Brett Norman and Jason Millman, "Sebelius Ordered to Make Exception on Transplant," *Politico*, June 5, 2013, https://www.politico.com/story/2013/06/sarah-murnaghan-lung-transplant-ruling-kathleen-sebelius-092299.

10. Howard Panitch, e-mail message to the author with transcript of speech, October 3, 2014.

11. Sarah Murnaghan, "Acceptance Speech for Shining Star Award," (meeting of the Cystic Fibrosis Foundation, Philadelphia, PA, February 2014).

12. J. deSante, A. Caplan, B. Hippen, et al., "Was Sarah Murnaghan Treated Justly?" *Pediatrics* 134, no. 1 (July 2014): 155–162.

13. Bonnie W. Ramsey, Margaret S. Pepe, Joanne M. Quan, et al., "Intermittent Administration of Inhaled Tobramycin in Patients with Cystic Fibrosis," *New England Journal of Medicine* 340 (January 7, 1999): 23–30.

14. Henry J. Fuchs, Drucy S. Borowitz, David H. Christiansen, et al., "Effect of Aerosolized Recombinant Human DNase on Exacerbations of

Respiratory Symptoms and on Pulmonary Function in Patients with Cystic Fibrosis," *New England Journal of Medicine* 331 (September 8, 1994): 637–642.

맺음말

1. Centers for Disease Control and Prevention, "Current Cigarette Smoking Among Adults in the United States," CDC website, https://www.cdc.gov/tobacco/data_statistics/fact_sheets/adult_data/cig_smoking/index.htm.

2. Stacy Simon, "Facts & Figures 2020 Reports Largest One-year Drop in Cancer Mortality," American Cancer Society, January 8, 2020.

3. Bruce C. Marshall, "Survival Trending Upward But What Does This Really Mean?" Cystic Fibrosis Foundation, *CF Community Blog*, November 16, 2017, https://www.cff.org/CF-Community-Blog/Posts/2017/Survival-Trending-Upward-but-What-Does-This-Really-Mean/.

4. State of California, "Climate Change Programs," California Air Resources Board website, https://www.arb.ca.gov/cc/cc.htm.

이미지 출처

p. 22   Adapted by Tania Allen, www.tania-allen.com; figure courtesy of Dr. Victor Ponce, San Diego State University

p. 43   © Mason Wiest

p. 44   © Mason Wiest

p. 51   © Mason Wiest

p. 71   © Mason Wiest

p. 74   ID 34168313 © Kguzel | Dreamstime.com

p. 94   Courtesy Dr.'s Matthias Ochs and E.W. Weibel; reprinted from A. Fishman et al. *Fishman's Pulmonary Diseases and Disorders*, 4th edition, 2008, Image 2-40 page 47, with permission from McGraw-Hill

p. 177   Courtesy of the author.

p. 179   Courtesy of the CDC / Cynthia S. Goldsmith and A. Tamin

p. 190   Reprinted from *CHEST*, Volume 117 Edition 5 Supplement 1, P K Jeffery, Comparison of the structural and inflammatory features of COPD and asthma. Giles F. Filley Lecture. Figure 8, page 256S, 2000, with permission from Elsevier

p. 293   © Mason Wiest

찾아보기

지은이 마이클 J. 스티븐 Michael J. Stephen 호흡기내과 분야의 뛰어난 의학 박사이자 폐 의학자. 필라델피아 토머스 제퍼슨 대학교의 성인 낭섬유증 센터 소장과 의과 대학 부 교수로 일하고 있다. 브라운 대학교와 보스턴 대학교 의과 대학을 졸업한 마이클 J. 스 티븐은 수많은 임상 시험을 지휘하며 코로나바이러스19 환자를 돌보는 데 앞장서고 있을 뿐 아니라 지난 20년간 말기 폐 질환에 관해 계속 연구하고 있다. 또한 매사추세 츠주 교도소 병원과 남아프리카 공화국 케이프타운의 소아 HIV 클리닉을 포함하여 다 양한 지역에서 환자와 함께 일했다. 스티븐은 폐 기능과 호흡기 질환의 모든 것을 소 개하는 『폐와 호흡』에서 우리 미래의 열쇠를 쥐고 있는 폐와 호흡이 지닌 엄청난 힘을 자세하게 알려 준다.

옮긴이 이진선 아주대학교에서 생명과학을 전공하고 글밥아카데미 수료 후 바른번역 소속 번역가로 활동 중이다. 『음식이지만 과학입니다』, 『음악인류』, 『사라진 동물들을 찾아서』, 『1일 1단어 1분으로 끝내는 지구공부』 등 여러 과학책을 우리말로 옮겼다.

폐와 호흡

지은이 마이클 J. 스티븐 **옮긴이** 이진선 **발행인** 홍예빈·홍유진
발행처 사람의집(열린책들) **주소** 경기도 파주시 문발로 253 파주출판도시
대표전화 031-955-4000 **팩스** 031-955-4004
홈페이지 www.openbooks.co.kr **email** home@openbooks.co.kr
Copyright (C) 주식회사 열린책들, 2024, Printed in Korea.
ISBN 978-89-329-2428-1 03510 **발행일** 2024년 4월 15일 초판 1쇄

사람의집은 독자 여러분의 투고를 기다리고 있습니다. 좋은 기획안이나 원고가 있다면 사람의집 이메일 home@openbooks.co.kr로 보내 주십시오.

사람의집은 열린책들의 브랜드입니다.
시대의 가치는 변해도 사람의 가치는 변하지 않습니다.
사람의집은 우리가 집중해야 할 사람의 가치를 담습니다.